老年人衰弱评估与干预

主编　孔令娜

科学出版社
北　京

内 容 简 介

本书基于老年人衰弱相关临床指南、专家共识和专家意见，围绕老年人的躯体衰弱、认知衰弱、社会衰弱和口腔衰弱4个衰弱亚型，介绍其概念、流行病学现状、主要影响因素、不良健康结局、常用评估工具、预防和干预措施，并进一步通过实例展示了衰弱评估工具的实际应用，分析了老年人衰弱影响因素、探讨了干预管理方案的构建。

本书内容实用，紧跟国内外老年人衰弱研究的前沿和发展态势，旨在为老年健康管理相关专业人员开展老年人衰弱管理实践和科学研究提供参考。

图书在版编目（CIP）数据

老年人衰弱评估与干预 / 孔令娜主编. -- 北京 : 科学出版社, 2025. 6.
ISBN 978-7-03-081702-0

Ⅰ. R161.7

中国国家版本馆 CIP 数据核字第 2025Q9Y593 号

责任编辑：康丽涛　王先省 / 责任校对：张小霞
责任印制：赵　博 / 封面设计：吴朝洪

科学出版社 出版
北京东黄城根北街 16 号
邮政编码：100717
http://www.sciencep.com
北京华宇信诺印刷有限公司印刷
科学出版社发行　各地新华书店经销
*
2025 年 6 月第　一　版　开本：787×1092　1/16
2026 年 1 月第二次印刷　印张：15
字数：340 000
定价：88.00 元
（如有印装质量问题，我社负责调换）

《老年人衰弱评估与干预》编写人员

主　　编　孔令娜

副主编　崔　丹　罗　玲　吕　琼　杨　君　张　旭

编　　者　（按姓氏笔画排序）

于　燕　哈尔滨医科大学附属第二医院
于海霞　哈尔滨医科大学附属第二医院
王小琳　重庆医科大学附属第二医院
孔令娜　重庆医科大学护理学院
孔令磷　湖北科技学院
吕　劼　重庆医科大学附属第一医院
吕　琼　重庆医科大学附属第一医院
吕晓强　重庆医科大学附属第一医院
刘墩秀　重庆医科大学附属第一医院
李　鹏　哈尔滨医科大学附属第二医院
李冬雪　重庆医科大学附属第二医院
杨　君　重庆医科大学附属第一医院
邱　菊　重庆医科大学附属第一医院
邱莉莉　哈尔滨医科大学附属第二医院
张　旭　重庆医科大学附属第一医院
陈欣欣　哈尔滨医科大学附属第二医院
林　爽　哈尔滨医科大学附属第二医院
罗　玲　重庆医科大学附属第二医院
罗玥琛　哈尔滨医科大学附属第二医院
夏　瑾　重庆医科大学附属第二医院
崔　丹　哈尔滨医科大学附属第二医院
蒋　玮　重庆医科大学附属第二医院

编写秘书　王温馨　陈　露　赵　洋　王婷婷

前　言

《“健康中国 2030”规划纲要》中提出要强化老年人健康管理，促进健康老龄化。衰弱是常见的老年综合征之一，与老年人的多种不良健康结局密切相关，给老年人、家庭和社会养老医疗带来了沉重的负担，已成为一个重要的公共卫生问题。有效开展老年人衰弱评估和干预管理，对延缓衰弱发生、改善老年人健康状态具有重要作用。基于此，我们编写了《老年人衰弱评估与干预》，介绍了衰弱的基本知识、常用评估工具、干预措施及相关临床实践指南等，以期为老年健康管理相关专业人员开展老年人衰弱防控管理实践和科学研究提供参考。

全书分为五章。第一章介绍了躯体衰弱、认知衰弱、社会衰弱和口腔衰弱的概念演变、流行病学现状；第二章介绍了躯体衰弱、认知衰弱、社会衰弱和口腔衰弱的主要影响因素和不良健康结局，以及老年人衰弱影响因素分析的研究实例；第三章介绍了躯体衰弱、认知衰弱、社会衰弱、口腔衰弱和综合衰弱常用评估工具的基本情况、评估内容与方法、测量学指标、评估注意事项、应用现状，以及常用评估工具的应用实例；第四章介绍了躯体衰弱、认知衰弱、社会衰弱和口腔衰弱的常见预防与干预措施，以及老年人衰弱干预策略的探索与实践；第五章介绍了国内外主要的老年人衰弱管理临床实践指南、专家共识与专家意见。

本书的编者来自国内高等医学院校及其附属教学医院，有着丰富的老年健康管理临床经验和科研基础。在编写过程中，各位编者通力合作，参阅了国内外老年人衰弱研究的大量相关文献，力求使编写内容紧跟老年人衰弱研究的最新前沿和发展态势，紧密结合老年人衰弱临床实践和科学研究的需求。此外，本书注重理论与实践的有机融合，首先概述了老年人躯体衰弱、认知衰弱、社会衰弱、口腔衰弱 4 种衰弱类型，在此基础上列举了常用衰弱评估工具的典型应用实例，并介绍了老年人衰弱影响因素、衰弱干预方案构建的研究实例。

在本书编写过程中，参编单位的领导和专家对编写工作给予了大力支持，在此表示衷心感谢。同时，感谢重庆医科大学护理学院的硕士研究生王温馨、陈露、赵洋、王婷婷、邱菊、吕劼、谢芬、黄颖、曾琳在书稿编写过程中给予的支持！由于编者编写水平有限，本书难免存在疏漏和不足之处，恳请广大读者批评指正。

孔令娜

2024 年 11 月

目　　录

第一章　老年人衰弱概述

随着人口老龄化程度不断加深，老年人的健康问题日益凸显。衰弱是一种与增龄相关的老年综合征，与一系列不良健康结局密切相关，已成为老年医学领域的研究热点。加强老年人衰弱的识别和管理，对延缓老年人的衰弱进程、提高老年人的健康水平具有重要作用。衰弱是一个多维度的概念，本章将介绍躯体衰弱、认知衰弱、社会衰弱、口腔衰弱的概念和流行病学现状，以期为相关专业人员了解和认识衰弱提供参考。

第一节　老年人躯体衰弱概述

躯体衰弱（physical frailty，PF）是衰弱的重要亚型之一，是衰弱领域的主要研究内容。随着人口老龄化进程加快，老年人躯体衰弱发生率呈现逐年上升的趋势。躯体衰弱不仅增加老年人的不良健康结局风险，也显著影响老年人生活质量。本节将介绍躯体衰弱的概念和流行病学现状，以加强相关专业人员对躯体衰弱的认识和理解。

一、躯体衰弱概念

衰弱有广义和狭义之分。广义的衰弱是一个多维度的概念，涉及生理、心理和社会等多个维度；而狭义的衰弱则专指躯体衰弱，侧重于生理维度。1978 年，美国联邦老龄问题委员会首次提出躯体衰弱的概念，用以描述年龄≥75 岁、存在多种持续性健康问题、需要长期支持性服务以应对日常生活的老年人。此后，随着躯体衰弱概念在临床实践中的应用和发展，一些机构和学者从不同角度对躯体衰弱进行了定义。

1988 年，Woodhouse 等学者用躯体衰弱描述年龄≥65 岁、无生活自理能力、需要依赖他人进行日常活动并接受医疗护理的老年人。1994 年，Rockwood 等学者基于累积缺陷模型（cumulative deficit model），指出躯体衰弱是老年个体累积的多种健康问题，是一个动态发展的过程，可随着时间推移逐渐改善或恶化。2001 年，Fried 等学者基于衰弱循环模型（circle of frailty model）首次提出躯体衰弱表型（physical frailty phenotype）的概念，认为躯体衰弱是由多个系统功能累积性减退导致的机体生理储备能力及抵抗力下降，进而增加不良结局发生风险的一种综合征。2004 年，美国老年学会对躯体衰弱的概念进行了完善，认为躯体衰弱是老年人生理储备下降导致抗应激能力减退的非特异性状态，涉及神经、肌肉、内分泌、代谢及免疫等多系统的病理生理改变。2016 年，世界卫生组织（World Health Organization，WHO）联合国际老年医学专家在“健康老龄化临床联盟”会议上，进一步完善了躯体衰弱的概念，指出躯体衰弱是由于增龄引起各器官系统的生理储备和功能下降，从而疾病易感性增加，导致老年人应对日常生活活动能力或急性应激源能力下降的一种临床可识别状态。躯体衰弱概念的演变表明，研究者对老年人躯体衰弱的关注已从最初的日常生活依赖，扩展到多系统功能衰退及其对老年人健康影响的全面考量。这些概念共同强调了躯体衰弱作为一种老年综合征的复杂性和重要性。

“frailty”这一概念引入国内后常被翻译为“衰弱”、“虚弱”、“脆弱”及“衰老”等，其中“衰弱”在国内最为常用。《老年人衰弱预防中国专家共识（2022）》指出躯体衰弱是老年人以肌少症（sarcopenia）为基本特征的全身多系统构成的稳态网体系受损，导致生理储备下降、抗打击能力减退及应激后恢复能力下降的非特异性状态，其核心病理基础是肌少症，具体表现为肌肉质量和功能下降、步态缓慢、身体平衡能力降低和力量减弱。

综上所述，尽管目前躯体衰弱在概念界定上存在不一致，但国内外学者普遍认同躯体衰弱的一个核心特征是老年人生理储备下降及抗应激能力减退，外界较小刺激即可引起临床事件发生。

二、老年人躯体衰弱流行病学现状

了解老年人躯体衰弱的发生率，对评估老年人群的整体健康状况、了解其健康服务需求及制订有效的干预管理策略至关重要。然而，目前由于躯体衰弱评估工具的种类较多，加之受文化背景、经济状况、地域差异、调查场所及疾病等因素的影响，全球老年人躯体衰弱流行病学调查结果存在显著差异，发生率为4.0%～59.1%，整体加权发生率为10.7%。

在全球范围内，不同国家老年人的躯体衰弱发生率差异较大。根据欧洲健康、老龄化和退休调查（Survey of Health，Ageing and Retirement in Europe，SHARE）第2波调查（2006～2007年）涵盖欧洲15国30 800名50岁及以上社区老年人（平均年龄65.2±10.1岁），采用改良Fried衰弱表型（Fried frailty phenotype，FFP）评估显示：高收入国家（如瑞士、瑞典）的标准化躯体衰弱发生率为16.1%，显著低于低收入国家（如波兰、希腊）的27.6%。SHARE第7波（2017～2018年）数据显示，欧洲65岁及以上社区老年人躯体衰弱的整体发生率为17.0%，其中瑞士和瑞典老年人的躯体衰弱发生率较低，分别为5.8%和8.6%；意大利和西班牙老年人的躯体衰弱发生率相对较高，分别为23.0%和27.3%。不同研究场所老年人的躯体衰弱发生率也存在显著差异，总体表现为养老机构老年人的躯体衰弱发生率高于医院和社区老年人。印度尼西亚一项包含20项研究的系统评价显示，养老机构老年人的躯体衰弱发生率最高，为37.9%；其次是医院老年人，为26.3%；社区老年人最低，为21.1%。使用不同躯体衰弱评估工具测得的老年人躯体衰弱发生率有所不同。一项系统评价发现，使用FFP、FRAIL量表和临床衰弱量表（clinical frailty scale，CFS）测得的老年人躯体衰弱发生率分别为27.8%、18.7%和24.0%。另外，躯体衰弱与慢性疾病之间的密切关系也在研究中得到证实，不同慢性疾病患者的躯体衰弱发生率差异较大。其中，心脑血管疾病患者的躯体衰弱发生率约是普通社区人群的3倍；老年冠状动脉粥样硬化性心脏病、心力衰竭、心房颤动、高血压和脑血管疾病患者的躯体衰弱发生率分别为

40.2%、44.5%、48.2%、66.8%和 17.3%。

随着我国老年人口数量不断增加，老年人躯体衰弱发生率呈逐年上升趋势。我国老年人躯体衰弱发生率同样存在地域差异。我国华北地区老年人躯体衰弱发生率为 13.4%，华东地区为 13.6%，台湾、香港地区为 9.8%。除地域影响外，不同场所老年人的躯体衰弱发生率也存在显著差异，社区老年人的躯体衰弱发生率为 12.8%，医院老年人的躯体衰弱发生率为 22.6%，养老机构老年人的躯体衰弱发生率为 44.3%。在评估工具方面，不同工具测得的老年人躯体衰弱发生率也存在差异。一项系统评价发现，采用 FFP、CFS 和 FRAIL 量表测得的老年共病患者躯体衰弱发生率分别为 22.2%、42.8%和 8.5%。另外，躯体衰弱与冠状动脉粥样硬化性心脏病、心房颤动和高血压等慢性疾病密切相关，患以上疾病的老年人躯体衰弱发生率分别为 23.9%、39.9%和 38.2%。

（刘墩秀）

第二节　老年人认知衰弱概述

认知衰弱（cognitive frailty，CF）是衰弱的重要亚型之一，在老年医学研究中备受关注。随着全球人口老龄化加剧，认知衰弱的发生率呈逐年上升趋势。与单纯躯体衰弱或认知功能障碍的老年人相比，认知衰弱老年人更易发展为痴呆（dementia），认知衰弱对不良健康结局的预测更为准确。认知衰弱不仅增加了老年人的不良健康结局风险，也加重了家庭照护负担和社会医疗负担。因此，了解认知衰弱的概念和流行病学现状对深入理解认知衰弱的临床特征和流行趋势具有重要意义。

一、认知衰弱概念

躯体衰弱与认知能力下降常共存，并且这种共存状态可能预示着更高的痴呆风险。在此背景下，认知衰弱的概念得以产生和发展。认知衰弱是指在衰老过程中，个体认知功能和躯体功能同时出现衰退的现象，不仅涉及记忆力、注意力等认知领域的轻度损害，而且与个体的生理功能下降有关。认知衰弱概念的提出，反映了对老年人认知功能变化的深入理解，以及对认知衰弱早期识别和干预的重视。

2001 年，Paganini-Hill 等学者在一项关于画钟测试的研究中首次使用了“认知衰弱”这一术语，该研究考察了画钟测试与阿尔茨海默病（Alzheimer’s disease，AD）的潜在保护因素和风险因素之间的关联。2006 年，Panza 等学者在研究血管调节因子和认知功能关系时，首次提出了血管风险因素在调节与年龄相关的认知衰弱风险方面可能发挥的作用，但并没有对“认知衰弱”进行定义。

2013 年，国际营养与老龄化协会（International Academy of Nutrition and Aging，IANA）和国际老年学和老年医学学会（International Association of Gerontology and Geriatrics，IAGG）组成的国际共识小组指出，认知衰弱的判定应满足以下 3 个条件：①躯体衰弱，FFP

评分≥3 分；②认知障碍（cognitive impairment，CI），临床痴呆评定量表（clinical dementia rating，CDR）评分为 0.5 分；③排除任何原因引起的痴呆。此外，Kelaiditi 等学者还基于认知障碍和躯体衰弱两个关键因素，初步建立了认知衰弱的框架，进一步提出了认知衰弱的概念，认为认知衰弱是一种与退行性神经改变有关的异质性临床综合征。

为了对认知衰弱实施更好的分级预防，2015 年，我国学者进一步完善了认知衰弱的概念框架，建议将认知衰弱定义为由躯体因素（包括躯体衰弱和躯体衰弱前期）引起的认知障碍，并且排除 AD 及其他类型痴呆。同时，认知衰弱也首次被分为 2 种亚型，即可逆性认知衰弱（reversible cognitive frailty，RCF）和潜在可逆性认知衰弱（potential reversible cognitive frailty，PRCF）。RCF 的认知损伤表现为轻度认知障碍发生前期（pre-mild cognitive impairment，pre-MCI）的主观认知下降（subjective cognitive decline，SCD）。PRCF 的认知损伤为轻度认知障碍（mild cognitive impairment，MCI）。

2018 年，韩国健康技术研发项目对认知衰弱的概念进行了完善，将认知衰弱定义为躯体衰弱且认知功能测试比同年龄、同性别、同等受教育程度者低 1.5 个标准差，且在工具性日常生活活动（instrumental activity of daily living，IADL）中无依赖性。2020 年，有研究者提出了生理认知衰退综合征（physio-cognitive decline syndrome，PCDS），此概念将躯体衰弱定义为步速减慢和（或）握力下降，将认知障碍定义为全面客观的神经心理学测试显示各认知领域得分低于年龄、性别和教育匹配对照组 1.5 个标准差。

综上所述，尽管目前认知衰弱尚无国际公认的概念，但陆续有学者对认知衰弱的概念进行完善。现有的概念强调了认知衰弱可能具有神经退行性疾病前兆的特性和潜在的可逆性，为概念的进一步完善和干预管理提供了基础。

二、老年人认知衰弱流行病学现状

由于认知衰弱评估工具、诊断标准及地域环境和研究对象不同，有关认知衰弱发生率的研究结果存在较大差异。研究显示，认知衰弱的总体发生率为 0.7%～59.2%，且其发生风险随年龄增长而增加，女性发生率高于男性，亚洲地区老年人认知衰弱发生率高于其他地区，养老机构老年人认知衰弱发生率高于医院及社区人群。

国外相关研究显示，老年人认知衰弱总体发生率为 6.0%～34.5%。意大利学者使用 FFP 评估老年人躯体衰弱，使用简易智力状态检查量表（mini-mental state examination，MMSE）评估认知功能，发现认知衰弱的发生率为 4.4%。美国学者使用 FFP 评估社区老年人的躯体衰弱状况，使用日本国立长寿医疗研究中心-功能评估工具（national center for geriatrics and gerontology-functional assessment tool，NCGG-FAT）评估认知功能，得出认知衰弱的发生率为 1.2%。日本学者使用 FFP 评估社区老年人躯体衰弱，使用 NCGG-FAT 评估认知功能，发现 2.7%的老年人存在认知衰弱。日本一项针对 1332 例老年心力衰竭患者的前瞻性研究使用 FFP 评估躯体衰弱，使用简易智力状态评估量表（Mini-Cog）评估认知功能，发现该人群认知衰弱发生率为 23.0%。韩国的一项研究使用 FRAIL 量表评估躯体衰弱，使用 MMSE 评估认知功能，发现 34.5%的老年心力衰竭患者存在认知衰弱。认知衰弱也存在性别差异，有研究发现女性认知衰弱发生率（15.0%）高于男性（11.0%）。此外，认知衰弱发生率也存在地域差异，亚洲地区老年人认知衰弱发生率为 10.0%，其他地区为 8.0%。

基于中国纵向健康长寿调查（CLHLS）2018 年数据（n=12 908），采用亚洲认知衰弱共识标准（AWGS 2019），我国≥65 岁社区老年人认知衰弱总体发生率为 15.0%。就性别而言，社区老年男性和女性的认知衰弱发生率分别为 6.0%和 9.0%；在医院老年人中，女性认知衰弱发生率（30.0%）高于男性（25.0%）。从年龄来看，60～69 岁、70～79 岁、≥80 岁人群认知衰弱发生率分别为 4.0%、7.0%、29.0%。就场所而言，社区老年人认知衰弱发生率为 9.0%，养老机构和医院老年人认知衰弱发生率为 24.0%。另外，不同文化程度的老年人认知衰弱发生率也存在差异。小学及以下、初中、高中、大学及以上老年人认知衰弱发生率分别为 11.0%、9.0%、8.0%、13.0%。从不同患病人群来看，我国老年糖尿病患者认知衰弱发生率为 17.1%～25.8%；其中，社区、医院老年糖尿病患者认知衰弱发生率分别为 10.2%、35.7%；老年男性糖尿病患者、老年女性糖尿病患者认知衰弱发生率分别为 21.7%、24.2%；60～69 岁、70～79 岁、≥80 岁老年糖尿病患者认知衰弱发生率分别为 12.6%、25.8%、53.0%。老年高血压患者认知衰弱发生率为 9.8%；合并高血压和糖尿病的老年人群认知衰弱发生率为 20.8%。此外，充血性心力衰竭患者认知衰弱的总体发生率较高，约为 49.4%；其中 28.8%的患者为 PRCF，20.7%的患者为 RCF。在维持性血液透析患者中，老年组和中青年组的认知衰弱发生率分别为 35.9%和 8.8%。老年慢性肾脏病患者的认知衰弱总体发生率为 15.2%，处于疾病分期 G1～G5 期的患者认知衰弱发生率分别为 5.7%、7.5%、13.8%、18.5%和 21.4%。

（邱莉莉）

第三节　老年人社会衰弱概述

社会衰弱（social frailty，SF）是衰弱的亚型之一，近年来社会衰弱在老年医学研究领域受到广泛关注。随着全球人口老龄化不断加剧，老年人社会衰弱的发生率在逐年攀升。社会衰弱不仅影响老年人与外界交流活动，使其与社会脱节，还可对老年人的躯体功能产生负面影响，增加其不良健康结局发生风险。本节将介绍社会衰弱的概念和流行病学现状，旨在促进相关专业人员对社会衰弱的认识和理解。

一、社会衰弱概念

社会衰弱是指个体持续处于失去一种或多种满足基本社会需求的重要资源之中。社会衰弱是在躯体衰弱概念的基础上发展而来的，目前尚无公认的社会衰弱概念。有学者认为，社会衰弱是衰弱的一个维度、方面或类型，表现为社会资源缺乏、社会活动有限及基本社会需求无法满足。也有一些学者以社会因素缺失为切入点对社会衰弱进行描述。2008 年，Andrew 等学者将社会衰弱与各种社会积累问题相关联，认为社会衰弱是社会领域中相关因素缺陷的累积状态，如语言沟通能力、居住状况、社会支持、日常生活活动、休闲活动、社会经济状况及生活掌控感等，并可对老年人的健康状态产生负面影响。2011 年，Broese 等学者认为社会衰弱还应包括对社交网络的参与不足（或根本没有参与）及缺乏联系和支持的状态。

随着对社会衰弱概念认识的不断深入，有学者以理论模型为指导对社会衰弱的概念进行界定。2017 年，Bunt 等学者基于社会生产理论（social production function theory，SPF）对社会衰弱的概念进行深入探索。社会生产理论强调个体社会需求包含情感需求、行为被认可的需求和身份角色被认可的需求 3 个方面，个体通过获取适当的资源满足上述社会需求的程度水平与其社会功能状态呈正相关。基于此，Bunt 等从社会需求满足、社会资源、一般资源和社会行为或活动的角度提出了社会衰弱整合模型（social frailty integration model），将社会衰弱描述为机体缺乏满足基本社会需求的社会资源、社会行为和社会活动，进而导致缺乏自我管理能力的一种状态。这也是目前应用较为广泛的社会衰弱概念，为更进一步探讨社会衰弱概念奠定了理论基础。

2022 年，韩国学者 Lee 等基于社会生产理论将社会衰弱定义为社会缺陷与躯体衰弱的复合状态，提出社会缺陷的主要因素包括一般资源、社会资源、社会行为及需求的满足 4 个方面。此外，有研究者还将这些社会缺陷按社会生态系统（social ecological system，SES）理论划分为微观（婚姻状况、独居）、中观（社会网络、社会支持、社会参与）和宏观（个人教育和收入的社会经济指标）。2023 年，我国学者黄铮等对社会衰弱进行了概念分析，从长期的社会隔离、弱化的自我社会角色及持续的社会资源不足 3 个方面对老年人社会衰弱的定义属性进行了概括；同时还指出老年人社会衰弱的前因为人口学因素、健康因素及社会心理因素，后果为老年人认知及心理功能减退、生活质量下降、失能及死亡风险增加。

虽然 Bunt 等学者基于社会生产理论提出的社会衰弱概念已被广泛认可和使用，然而由于社会衰弱概念提出相对较晚，目前尚缺乏国际公认的概念。近年来，陆续有学者对社会衰弱的概念进行扩展和细化，尝试纳入更多维度的因素，如社会参与度、社会支持网络等。未来有必要通过跨学科合作，形成共识性社会衰弱概念框架及操作性定义，以便更好地指导相关研究和实践。

二、老年人社会衰弱流行病学现状

受社会衰弱的概念、评估工具、研究对象及经济水平和社会文化环境等因素的影响，有关老年人社会衰弱发生率的调查结果在各个国家和地区之间存在差异。总体而言，老年人社会衰弱发生率普遍较高，全球老年人社会衰弱的总体发生率为 3.6%～66.5%。社会衰弱发生率随着年龄增长而增加，且老年女性社会衰弱发生率高于老年男性，养老机构老年人社会衰弱发生率高于社区及医院老年人。

国外老年人社会衰弱总体发生率为 6.3%～66.5%。不同国家的老年人社会衰弱的发生率存在差异。在日本、韩国、新加坡亚洲国家，老年人社会衰弱发生率分别为 22.2%、11.7%、48.4%；在英国、西班牙、荷兰欧洲国家，老年人社会衰弱发生率分别为 43.0%、23.0%、29.4%。从年龄来看，随着年龄增加，社会衰弱发生率呈上升趋势，65～69 岁老年人社会衰弱发生率为 7.5%，70～74 岁老年人社会衰弱发生率为 8.3%，75～79 岁老年人社会衰弱发生率为 14.9%，80～84 岁老年人社会衰弱发生率为 22.0%，85 岁及以上老年人社会衰弱发生率为 41.8%。社会衰弱发生率存在场所差异。在社区人群中，日本老年人社会衰弱发生率为18.7%，韩国老年人社会衰弱发生率为48.4%，新加坡老年人社会衰弱发生率为7.4%，西班牙老年人社会衰弱发生率为 8.9%；在医院人群中，日本老年人社会衰弱发生率为 42.9%。此外，患不同疾病的老年人，社会衰弱的发生率不同，心力衰竭患者社会衰弱发生率为 65.4%，慢性阻塞性肺疾病患者社会衰弱发生率为 37.0%，血液透析患者社会衰弱发生率为 59.5%。

我国老年人社会衰弱总体发生率为 3.4%～25.9%。就不同地区而言，北京老年人社会衰弱发生率为 7.7%，湖北、湖南、四川老年人社会衰弱发生率分别为 10.9%、15.7%、25.9%，新疆老年人社会衰弱和社会衰弱前期发生率分别为 31.0%和 60.8%。一项针对 222 179 例老年人的全国性调查研究发现，我国 75～79 岁年龄组的老年人社会衰弱发生率最高，为 18.0%；农村地区老年人存在社会衰弱的状况（19.9%）较城市地区老年人（10.9%）更为普遍。就场所而言，我国医院、社区、养老机构老年人社会衰弱发生率分别为 31.0%、25.9%、57.1%。另有研究显示，我国心脑血管疾病老年人社会衰弱发生率为 16.0%。此外，从社会衰弱评估工具来看，使用蒂尔堡衰弱量表（Tilburg frailty indicator，TFI）进行评估时，老年人社会衰弱发生率为 39.2%；使用社会衰弱指数（social frailty index，SFI）量表进行评估时，老年人社会衰弱发生率为 57.1%；使用 HALFT 量表进行评估时，老年人社会衰弱发生率为 34.3%；使用自陈式社会衰弱问卷（self-reported social frailty scale，SSFS）进行评估时，老年人社会衰弱发生率为 55.9%。

（林　爽）

第四节　老年人口腔衰弱概述

口腔衰弱（oral frailty，OF）是老年人衰弱的亚型之一，近年来其在老年医学和口腔健康领域备受关注。随着全球人口老龄化加剧，老年人口腔衰弱的发生率逐渐增加。口腔衰弱不仅表现在口腔功能减退，还与老年人全身健康状态下降密切相关，显著增加心血管疾病、糖尿病等其他疾病的风险，加重家庭和社会的医疗和经济负担。因此，了解口腔衰弱的概念和流行病学现状，有助于促进相关专业人员对口腔衰弱的认识和理解。

一、口腔衰弱概念

口腔健康状况与老年人衰弱状态存在双向联系。国外已有研究证实，口腔健康状况差的老年人更易发生衰弱，而衰弱状态也可加剧不良口腔健康状况发生与发展。为了描述衰弱老年人的口腔健康状况，口腔衰弱的概念被越来越多地采用。口腔衰弱是指口腔功能下降，同时伴有认知功能和机体功能下降的状态。随着年龄增长，老年人口腔结构和功能出现不同程度的衰退，不仅包括牙齿磨损和缺失，也涉及口腔黏膜、唾液腺等其他口腔组织功能下降。口腔衰弱概念的提出，体现了衰弱研究中对老年人口腔健康功能变化的重视，以及早期识别和干预的重要性。

2013 年，日本老年学会首次提出口腔衰弱的概念，即与年龄相关的口腔功能下降，但未指出口腔衰弱的具体定义。此后，探讨口腔健康与衰弱相关性的研究逐渐增多。2018 年，日本学者 Tanaka 等提出口腔衰弱的概念，即累积口腔健康状况不佳，表现为牙齿数量减少、咀嚼功能下降、口腔运动功能降低等。2019 年，Hihara 等学者将口腔衰弱定义为口腔功能轻度下降，包括舌功能减退、食物外溢和轻度呛咳，并认为口腔衰弱是躯体衰弱的早期阶段之一。2020 年，日本牙科学会提出口腔衰弱的概念，即口腔衰弱是随着年龄增长所出现的各种口腔状况（牙齿数量、口腔功能、口腔卫生等）改变的一系列现象和过程，且老年人对口腔健康的兴趣下降及身心储备能力下降，并进一步导致躯体和认知功能恶化。

随后，有学者不断完善口腔衰弱的概念。2021 年，Parisius 等学者通过对既往口腔衰弱的概念进行梳理和分析，将口腔衰弱定义为与年龄相关的口腔颌面部结构及功能衰退。Dibello 等学者认为口腔衰弱是与年龄相关的口腔功能逐渐丧失，是由一系列使口腔日常功能恶化的损伤，如牙齿脱落、口腔卫生不良、口腔修复不足导致的吞咽或咀嚼困难等。由此可见，口腔衰弱是口腔功能、口腔结构和口腔健康状况下降的综合。2023 年，Parisius 等学者提出的口腔衰弱操作性定义包括难以吃硬食物、不能咀嚼所有类型的食物、吞咽固体食物能力下降、吞咽液体能力下降、总体吞咽功能差、舌头运动受损、言语或发音障碍及唾液分泌不足或口干。2023 年，我国学者纳入国内外 32 篇关于口腔衰弱概念的文献，总结出口腔衰弱为一种与增龄相关的口腔功能下降的现象，其具有自然易感性、非特异性和多维度性的特点。

综上所述，目前口腔衰弱尚无国际公认的概念。作为口腔健康状况衰退的表现，口腔衰弱不仅反映了个体口腔功能下降，更是老年人整体健康状况的重要指标。在现有口腔衰弱概念的基础上，未来仍有必要对口腔衰弱的概念进行深入探讨，以期为相关研究提供指导。

二、老年人口腔衰弱流行病学现状

口腔衰弱的研究结果受多重因素影响，包括概念界定、评估工具的选择、研究场所、人群特征及文化背景等，不同研究中关于老年人口腔衰弱的发生率存在较大差异。但总体而言，老年人口腔衰弱的发生率普遍较高，随年龄增加而增加，养老机构老年人的口腔衰弱发生率高于社区老年人，老年女性的口腔衰弱发生率高于老年男性。

目前国外关于老年人口腔衰弱的流行病学报道多见于日本。研究显示，日本老年人的口腔衰弱发生率为 14.0%～54.9%。不同年龄段人群的口腔衰弱发生率不同，65～69 岁、70～74 岁、75～79 岁、80～84 岁和 85 岁以上老年人的口腔衰弱发生率分别为 11.4%、13.0%、26.6%、31.4%和 43.9%。不同调查场所人群口腔衰弱发生率不同，社区、医院及门诊老年人的口腔衰弱发生率分别为 19.3%～54.9%、38.6%和 25.5%～46.0%。此外，国外有关研究报道显示，韩国医院老年人的口腔衰弱发生率为 73.0%，芬兰长期护理机构老年人的口腔衰弱发生率为 17.7%。使用不同的口腔衰弱评估工具测得的口腔衰弱发生率不同，使用口腔衰弱筛查指标-6（oral frailty index-6，OFI-6）评估的老年人口腔衰弱发生率为 14.0%～22.5%，使用口腔衰弱筛查指标-8（oral frailty index-8，OFI-8）评估的老年人口腔衰弱发生率为 38.6%～54.9%，使用口腔衰弱 5 项检查表（oral frailty five-item checklist，OF-5）评估的老年人口腔衰弱发生率为 39.3%，使用口腔衰弱颌面指数（oral and maxillofacial frailty index，OMFI）评估的老年人口腔衰弱发生率为 73.0%。另外，糖尿病老年患者的口腔衰弱发生率为 53.2%，牙周炎老年患者的口腔衰弱发生率为 43.9%。

国内有关研究显示，我国老年人口腔衰弱发生率为 17.1%～59.2%。就地区而言，浙江、江苏、台湾和海南等地区老年人的口腔衰弱发生率分别为 33.8%、41.3%、20.7%和 25.2%，四川、贵州和安徽等地区老年人的口腔衰弱发生率分别为 59.3%、44.7%和 41.2%。就口腔衰弱评估工具而言，使用 OFI-8 评估的老年人口腔衰弱发生率为 22.0%～69.0%；使用 OFI-8 结合牙齿数量、OFI-8 结合口腔轮替运动（oral diadochokinesis，ODK）评估的老年人口腔衰弱发生率分别为 21.4%、51.9%；使用 OFI-8 结合牙齿数量和 ODK 评估的老年人口腔衰弱发生率为 21.0%。从调查场所来看，社区、医院及养老机构老年人的口腔衰弱发生率分别为 22.0%～59.2%、41.2%～64.3%及 25.2%～31.0%。在患不同疾病的老年人群中，维持血液透析患者的口腔衰弱发生率为 64.3%，癌症患者的口腔衰弱发生率为 41.2%。

（吕晓强）

参考文献

陈近近，蒋秋焕，陈超然，等，2020. 老年人认知衰弱的研究进展[J]. 护理研究，34（4）：669-672.
陈雨萍，张先庚，曹俊，等，2022. 社区老年高血压患者衰弱现状及影响因素[J]. 中国老年学杂志，42（2）：459-462.
窦俊凯，李莉，梅燕，等，2024. 维持性血液透析患者口腔衰弱现状及影响因素分析[J]. 中国血液净化，23（2）：86-90.
樊凡，杨翠，王庆松，2019. 衰弱与老年心脑血管疾病关系的研究进展[J]. 中华老年心脑血管病杂志，21（2）：207-210.
宫笑颜，高静，侯朝铭，等，2023. 老年人社会衰弱发生率的 Meta 分析[J]. 军事护理，40（4）：98-102.
郝娟，范俊瑶，吴前胜，2022. 湖北省社区老年人社会衰弱现状调查及影响因素分析[J]. 当代护士（下旬刊），29（9）：88-93.
黄赛燕，宗晓梅，李彬，等，2021. 老年非瓣膜性心房颤动住院患者衰弱现状及影响因素分析[J]. 中华护理杂志，56（7）：1009-1015.
黄铮，邵庭芳，梁冉，等，2023. 老年人社会衰弱的概念分析[J]. 中华护理教育，20（6）：752-756.
焦凌梅，李文，李萍，等，2023. 机构养老者口腔衰弱现状及影响因素研究[J]. 中国老年保健医学，21（6）：47-50，57.
李易，张紫嫣，邹炎铃，等，2024. 住院癌症患者口腔衰弱现状及影响因素分析[J]. 护理学杂志，39（3）：49-52.
刘庭，宋咪，刁子晏，等，2023. 我国老年糖尿病患者认知衰弱患病率及影响因素的 Meta 分析[J]. 海南医学院学报，29（22）：1739-1747.

刘长虎，胡松，毛拥军，等，2017. 老年人衰弱的研究进展[J]. 中国全科医学，20（16）：2025-2033.

洛佳坤，马宇飞，刘睿涵，等，2023. 老年衰弱分布的流行病学研究现状[J]. 中国医学前沿杂志（电子版），15（5）：64-68.

马雅军，刘惠，胡志灏，等，2019. 认知衰弱的研究进展[J]. 中国全科医学，22（15）：1778-1783.

潘利妞，张伟宏，余珍，等，2019. 郑州市社区老年人认知衰弱患病现状及影响因素[J]. 护理学杂志，34（11）：79-82.

彭心雨，宋明方，张婉，等，2021. 社区老年人社会衰弱现状及影响因素[J]. 护理研究，35（19）：3401-3406.

乔婉婉，田海萍，敬洁，等，2024. 老年人口腔衰弱患病率的 Meta 分析[J]. 中国全科医学，27（30）：3810-3816.

唐吉，唐小艳，曾黎，等，2023. 贵州省农村地区老年人口腔衰弱的流行现况及影响因素分析[J]. 中国慢性病预防与控制，31（5）：327-331.

田鹏，杨宁，郝秋奎，等，2019. 中国老年衰弱患病率的系统评价[J]. 中国循证医学杂志，19（6）：656-664.

屠杭佳，张书怡，方雨慧，等，2023. 社区老年人口腔衰弱现状及影响因素分析[J]. 中华护理杂志，58（11）：1351-1356.

王九瑞，刘健，延泽萍，等，2023. 老年人社会衰弱发生率及影响因素的系统评价和 Meta 分析[J]. 军事护理，40（3）：10-14.

王琳，鞠梅，王婷，等，2023. 社区老年人口腔衰弱风险现状及影响因素分析[J]. 护理学杂志，38（18）：112-116.

韦靖怡，赵秋艳，黄维，等，2024. 养老机构老年人口腔衰弱发生情况及影响因素分析[J]. 四川大学学报（医学版），55（4）：947-957.

奚兴，郭桂芳，孙静，2013. 衰弱的内涵及其概念框架[J]. 实用老年医学，27（8）：687-690.

鲜圆圆，2023. 养老机构老年人社会衰弱风险预测模型的构建与验证[D]. 成都：成都中医药大学.

张露露，2023. 不同社会衰弱评估工具对养老机构老年人不良结局预测效能比较[D]. 成都：成都中医药大学.

张宁，朱文玲，刘晓红，等，2019. 住院老年冠心病患者合并衰弱的患病率及影响因素研究[J]. 中国循环杂志，34（7）：640-645.

中华医学会老年医学分会，《中华老年医学杂志》编辑委员会，2022. 老年人衰弱预防中国专家共识（2022）[J]. 中华老年医学杂志，41（5）：503-511.

Andrew M K，Mitnitski A B，Rockwood K，2008. Social vulnerability，frailty and mortality in elderly people[J]. PLoS One，3（5）：e2232.

Bunt S，Steverink N，Olthof J，et al.，2017. Social frailty in older adults：a scoping review[J]. Eur J Ageing，14（3）：323-334.

Chang J，Hou W，Li Y，et al.，2022. Prevalence and associated factors of cognitive frailty in older patients with chronic kidney disease：a cross-sectional study[J]. BMC Geriatr，22（1）：681.

Chen L K，Hwang A C，Lee W J，et al.，2020. Efficacy of multidomain interventions to improve physical frailty，depression and cognition：data from cluster-randomized controlled trials[J]. J Cachexia Sarcopenia Muscle，11（3）：650-662.

Díaz-Alonso J，Bueno-Pérez A，Toraño-Ladero L，et al.，2021. Hearing loss and social frailty in older men and women[J]. Gac Sanit，35（5）：425-431.

Dibello V，Zupo R，Sardone R，et al.，2021. Oral frailty and its determinants in older age：a systematic review[J]. Lancet Healthy Longev，2（8）：e507-e520.

Fried L P，Tangen C M，Walston J，et al.，2001. Frailty in older adults：evidence for a phenotype[J]. J Gerontol A Biol Sci Med Sci，56（3）：M146-M156.

Gobbens R J，Luijkx K G，Wijnen-Sponselee M T，et al.，2010. Towards an integral conceptual model of frailty[J]. Nutr Health Aging，14（3）：175-181.

Gobbens R J，van Assen M A，Lui K G，et al.，2010. Determinants of frailty[J]. J Am Med Dir Assoc，11（5）：356-364.

Hihara T，Goto T，Ichikawa T，2019. Investigating eating behaviors and symptoms of oral frailty using questionnaires[J]. Dent J（Basel），7（3）：66.

Hiltunen K，Saarela R K T，Kautiainen H，et al.，2021. Relationship between Fried's frailty phenotype and oral frailty in long-term care residents[J]. Age Ageing，50（6）：2133-2139.

Hirai K，Tanaka A，Oda N，et al.，2023. Prevalence and impact of social frailty in patients with chronic obstructive pulmonary disease[J]. Int J Chron Obstruct Pulmon Dis，18：2117-2126.

Ishii M，Yamaguchi Y，Hamaya H，et al.，2022. Influence of oral health on frailty in patients with type 2 diabetes aged 75 years or older[J]. BMC Geriatr，22（1）：145.

Kang J H，Park S C，Jung H I，et al.，2023. Validation of the Korean Academy of Geriatric Dentistry screening questionnaire and oral frailty diagnostic criteria in community-dwelling older adults[J]. Epidemiol Health，46：e2024008.

Kelaiditi E，Cesari M，Canevelli M，et al.，2013. Cognitive frailty：rational and definition from an（I.A.N.A./I.A.G.G.）international consensus group[J]. J Nutr Health Aging，17（9）：726-734.

Kugimiya Y，Watanabe Y，Ueda T，et al.，2020. Rate of oral frailty and oral hypofunction in rural community-dwelling older Japanese individuals[J]. Gerodontology，37（4）：342-352.

Kusunoki H，Ekawa K，Kato N，et al.，2023. Association between oral frailty and cystatin C-related indices—a questionnaire（OFI-8）study in general internal medicine practice[J]. PLoS One，18（4）：e0283803.

Kwak D，Thompson L V，2021. Frailty：past，present，and future[J]. Sports Med Health Sci，3（1）：1-10.

Lee Y，Chon D，Kim J，et al.，2020. The predictive value of social frailty on adverse outcomes in older adults living in the community[J]. J Am Med Dir Assoc，21（10）：1464-1469.e2.

Lin Y C，Huang S S，Yen C W，et al.，2022. Physical frailty and oral frailty associated with late-life depression in community-dwelling older adults[J]. J Pers Med，12（3）：459.

Liu J，Xu S，Wang J，et al.，2023. Prevalence of cognitive frailty among older adults in China：a systematic review and meta-analysis[J]. BMJ Open，13（4）：e066630.

Lu S，Xu Q，Yu J，et al.，2022. Prevalence and possible factors of cognitive frailty in the elderly with hypertension and diabetes[J]. Front Cardiovasc Med，9：1054208.

Ma L，Sun F，Tang Z，2018. Social frailty is associated with physical functioning，cognition，and depression，and predicts mortality[J]. J Nutr Health Aging，22（8）：989-995.

Miyahara S，Maeda K，Kawamura K，et al.，2024. Concordance in oral frailty five-item checklist and oral hypofunction：examining their respective characteristics[J]. Arch Gerontol Geriatr，118：105305.

Montero-Odasso M M，Barnes B，Speechley M，et al.，2016. Disentangling cognitive-frailty：results from the gait and brain study[J]. J Gerontol A Biol Sci Med Sci，71（11）：1476-1482.

Morley J E，Vellas B，van Kan G A，et al.，2013. Frailty consensus：a call to action[J]. J Am Med Dir Assoc，14（6）：392-397.

Nishimoto M，Tanaka T，Hirano H，et al.，2023. Severe periodontitis increases the risk of oral frailty：a six-year follow-up study from Kashiwa cohort study[J]. Geriatrics（Basel），8（1）：25.

Paganini-Hill A，Clark L J，Henderson V W，et al.，2001. Clock drawing：analysis in a retirement community[J].

J Am Geriatr Soc，49（7）：941-947.

Panza F，D'Introno A，Colacicco A M，et al.，2006. Cognitive frailty：Predementia syndrome and vascular risk factors[J]. Neurobiol Aging，27（7）：933-940.

Parisius K G H，Verhoeff M C，Lobbezoo F，et al.，2024. Towards an operational definition of oral frailty：a e-Delphi study[J]. Arch Gerontol Geriatr，117：105181.

Parisius K G H，Wartewig E，Schoonmade L J，et al.，2022. Oral frailty dissected and conceptualized：a scoping review[J]. Arch Gerontol Geriatr，100：104653.

Peng J，Ming L，Wu J，et al.，2023. Prevalence and related factors of cognitive frailty in diabetic patients in China：a systematic review and meta-analysis[J]. Front Public Health，11：1249422.

Pradana A A，Chiu H L，Lin C J，et al.，2023. Prevalence of frailty in Indonesia：a systematic review and meta-analysis[J]. BMC Geriatr，23（1）：778.

Qi X，Jia N，Hu J，et al.，2023. Analysis of the status of social frailty in Chinese older adults with cardiovascular and cerebrovascular diseases：a national cross-sectional study[J]. Front Public Health，11：1022208.

Ragusa F S，Veronese N，Smith L，et al.，2022. Social frailty increases the risk of all-cause mortality：a longitudinal analysis of the English longitudinal study of ageing[J]. Exp Gerontol，167：111901.

Rockwood K，Fox R A，Stolee P，et al.，1994. Frailty in elderly people：an evolving concept[J]. CMAJ，150（4）：489-495.

Ruan Q，Yu Z，Chen M，et al.，2015. Cognitive frailty，a novel target for the prevention of elderly dependency[J]. Ageing Res Rev，20：1-10.

Seo E J，Son Y J，2024. The prevalence of cognitive frailty and its association with sleep duration and depression among older adults with heart failure[J]. Clin Gerontol，47（3）：416-425.

Shimada H，Makizako H，Lee S，et al.，2016. Impact of cognitive frailty on daily activities in older persons[J]. J Nutr Health Aging，20（7）：729-735.

Song H，Wei Y，Wang Y，et al.，2024. The mediating effect of nutrition on oral frailty and fall risk in community-dwelling elderly people[J]. BMC Geriatr，24（1）：273.

Tanaka T，Hirano H，Ikebe K，et al.，2023. Oral frailty five-item checklist to predict adverse health outcomes in community-dwelling older adults：a Kashiwa cohort study[J]. Geriatr Gerontol Int，23（9）：651-659.

Tanaka T，Takahashi K，Hirano H，et al.，2018. Oral frailty as a risk factor for physical frailty and mortality in community-dwelling elderly[J]. J Gerontol A Biol Sci Med Sci，73（12）：1661-1667.

Theou O，Brothers T D，Rockwood M R，et al.，2013. Exploring the relationship between national economic indicators and relative fitness and frailty in middle-aged and older Europeans[J]. Age Ageing，42（5）：614-619.

Tsutsumimoto K，Doi T，Makizako H，et al.，2017. Association of social frailty with both cognitive and physical deficits among older people[J]. J Am Med Dir Assoc，18（7）：603-607.

Usui N，Yokoyama M，Nakata J，et al.，2021. Association between social frailty as well as early physical dysfunction and exercise intolerance among older patients receiving hemodialysis[J]. Geriatr Gerontol Int，21（8）：664-669.

Wang J R，Xu S，Liu J，et al.，2023. The mediating effects of social support and depressive symptoms on activities of daily living and social frailty in older patients with chronic heart failure[J]. Geriatr Nurs，53：301-306.

Won C W，Lee Y，Kim S，et al.，2018. Modified criteria for diagnosing “cognitive frailty”[J]. Psychiatry Investig，15（9）：839-842.

Woodhouse K W，Wynne H，Baillie S，et al.，1988. Who are the frail elderly[J]. Q J Med，68（255）：505-506.

Xu J，Xiang L，Zhang H，et al.，2024. Prevalence and modifiable risk factors of cognitive frailty in patients with chronic heart failure in China：a cross-sectional study[J]. BMC Cardiovasc Disord，24（1）：93.

Yamamoto T，Tanaka T，Hirano H，et al.，2022. Model to predict oral frailty based on a questionnaire：a cross-sectional study[J]. Int J Environ Res Public Health，19（20）：13244.

Yang C，Gao Y，An R，et al.，2024. Oral frailty：a concept analysis[J]. J Adv Nurs，80（8）：3134-3145.

Yin Y，Zhao Y，Fei Y，et al.，2024. Epidemiology and risk factors of oral frailty among older people：an observational study from China[J]. BMC Oral Health，24（1）：368.

Yu S，Wang J，Zeng L，et al.，2023. The prevalence of social frailty among older adults：a systematic review and meta-analysis[J]. Geriatr Nurs，49：101-108.

第二章　老年人衰弱的影响因素及不良健康结局

衰弱的发生发展受多种因素影响。健康生态学模型（health ecological model，HEM）指出，个体健康受多重因素综合影响，包含个人特质、行为特征、人际网络、工作和生活条件及政策环境 5 个层面的因素。基于健康生态学模型分析健康问题的影响因素，可为健康管理提供更全面的视角。衰弱与多种不良健康结局相关，本章内容基于健康生态学模型，梳理国内外老年人衰弱影响因素的相关文献，介绍躯体衰弱、认知衰弱、社会衰弱、口腔衰弱的常见影响因素及其作用机制；并从生理躯体、心理精神和其他方面介绍老年人衰弱相关的不良健康结局及其可能的发生机制，为相关专业人员制订衰弱预防和干预管理措施提供依据。此外，本章将介绍有关老年人衰弱影响因素分析的实证研究，为相关专业人员开展老年人衰弱影响因素相关研究提供借鉴。

第一节　老年人躯体衰弱的影响因素及不良健康结局

躯体衰弱不仅影响老年人的生活质量，还增加其不良健康结局发生风险。识别老年人躯体衰弱的影响因素及不良健康结局，可为躯体衰弱管理提供参考。本节内容在梳理国内外相关研究的基础上，介绍老年人躯体衰弱的多层面影响因素、躯体衰弱对健康结局的影响及其可能的发生机制，为制订有效的躯体衰弱预防和干预措施提供科学依据。

一、老年人躯体衰弱的影响因素

（一）个人特质

1. 年龄（age）　是影响老年人躯体衰弱的一个关键因素。国内一项研究显示，随着年龄增长，老年人躯体衰弱的发生率增加，其中 75～84 岁社区老年人躯体衰弱发生率约为 15.0%，85 岁及以上老年人躯体衰弱发生率为 25.0%。在增龄过程中，老年人的各项生理功能逐渐减退，其中运动系统的进行性退化最为明显，特别是肌肉质量和力量的下降，这会引起老年人日常生活活动能力减退、躯体活动量下降，进一步加剧肌肉萎缩，导致老年人躯体衰弱风险增加。此外，年龄增长还伴随着免疫系统功能下降，使老年人更易感染疾病或疾病恢复时间延长，增加躯体衰弱的发生风险。炎性指标如白细胞介素-6、肿瘤坏死因子-α、C 反应蛋白等异常可直接或间接地影响机体的血清白蛋白、去脂体重、骨量、肌肉力量等，使老年人出现体重下降、疲乏、步速减慢等躯体衰弱的表现。

2. 性别（sex）　大多数研究表明，性别是躯体衰弱的影响因素之一。一项针对我国社区衰弱老年人的系统评价发现，社区老年女性躯体衰弱发生率高于老年男性。这可能是因为老年女性绝经后，体内雌激素水平迅速下降，导致维生素 D 缺乏，影响钙离子代谢，致使肌肉力量和姿势步态受到影响，从而增加老年人躯体衰弱的发生风险。此外，雌激素水平下降是导致肌肉容积减少的一个重要因素，可进一步影响神经-肌肉平衡，最终导致老年人躯体衰弱的发生风险增加。

3. 营养不良（malnutrition）　是老年人发生躯体衰弱的独立危险因素。一项系统评价结果显示，在 75～80 岁的社区老年人中，伴有营养不良的老年人通常具有更高的躯体衰弱发生率，最高可达 68.0%。营养不良的可能原因：随着年龄增长，老年人出现味觉减退、咀嚼能力下降、胃肠功能减弱和酶活性降低等生理变化，易导致营养摄入不足；因伴有慢性疾病而消耗增加。营养不良的老年人常表现为体重下降、肌肉质量减少，这些是躯体衰弱的重要评价指标。

4. 共病（comorbidity）　与老年人躯体衰弱发生显著相关。共病是指个体同时存在 2 种及以上的慢性疾病。英国一项针对约 50 万名老年人的调查发现，在患有 4 种及以上慢性疾病的人群中，躯体衰弱发生率为 18.0%。老年人在面对外界不良刺激时，机体平衡易被破坏，且难以迅速恢复，更易患各种疾病。共病使老年人的机体长期处于促炎状态，这种状态导致皮质醇水平升高，引起肌肉量减少、生理储备和免疫能力下降，增加躯体衰弱的发生风险。当老年人同时患有心血管疾病、肾脏疾病、糖尿病等多种疾病时，机体对抗外界压力的能力就会减弱，无法有效恢复稳态，增加了发生不良健康结局的风险。这种累积的疾病负担和慢性炎症反应共同推动了躯体衰弱进展。

5. 多重用药（polypharmacy）　是老年人躯体衰弱的独立危险因素。澳大利亚一项针对 1662 名 70 岁及以上老年男性的纵向研究显示，有多重用药和超多重用药（hyperpolypharmacy）经历的老年人 2 年内发生躯体衰弱的风险分别增加了 1.5 倍和 2 倍。这可能是因为：首先，多重用药可能导致药物副作用增加，包括肌肉无力、平衡障碍、认知功能下降等，这些都是躯体衰弱的常见表现。其次，老年人常存在潜在不适当用药（potentially inappropriate medication，PIMS）情况，如非必要药物的使用、药物剂量过高或过低、药物使用时间过长等，会进一步加剧躯体衰弱。此外，随着用药数量增加，老年人遵守复杂用药方案的能力会降低，导致依从性下降，服药效果不佳，甚至加重病情，从而增加躯体衰弱的风险。最后，老年人由于代谢和器官功能下降，药物在体内积累，增加了药物毒性和副作用，可加剧躯体衰弱的程度。

6. 激素水平　激素（hormone）水平的变化与老年人躯体衰弱的发生密切相关。荷兰一项为期 10 年的纵向研究发现，硫酸脱氢表雄酮（dehydroepiandrosterone sulfate，DHEAS）水平降低的社区老年人发生躯体衰弱的风险会增加 2.04 倍，且皮质醇/DHEAS 比值升高的老年人发生躯体衰弱的风险会增加 1.78 倍。随着年龄增长，老年人体内 DHEAS 与皮质醇的不平衡性加重。DHEAS 水平从 30 岁开始逐渐降低，皮质醇却保持相对稳定，皮质醇抑制免疫反应，增加躯体衰弱的发生风险。此外，女性绝经以后，由于雌激素水平下降，易出现骨密度降低，躯体衰弱的发生风险可能会进一步升高。

7. 慢性疼痛（chronic pain）　与老年人躯体衰弱显著相关。加拿大一项针对 4968 名老年人的调查发现，49.8%的躯体衰弱老年人患中度及以上慢性疼痛，且患中度及以上慢性疼痛的老年人发生躯体衰弱的风险显著增加。慢性疼痛增加老年人躯体衰弱风险的机制主要涉及生理和心理两个方面。生理上，慢性疼痛作为一种长期的压力源，可能通过破坏疼痛调节系统的平衡、导致下丘脑-垂体-肾上腺轴功能紊乱、引起激素水平异常及触发免疫炎症反应等途径，持续消耗机体储备，降低应激应对能力，最终促进躯体衰弱的发生。心理上，慢性疼痛可能通过抑郁等心理因素间接影响躯体衰弱的发生，而同时存在疼痛和抑郁可能加剧躯体衰弱的发生发展。

（二）行为特征

1. 运动（exercise）　被认为是老年人躯体衰弱的保护因素。国内一项针对 3133 名社区老年人的研究显示，每天规律锻炼的老年人发生躯体衰弱的风险比每周锻炼频次少于 2 次的老年人降低 24%。运动锻炼可以通过改善老年人体内的炎症反应、减轻氧化应激反应所致的损伤，以及调节体内胰岛素水平和激素水平等多种途径增加肌肉力量，提高新陈代谢，改善运动系统、内分泌系统、免疫系统、心血管系统等多个系统的功能，从而改善躯体衰弱状态。

2. 睡眠障碍（sleep disorder）　与躯体衰弱的发生存在独立的相关性。睡眠障碍是指睡眠的质量、时间和节律紊乱，主要包括失眠（insomnia）、过度嗜睡（hypersomnia）、昼夜节律（circadian rhythm）紊乱及与睡眠有关的功能障碍等。美国一项针对 1042 名老年人的研究显示，睡眠障碍与步速减慢、低握力等躯体衰弱指标存在独立相关性。首先，睡眠障碍会抑制生长激素、胰岛素样生长因子-1 和睾丸激素分泌，从而促进肌肉蛋白水解，增加躯体衰弱的发生风险。其次，睡眠时间短可能会诱发低度炎症反应，导致肌少症发生，进一步加剧躯体衰弱进程。此外，睡眠障碍还可能导致神经衰弱，机体免疫力下降，并诱发烦躁、焦虑等不良情绪，从而间接增加躯体衰弱的发生风险。

3. 久坐行为（sedentary behavior）　是老年人躯体衰弱的重要影响因素。一项纳入了 19 项研究的系统评价显示，有久坐行为的老年人发生躯体衰弱的风险更高，单次连续的久坐行为对躯体衰弱的影响更为明显。长时间保持坐立或躺卧会减缓新陈代谢，减少肌肉使用，导致肌肉质量和力量下降，增加躯体衰弱的发生风险。同时，久坐行为与多种慢性健康问题相关，如心血管疾病、糖尿病和肥胖症等，这些疾病可能会进一步加重躯体衰弱。更重要的是，久坐行为减少了老年人进行必要身体活动的机会，如散步、做家务或其他形式的体育锻炼（这些活动对维持机体功能和促进血液循环至关重要），也会进一步增加躯体衰弱的发生风险。

4. 心理弹性（psychological resilience）　高水平的心理弹性是老年人躯体衰弱的保护因素。心理弹性是指个人面对逆境、悲伤、威胁、创伤或其他重大压力时的良好适应过程。国内一项针对 518 名社区老年人的研究显示，躯体衰弱老年人的心理弹性处于较低水平，其心理弹性评分显著低于健康老年人。心理弹性较高的老年人，在面对不良事件时通常表现得更加坚韧，倾向采取积极的应对方式，从而保持良好的心理健康状态，其出现抑郁、焦虑等负性情绪的可能性较低，导致发生躯体衰弱的风险也较低。

5. 认知障碍（cognitive impairment）　会增加老年人的躯体衰弱风险。美国一项针对

65 岁及以上养老机构老年人的前瞻性队列研究显示，中度和重度认知障碍的老年人发生躯体衰弱的风险比认知功能正常的老年人分别高 1.35 倍和 1.74 倍。躯体衰弱和认知障碍拥有共同的病理机制，如氧化应激、慢性炎症、线粒体功能障碍等，两者通常相互作用，形成复杂的循环。例如，认知障碍可能导致个体对健康管理能力的下降，加重躯体衰弱；同时，躯体衰弱可能限制个体的社会活动和认知刺激，从而加重认知障碍的程度。

6. 抑郁（depression）　是老年人发生躯体衰弱的重要影响因素。国内一项针对 65 岁及以上社区老年人的调查显示，抑郁老年人的躯体衰弱发生率（40.3%）显著高于无抑郁的老年人（21.5%）。一方面，抑郁会引起机体内 C 反应蛋白、白细胞介素-6 和肿瘤坏死因子水平升高，这些炎症因子水平升高会导致肌肉质量和力量下降及功能受损，使握力下降、步速减慢，增加躯体衰弱的发生风险。另一方面，抑郁情绪会引起神经内分泌系统紊乱，导致下丘脑-垂体-肾上腺轴失调，加剧躯体衰弱。此外，抑郁作为一种不良的心理状态，还可通过降低老年人对进食、体育活动和社交活动的兴趣，增加其营养不良和躯体活动受限的风险，加剧躯体衰弱的进程。

7. 自评健康状况（self-rated health，SRH）　也是影响老年人发生躯体衰弱的重要因素。自评健康状况反映了老年人对自我躯体和心理健康状况的感知。我国一项针对 1654 名社区老年人的前瞻性队列研究显示，自评健康状况是预测老年高血压患者 2 年内发生躯体衰弱的独立预测因子。自评健康状况对躯体衰弱的影响可用衰弱认同危机理论（frailty identity crisis theory）进行解释。该理论认为躯体衰弱是老年人由完全自理过渡到自理能力完全丧失的过程，老年人可感知这一过渡阶段的身心变化。随着自我感知到的健康和功能状态发生改变，老年人会采取不同的应对策略。自评健康状况较差的老年人，通常采取消极的自我保护行为，从而加剧健康状况恶化，增加躯体衰弱的发生风险。

（三）人际网络

1. 婚姻状况（marital status）　会影响老年人躯体衰弱的发生。有配偶的老年人发生躯体衰弱的风险较低。国内一项针对老年结直肠癌造口术后患者的研究显示，有配偶的老年患者躯体衰弱评分显著低于无配偶的老年患者。这可能是因为有配偶的老年人通常能够获得来自配偶的情感上的慰藉和生活上的帮助，有助于缓解心理压力，促进老年人身心健康，提高其生活质量，从而降低躯体衰弱的发生风险。相反，未婚或丧偶是老年人躯体衰弱的危险因素。一项系统评价显示，未婚或丧偶的老年人发生躯体衰弱的风险是有配偶老年人的 1.88 倍，其可能是由于无配偶的老年人缺乏来自配偶的支持，易产生焦虑、抑郁等心理问题；同时，无配偶的老年人可能面临更多的孤独感和社会隔离，这些情况均会加重老年人的心理压力和机体功能的衰退，进而发展为躯体衰弱。

2. 独居（living alone）　是老年人发生躯体衰弱的重要危险因素。多项研究证实，相比于非独居老年人，独居老年人更易发生躯体衰弱。首先，独居老年人由于缺乏家庭支持和日常互动，可能会经历更多的孤独感和社会隔离，这些不良心理状态可能会加剧躯体衰弱发生。其次，独居老年人在日常生活中可能缺乏必要的照料和帮助，如在做家务、获取健康食品、进行体育锻炼等方面，这可能导致他们的营养状况和身体活动水平下降，增加躯体衰弱的风险。此外，独居老年人在面临健康问题时可能难以及时获得医疗保健服务，健康负担增加，加剧躯体衰弱发生。

3. 家庭功能（family function） 家庭功能不良或家庭功能障碍是老年人发生躯体衰弱的独立危险因素。家庭功能是家庭作为一个整体满足家庭成员各种需求的能力，体现在家庭成员间相互爱护、相互支持、彼此间情感沟通及共同承担应对生活事件和压力源的能力等方面。国内一项研究显示，与家庭功能良好的老年人相比，家庭功能严重障碍的老年人发生躯体衰弱的风险会增加 3.11 倍。家庭是老年人日常生活照料和情感支持的重要来源。首先，家庭中年轻一代对老年人日常生活的照料，如协助做家务、提供饮食和药物管理等，可以显著提高老年人的生活质量，降低由缺乏照料而导致的生理功能下降。其次，家庭成员之间的亲密关系和良好的沟通能够增强老年人的心理健康，减少孤独感和抑郁情绪，对老年人身体健康有着直接的影响。另外，家庭成员可以帮助老年人了解健康知识，鼓励其参与适当的体育锻炼和社交活动，提高老年人的自我抵抗力和保健能力。但是，当老年人家庭功能不良或家庭功能障碍时，他们无法获得足够的生活照料、情感支持和健康照护，可能会面临更多的健康风险，从而加剧躯体衰弱发生。

4. 社会支持（social support） 是老年人躯体衰弱的重要影响因素。国内一项针对 526 名社区老年人的研究发现，社会支持评定量表（social support rating scale，SSRS）得分＞45 分和 33～45 分的社会支持水平较高的老年人发生躯体衰弱的风险比社会支持水平低的老年人（SSRS 得分＜33 分）降低 85%和 86%。英国一项针对 2817 名老年人的纵向研究显示，社会支持水平低的老年人躯体衰弱的发生风险是社会支持良好的老年人的 1.85 倍。其可能是因为社会支持水平较低的老年人通常不能较好地从各类社会团体或社会关系中获得支持和帮助，不能从中体验到被支持、尊重、理解的情感，无法利用社会支持带来的资源，易产生消极的生活态度，导致生活质量下降，增加躯体衰弱的发生风险。

（四）生活和工作条件

1. 文化程度（educational level） 是老年人躯体衰弱的重要影响因素。老年人躯体衰弱状况与文化程度呈负相关。国内一项针对 3125 名 60 岁及以上社区老年人的调查显示，文化程度越高的老年人，躯体衰弱发生风险越低，可能是由于文化程度较高的老年人能更好地理解和获取健康保健知识，帮助其进行健康管理，而文化程度较低的老年人健康保健知识相对缺乏，且获取健康信息的途径有限，不利于采取健康的生活方式，致使躯体衰弱的发生风险增加。

2. 经济水平（economic status） 是老年人躯体衰弱的关键影响因素。国内一项关于 1494 名老年人的研究显示，经济水平较差的老年人更易发生躯体衰弱。其原因可能是经济状况较好的老年人通常能够负担高质量的健康照护服务，包括定期体检、疾病治疗和康复护理，有助于早期发现健康问题并及时采取干预措施，从而降低躯体衰弱的发生风险。此外，足够的收入也使老年人能够维持均衡的饮食，获取充足的营养，这对维持机体功能和肌肉力量、预防营养不良引起的躯体衰弱至关重要。相反，收入较低的老年人可能无法获得必要的医疗服务和健康食品，这可能导致慢性疾病恶化和身体健康状况下降。此外，收入较低还可能限制老年人社会活动参与和居住条件改善，增加老年人孤独、抑郁等心理问题，从而加剧躯体衰弱。

二、老年人躯体衰弱的不良健康结局

（一）生理躯体方面

1. 躯体衰弱与疼痛（pain） 躯体衰弱与疼痛有关。美国一项研究显示，躯体衰弱是老年人发生术后慢性疼痛的危险因素。当发生躯体衰弱时，老年人周围神经会表现出功能、结构和生化的改变，机体识别有害信号的能力下降，对疼痛的耐受性保持不变或下降。因此，老年人感受到疼痛刺激时，会发生过度反应，表现出难以忍受疼痛。

2. 躯体衰弱与日常生活活动能力 躯体衰弱与老年人日常生活活动能力有关。日常生活活动（activity of daily living，ADL）能力是指一个人在日常生活环境中进行各种活动的能力，是反映老年人当前健康状况的重要指标。我国一项为期 7 年的纵向研究发现，随着年龄增长，不同躯体衰弱状态老年人的日常生活活动能力均有所下降，其中躯体衰弱和躯体衰弱前期老年人的日常生活活动能力下降更为显著。究其原因可能是体重不足、握力下降和步速减慢，其既是躯体衰弱的评估指标，也是反映老年人上肢和下肢肌力下降的客观表现。四肢肌力下降会导致老年人耐力、平衡力和行走能力下降及活动量减少，从而影响老年人的日常生活活动能力。

3. 躯体衰弱与跌倒（fall） 躯体衰弱增加老年人跌倒的发生风险，是老年人跌倒的重要预测因素。国内一项前瞻性队列研究发现，躯体衰弱老年人跌倒发生率显著高于非躯体衰弱老年人。肌少症是躯体衰弱的核心病理生理机制，被定义为肌肉和神经功能抑制、心肺储备减少和执行功能丧失。随着机体老化过程的进展，肌少症协同慢性疾病和多重用药，可引起肌组织力量减退和运动速度下降等躯体衰弱的表现，导致肌力减退、平衡感觉障碍，从而使日常生活活动能力下降甚至丧失，增加老年人跌倒的风险。

4. 躯体衰弱与骨折（fracture） 躯体衰弱老年人发生骨折的风险更高。国内一项纵向研究发现，躯体衰弱增加了老年人髋骨骨折的发生风险。其原因可能是躯体衰弱的重要指标之一肌肉力量下降影响老年人的平衡能力和日常活动能力，增加跌倒的风险，进一步增加骨折的可能性。此外，随着年龄增长，骨质流失的速度超过了骨质生成的速度，老年人骨密度逐渐下降。躯体衰弱老年人骨密度降低更为显著，使其骨骼更加脆弱，易发生骨折。另外，躯体衰弱老年人可能因为食欲下降、消化吸收能力减弱等原因易发生营养不良，特别是钙和维生素 D 摄入不足，会直接影响老年人的骨骼强度，增加骨折的风险。

5. 躯体衰弱与慢性疾病（chronic disease） 躯体衰弱与慢性疾病有关，如糖尿病和阿尔茨海默病（AD）。糖尿病是老年人常见的慢性疾病之一。大量研究表明，躯体衰弱与糖尿病关系密切。一项针对 1754 名社区老年人的调查研究发现，与健康老年人相比，躯体衰弱及躯体衰弱前期老年人患糖尿病的风险均显著增加。可能的原因是，躯体衰弱与糖尿病具有共同的发病机制，如氧化应激水平升高、脱氧核糖核酸损伤增加、端粒长度缩短、循环促炎细胞因子水平升高等。AD 是一种神经认知功能障碍，其特点是记忆、语言和其他认知功能恶化，影响个体的日常生活活动能力，是老年人失能和生活依赖的主要原因之一。一项纵向研究发现，躯体衰弱的进展速度与痴呆、脑梗死、路易体病及黑质神经元缺失 4 种脑病变类型相关。大脑内 β-淀粉样蛋白被认为是 AD 的病理标志物。躯体衰弱的发生与氧化应激有关，氧化应激反应增加 β-淀粉样蛋白在诱导神经元细胞凋亡中的作用，这可能会增加躯体衰弱老年人罹患 AD 的风险。

6. 躯体衰弱与失能（disability）　躯体衰弱是老年人失能的重要预测因子。失能通常被定义为失去独立生活能力，包括运动、感觉或认知能力的严重降低或缺失。日本一项针对社区老年人的前瞻性队列研究表明，躯体衰弱和躯体衰弱前期状态可增加老年人失能的风险。其原因可能是，躯体衰弱的出现通常伴随着多种慢性疾病发生，如高血压、糖尿病、冠心病等。这些疾病长期影响老年人的身体健康，可进一步加剧躯体衰弱。

7. 躯体衰弱与死亡（death）　躯体衰弱与老年人死亡风险增加具有密切相关性。一项系统评价显示，躯体衰弱可有效预测老年患者 30 天内的死亡风险。躯体衰弱与死亡风险之间的关联可能源于多种生物学机制。首先，躯体衰弱老年人通常伴随着免疫功能下降，这使其更易受到感染性疾病的侵袭，从而增加死亡的风险。其次，躯体衰弱老年人的多个系统功能下降，这些因素不仅影响了他们的日常生活活动能力，也增加了跌倒和其他意外伤害的发生风险，这些伤害在老年人中通常具有更高的致命性。最后，躯体衰弱也与慢性疾病的进展和急性疾病的不良预后紧密相关，这些疾病的进展和恶化均可能增加老年人的死亡风险。

（二）精神心理方面

1. 躯体衰弱与认知障碍　躯体衰弱与认知障碍密切相关。国内一项针对社区老年人的调查研究显示，躯体衰弱老年人发生认知障碍的风险较非躯体衰弱老年人增加 2.52 倍。一项系统评价显示，躯体衰弱老年人简易智力状态检查量表评分显著低于非躯体衰弱老年人；躯体衰弱与认知障碍之间存在强相关性。老年人躯体衰弱与认知障碍之间的关联可能与两者具有共同的病理机制有关，如神经病理改变、激素失调、营养状态、慢性炎症、血管疾病风险和心理因素等。此外，躯体衰弱老年人常伴有大脑结构和功能改变，如大脑萎缩和神经递质改变等，导致认知能力下降。

2. 躯体衰弱与抑郁　躯体衰弱与抑郁密切相关。我国一项针对 60 岁及以上社区老年人的调查发现，躯体衰弱前期和躯体衰弱老年人是发生抑郁的高危人群。分析原因可能是躯体衰弱老年人通常身体活动量减少，影响神经递质（如 5-羟色胺等）对情绪的调节。5-羟色胺有助于大脑产生愉悦感、放松感、自信感、满足感和幸福感。此外，躯体衰弱状态伴随的慢性低度炎症可能对大脑产生神经毒性作用，增加老年人发生痴呆的风险，进一步影响认知功能和情绪。

（三）其他方面

1. 躯体衰弱与生活质量（quality of life）　躯体衰弱会降低老年人的生活质量。生活质量是老年人身体健康、心理健康、社会功能和环境适应等多个方面的综合反映。国内一项针对社区老年人的研究显示，老年人的躯体衰弱与生活质量呈负相关。躯体衰弱老年人通常存在生理功能下降，如肌肉力量减弱和器官功能减退等，直接影响老年人的日常生活活动能力，限制其行动自由，降低其生活质量。同时，随着躯体功能衰退，老年人可能感到无助和孤独，心理压力加剧，影响其生活质量。另外，躯体衰弱会限制老年人的社交参与，减少其与朋友和社区的互动，削弱其社会支持网络，导致生活质量下降。

2. 躯体衰弱与住院（hospitalization）　躯体衰弱会增加老年人的住院风险。一项针对老年慢性阻塞性肺疾病患者的研究表明，存在躯体衰弱的老年患者在 3 个月内再次住院的风险更高。首先，躯体衰弱老年人的机体功能下降，免疫力降低，易受多种疾病的侵袭，导致住院风险增加。其次，躯体衰弱老年人的生理功能储备减少，导致其对治疗和康复的反应较差，从而导致住院时间延长。此外，躯体衰弱老年人通常患有多种慢性疾病，这些疾病可能需要更复杂的治疗方案和更多的医疗干预措施，也可能导致住院时间延长。最后，躯体衰弱还可能影响老年人的日常生活活动能力，使其在出院后更难以进行日常活动，增加了因跌倒、感染等并发症而再次入院的风险。

（孔令磷）

第二节　老年人认知衰弱的影响因素及不良健康结局

认知衰弱的发生发展受多维度因素的影响，与生理、心理及社会环境等因素有关。同时，认知衰弱与老年人的多种不良健康结局相关，严重影响老年人的健康状况和生活质量。因此，深入理解老年人认知衰弱的影响因素及其对健康结局的影响，对制订有效的预防和干预措施至关重要。本节将探讨老年人认知衰弱的影响因素、认知衰弱对健康结局的影响及其可能的发生机制，为相关专业人员进行认知衰弱的预防和干预管理提供参考。

一、老年人认知衰弱的影响因素

（一）个人特质

1. 年龄　是认知衰弱的重要影响因素。国外一项针对 1931 名老年人的前瞻性队列研究显示，年龄每增加 10 岁，认知衰弱的发生率会增加 2 倍；≥80 岁老年人认知衰弱的发生风险是≤70 岁老年人的 4 倍。随着年龄增长，机体生理功能逐渐衰退，大脑组织在重量和体积上会逐渐减少，脑白质逐渐萎缩，感觉受体退化，突触连接和神经递质传导减弱，可能导致记忆力减退、注意力下降及执行功能受损等。同时，海马体和前额叶皮质等与认知功能密切相关的结构和区域也会随着年龄增长而发生变化，导致整体神经系统功能下降，使神经细胞凋亡、变性或坏死，增加发生认知障碍的风险。

2. 性别　是认知衰弱的影响因素之一。目前大多数研究认为女性更易出现认知衰退和认知障碍。我国一项针对老年肺癌患者的前瞻性研究显示，老年女性发生认知衰弱的风险是老年男性的 1.6 倍。首先，从生理角度来看，女性在更年期后，雌激素水平下降，更易患慢性疼痛、骨质疏松症等疾病，而这些疾病可能直接或间接影响大脑健康和认知功能。从心理角度来看，老年女性相较老年男性更易遭受抑郁和焦虑等心理问题的困扰。从社会角度来看，老年女性由于与外界互动较少，可能面临更高的认知能力下降风险；而老年男性在体力活动和执行能力方面通常表现得更为活跃，这可能有助于维持认知健康。

3. 慢性疾病 是认知衰弱的重要影响因素。国内一项研究显示，糖尿病、高血压和心力衰竭均是老年稳定型冠心病患者认知衰弱的独立危险因素。不同类型的慢性疾病可能通过不同的病理机制导致认知衰弱发生。例如，糖尿病患者持续高血糖状态可能导致脑血管动脉粥样硬化、神经病变等，影响大脑或神经功能，引起认知能力下降，易发生认知衰弱。脑血管疾病及其相关危险因素（如糖尿病和高血压等）可能会影响脑循环，不仅会导致注意力和执行力下降，而且会损害心血管系统，加速认知衰弱发生。心力衰竭会影响大脑的血液供应和代谢，进一步影响认知功能。

4. 多重用药 是老年人认知衰弱的影响因素。国内一项针对老年共病患者的研究显示，存在多重用药的老年患者认知衰弱发生率是非多重用药老年患者的 4.73 倍。老年人通常患有多种慢性疾病，需要服用多种药物。药物之间的相互作用可能会影响药代动力学，导致血药浓度升高或降低，增加药物不良反应，如头晕、注意力不集中、记忆力减退等，进而影响认知功能。同时，还有一些药物本身可能会直接影响认知功能，如抗胆碱能药物，已被发现会显著增加认知功能损害的发生风险。

5. 营养不良 是老年人认知衰弱的影响因素之一。一项纳入了 56 项研究的系统评价显示，营养不良与认知衰弱呈正相关。营养不良可能会加速老年人认知能力下降，增加认知衰弱风险。长期饮食不均衡或缺乏特定营养素会增加认知功能下降的风险，如缺乏维生素 A、维生素 D、维生素 E、ω-3 脂肪酸及蛋白质等特定营养素可能会影响大脑的正常代谢和神经递质合成，缺乏维生素 B_{12} 和叶酸可能会导致贫血和神经系统功能障碍。此外，营养不良可能引发氧化应激、炎症反应及干扰细胞自噬过程，这些变化可能是解释肥胖、代谢综合征和胰岛素抵抗与认知功能下降之间关系的潜在机制。

6. 血红蛋白（hemoglobin） 血红蛋白水平会影响认知衰弱发生。一项纳入了 20 项研究的系统评价显示，相较于血红蛋白水平正常的老年人，低血红蛋白水平的老年人发生认知衰弱的风险显著增加，低血红蛋白水平可能通过影响脑部血液供应，引起血管病变和脑部损伤；而高血红蛋白水平可能使血液黏稠度增加，引起血液循环不畅，导致脑部缺氧，增加认知衰弱的发生风险。

（二）行为特征

1. 睡眠障碍 与老年人认知衰弱存在显著的关联性。我国一项纳入 1206 名养老机构老年人的研究显示，该人群认知衰弱的发生率为 17.5%，约 60.9%的老年人睡眠质量差；睡眠质量差、长午睡持续时间与认知衰弱发生显著相关。另一项纳入了我国西部 4093 名老年人的研究表明，老年人认知衰弱的发生率为 11.8%，睡眠时间过长（＞9 小时）的老年人认知衰弱发生风险更高。睡眠障碍可通过干扰大脑的代谢和神经生物学过程，减少脑内 β-淀粉样蛋白清除，增加认知衰弱的风险。同时，睡眠障碍会影响老年人的注意力、学习能力和记忆力，增加认知衰弱的发生风险。此外，睡眠呼吸紊乱可能导致夜间反复的低氧血症和睡眠中断，这可能通过氧化应激和炎症途径影响大脑健康；昼夜节律紊乱可能会干扰褪黑素的分泌，影响多种神经递质（如 γ-氨基丁酸和谷氨酸等）的调节，导致认知功能受损；睡眠时间过短（通常＜6 小时）会影响记忆力，睡眠时间过长（通常＞9 小时）会影响决策能力，这两种情况均会对认知功能产生影响。

2. 抑郁 是认知衰弱发生的独立危险因素。一项纳入 20 项研究的系统评价显示，与普通老年人相比，抑郁老年人发生认知衰弱的风险会增加 4 倍。抑郁与认知衰弱存在类似的病理生理机制，包括亚临床脑血管疾病、慢性炎症性疾病和下丘脑-垂体轴应激反应功能障碍。这些病理生理机制可能会增加神经内分泌系统的活动，导致皮质醇水平持续升高。而这种长期的皮质醇水平上升可能对大脑负责认知管理的关键区域（如海马体和杏仁核等）产生有害影响。长期抑郁状态可能影响大脑神经递质的平衡，并伴随着慢性压力和炎症反应，对大脑健康产生不利影响，从而加速认知衰弱发生。

3. 运动 规律运动是老年人认知衰弱的保护因素。有研究表明，运动对缓解老年人认知衰弱具有积极效果。规律运动可以增加肌纤维数量，增强骨骼肌力量，调节骨质代谢平衡，维持骨量。骨骼通过分泌骨源性激素如骨钙素等对大脑功能产生影响。骨钙素能够通过血脑屏障，影响神经传导物质的形成和认知功能，包括学习能力和记忆力。适度运动不仅可以增加骨量，还可以促进神经元生成和连接，增加脑部血流量，提高脑部神经递质水平，进而改善注意力、学习能力和记忆力等认知功能，减缓认知衰弱发生。

4. 智力活动（intellectual activity） 是老年人认知衰弱的重要保护因素。智力活动是指主要涉及认知过程、思维能力和智力技能的活动，这些活动有助于训练并提高个体的记忆力、规划能力及逻辑推理、问题解决、创造性思维等认知功能。一项针对老年慢性心力衰竭患者的研究显示，相较于未参加智力活动的老年患者，积极参加智力活动的老年患者发生认知衰弱的风险较低。参与智力活动可以激发大脑的活跃性，促进神经元生成和连接，提高老年人的注意力、学习能力和记忆力等认知功能。

（三）人际网络

1. 婚姻状况 对认知衰弱有一定的影响。一项纳入 13 项纵向研究的系统评价显示，与未婚或离异的老年人相比，已婚老年人发生认知衰弱的风险较低；在已婚老年人中，男性认知衰弱的发生风险低于女性；在丧偶老年人中，男性痴呆的发生风险明显高于女性。良好的婚姻状态可以为老年人提供支持，减少压力，但婚姻冲突和婚姻不和谐也可能对老年人的认知状态产生负面影响。此外，缺乏稳定的家庭支持和情感支持也可能增加老年人发生认知衰弱的风险。

2. 社会隔离（social isolation）**与社会支持**（social support） 社会隔离对老年人的认知功能有一定的影响，而社会支持是认知衰弱的保护因素。社会隔离是指个体在社会生活中感到孤独、无助和被社会抛弃的一种状态。社会支持是指个体从社会关系中获得的各种形式的支持和帮助，这些支持和帮助可以是情感上的、物质上的、信息上的或实际行动上的。我国一项针对社区老年人的研究显示，社会隔离与认知衰弱之间存在显著的相关性，社区老年人的社会隔离水平越低，其发生认知衰弱的风险越小。另一项针对慢性心力衰竭患者的研究表明，良好的社会支持是认知衰弱的保护因素之一。社会隔离会增加老年人的孤独感和无助感，甚至发展为抑郁，而这些负性情绪已被证明是认知衰弱的重要影响因素。社会支持可为老年人提供情感支持和精神依赖，减少老年人孤独和抑郁等负性情绪，从而减少认知衰弱发生。

（四）生活和工作条件

1. 经济水平 是老年人认知衰弱的影响因素之一。我国一项研究显示，月收入＜3000元的老年人认知衰弱发生风险是月收入＞5000元的老年人的2倍。首先，经济水平较为优越的老年人能够获得更丰富的学习资源、社会资源及更多认知训练和认知刺激，包括就读老年大学、培养兴趣爱好、参与文化活动和旅行等，这在一定程度上有助于维护其认知功能。其次，具有较高收入的老年人通常能够获得更优质的医疗服务，这对维护躯体功能和认知功能起着重要的作用。

2. 文化程度 是认知衰弱的影响因素。我国一项针对老年轻度认知障碍患者的研究显示，文化程度较高的老年患者认知衰弱发生率低于文化程度较低的老年患者。文化程度对认知衰弱的影响主要表现在认知储备和认知刺激两方面。在认知储备方面，文化程度较高的个体通常积累了更多的知识和技能，具有更丰富的认知储备。这种认知储备可以被视为大脑的“后备能力”，当面临认知能力下降的风险时，可以延缓认知衰弱发生。在认知刺激方面，较高的文化程度通常伴随着更多的认知刺激和智力活动，如阅读、学习、解决问题等，这些活动有助于维持和促进认知功能。而文化程度较低的老年人可能缺乏足够的认知刺激和智力活动，从而出现认知能力下降，增加认知衰弱的发生风险。

3. 居住环境 对老年人的认知衰弱有显著影响。我国一项针对14 639名养老机构老年人的研究显示，居住环境是影响认知衰弱的主要因素，老年人居住地的物理环境和社会环境越好，其认知功能表现越好。物理环境中的空气质量和噪声水平可能对认知功能产生影响，如空气污染可能导致神经元功能异常，噪声水平过高可能导致老年人出现较高的心理压力和焦虑情绪，导致认知能力下降。良好的居住环境可为老年人提供参与社会活动的机会，增强老年人的社交网络，增加认知刺激，提高老年人的认知功能。

（五）政策环境

1. 医疗保险政策 对认知衰弱有一定影响。我国一项针对老年糖尿病患者的研究显示，有医疗保险的老年人发生认知衰弱的风险相对较低。医疗保险政策在一定程度上可减轻老年人因慢性疾病而产生的医疗费用负担，使老年人及其家庭可以专注于疾病治疗和康复，改善由疾病导致的躯体功能和认知功能降低。此外，医疗保险政策还能帮助老年人获得高质量的医疗服务，包括药物治疗、康复治疗和心理支持，改善老年人的认知衰弱状态。

2. 公共健康促进政策 对认知衰弱的影响是多方面的。政策的引导和推动有助于增强老年人及其家庭对认知障碍防治的重视程度，如上海市卫生健康委员会发布的《关于开展上海市老年认知功能障碍防治促进行动的通知》，向老年人普及认知障碍的健康教育知识，有利于提高老年人维护认知健康的自我管理意识。此外，在生活方式方面，公共健康促进政策通过健康教育等方式鼓励老年人通过参与体育活动、社交互动和认知训练提升认知功能。在心理健康方面，公共健康促进政策可为老年人提供心理咨询和情感支持等服务，减少老年人的抑郁和焦虑情绪，改善老年人的认知功能。在健康照护方面，公共健康促进政策致力于完善老年人长期照护服务体系，可为认知衰弱老年人提供必要的支持和帮助，有助于延缓认知衰弱的发生。

二、老年人认知衰弱的不良健康结局

（一）生理躯体方面

1. 认知衰弱与跌倒　认知衰弱会增加老年人发生跌倒的风险。一项系统评价结果显示，与非认知衰弱老年人相比，认知衰弱老年人发生跌倒的风险更高；认知衰弱是老年人跌倒的重要预测因子。认知衰弱导致跌倒发生的原因可能是认知能力下降会导致老年人在环境感知和处理功能上受损，影响了对潜在危险的识别和反应能力。此外，认知衰弱也会导致老年人运动计划和执行能力下降，使其在步态稳定性和平衡调节方面表现不佳，增加了跌倒风险。最后，认知衰弱还可能影响老年人的动作协调能力和反应速度，使其在面对突发情况时无法及时做出适当反应，增加了发生跌倒的可能性。

2. 认知衰弱与失能　认知衰弱会显著增加老年人失能的风险。一项纳入了 44 798 名老年人的系统评价显示，与没有衰弱或认知障碍的老年人相比，认知衰弱老年人面临更高的失能风险。认知衰弱导致失能的主要机制包括认知功能的直接损伤，使个体在执行日常活动时出现困难；影响个体对环境的感知能力和行为反应的准确性，削弱了独立生活能力；更为重要的是，认知衰弱还可能通过加重老年人的心理压力和社会孤立感，进一步削弱其个体的生活能力，形成“认知损伤-功能减退”的恶性循环，最终显著增加失能风险。

3. 认知衰弱与营养不良　认知衰弱会增加老年人的营养不良风险。一项系统评价结果显示，在认知衰弱老年人中，57.0%发生营养不良；认知衰弱与营养不良高风险显著相关；认知衰弱老年人发生营养不良的风险是非认知衰弱患者的 2.7 倍。衰弱或认知障碍可能导致老年人机体功能下降，如行动不便及味觉、嗅觉和视力下降等，导致食欲减退，增加发生营养不良的风险。此外，认知衰弱与营养不良之间存在神经炎症、氧化应激、胰岛素抵抗和自噬等相同的病理生理机制，导致认知衰弱和营养不良相互影响。

4. 认知衰弱与死亡　认知衰弱会显著增加老年人的死亡风险。一项纳入了 19 项研究的系统评价显示，认知衰弱老年人的死亡风险更高。原因可能是认知衰弱老年人更易合并高血压和动脉粥样硬化等心血管疾病，导致心脏病发作或脑卒中，增加死亡风险。此外，认知衰弱老年人可能存在抑郁和焦虑等心理问题，导致身体健康状况恶化，加剧死亡风险。

（二）心理精神方面

1. 认知衰弱与抑郁　认知衰弱与抑郁的发生密切相关。认知能力下降会影响老年人对情绪的调节和应对能力，使其更易陷入情绪低落状态。一项纳入了 15 项研究的系统评价显示，与非认知衰弱老年人相比，认知衰弱老年人发生抑郁的风险更高，其抑郁发生率为 46.0%。认知衰弱导致抑郁的可能机制如下：首先，认知衰弱与抑郁存在相似的危险因素，如脑血管疾病、慢性炎症、氧化应激和线粒体功能障碍等。此外，认知衰弱和抑郁可能存在共同的病理生理机制，如神经递质水平变化、炎症反应增加及大脑结构和功能改变等，这些变化可能在认知衰弱和抑郁的发展中起到关键作用。其次，认知功能下降影响了老年人对情绪刺激的处理和应对方式，使其在应对生活压力和心理负担时表现得更为脆弱，易出现情绪低落和抑郁。

2. 认知衰弱与痴呆　认知衰弱老年人进展为痴呆的风险更高。日本一项纳入 4072 名社区老年人的前瞻性队列研究表明，认知衰弱会增加老年人发生痴呆的风险。可能原因如下：认知衰弱老年人常伴有机体功能下降、持续的慢性炎症及氧化应激反应。机体功能下降可能导致大脑能量供应不足，使神经细胞缺乏必要的营养，加速了神经细胞的损伤和死亡。长期慢性炎症既可以增加大脑中淀粉样蛋白的积累，也可以通过增加氧化应激反应损害神经细胞的细胞膜和细胞器，影响神经信号的准确传递和有效处理，导致认知功能逐渐恶化。

（三）其他方面

1. 认知衰弱与生活质量　认知衰弱可显著降低老年人的生活质量。新加坡一项针对 2375 名 55 岁及以上社区人群的调查表明，认知衰弱老年人生活质量降低的风险是非认知衰弱老年人的 5.34 倍。原因可能是认知衰弱老年人在躯体功能和认知功能上都有所下降，导致他们在进行穿衣、洗漱、做饭等日常活动时遇到更多困难，影响其生活自理能力，降低其生活质量。此外，认知衰弱老年人可能难以与他人进行有效的社交互动，增加了社会隔离的发生风险，导致生活质量下降。

2. 认知衰弱与住院　认知衰弱会显著增加老年人的住院风险。一项纳入 8 项队列研究的系统评价显示，认知衰弱老年人的住院风险是非认知衰弱老年人的 1.67 倍。认知能力下降可能会影响老年人对健康问题的识别和管理能力，导致他们更易忽视或延迟对疾病症状的处理，加速疾病的发展进程。同时，认知衰弱使老年人在医疗决策和药物治疗依从性方面存在困难，增加因疾病或并发症复发而住院治疗的可能性。

（邱莉莉）

第三节　老年人社会衰弱的影响因素及不良健康结局

社会衰弱的发生发展与多维度因素有关。社会衰弱与一系列不良健康结局相关，影响老年人的身心健康，降低老年人的生活质量。了解老年人社会衰弱的影响因素及不良健康结局，对提高老年人的健康水平和生活质量具有重要作用。本节将介绍老年人社会衰弱常见的影响因素及其主要不良健康结局，旨在为相关专业人员进行社会衰弱预防和干预提供参考。

一、老年人社会衰弱的影响因素

（一）个人特质

1. 年龄　是影响老年人发生社会衰弱的关键因素。一项针对我国 224 142 名老年人的研究显示，75～79 岁年龄段的老年人社会衰弱的发生率最高。其原因可能是随着年龄增长老年人各器官功能逐渐减弱，行动受限，使他们参与社会活动的机会减少。同时，大脑反应速度减缓与认知能力下降进一步限制了老年人参与社会活动的能力，增加其与社会脱节的风险，易导致其社会衰弱。此外，在家庭参与层面，老年人因劳动能力减退而逐渐淡出家庭活动核心，退休后的社交圈也相对缩小，这些因素共同导致了其社会功能与社会角色的弱化，增加了社会衰弱的发生风险。

2. 性别　是老年人社会衰弱的影响因素。印度的一项纵向研究表明，相较于老年男性，老年女性更易发生社会衰弱。一方面，老年女性在绝经后，体内的雌激素水平会显著下降，这一过程通常伴随着一系列生理和心理上的不适症状，如乏力、失眠、头痛、焦虑、抑郁等。这些症状不仅影响了老年女性的生活质量，还可能加快其社会衰弱的进程。另一方面，从社会角色和职责的角度来看，大多数女性在日常生活中需要同时承担处理家中事务和照顾家人的责任。这种高强度的生活负担通常使老年女性难以抽出足够时间进行娱乐活动和社会联系，加剧了她们的社会孤立感，增加了社会衰弱的发生风险。

3. 躯体衰弱　是社会衰弱的独立影响因素。国内一项关于社会衰弱与躯体衰弱的研究发现，在躯体衰弱的各项指标中，步态缓慢与肌肉无力是影响社会衰弱发生的 2 个独立危险因素。随着年龄增长，老年人身体各系统普遍经历退行性变化，这一生理过程通常伴随着身体内平衡的破坏及对应激源敏感性的提升。在面临应激原（如住院、感染等）时，老年人骨骼肌重量减少与力量下降的现象更为显著，直接导致了其运动功能减退与自理能力下降。这一变化不仅限制了老年人的活动范围，还导致其社交活动减少及社会支持网络缩小，使老年人更易遭受孤独、抑郁或焦虑等负性情绪的困扰，增加其社会衰弱发生风险。

4. 共病　与老年人的社会衰弱呈正相关。国外一项研究表明，罹患 2 种及以上慢性疾病的老年人社会衰弱的发生风险显著增加。此外，部分慢性疾病不仅直接关联到社会衰弱的某一具体方面（如社会参与度和社会支持等），还可能通过其病理机制进一步诱发或加剧社会衰弱的状况。例如，心力衰竭会加速肌肉组织流失，引发肌少症，削弱老年人的躯体功能，降低其活动能力，导致社会活动参与减少，增加社会衰弱的发生风险。

5. 听力障碍（hearing disorder）　是老年人社会衰弱的危险因素。韩国一项研究显示，中度至重度听力损失的老年人发生社会衰弱的风险是听力正常老年人的 2.13 倍。听力障碍可能阻碍老年人与外界进行有效社交互动，降低其社会参与度，影响其日常沟通与活动参与的能力。此外，听力障碍引起的社交活动减少还可能增加老年人社会孤立与孤独感的发生风险，加剧了社会衰弱的程度。

6. 慢性疼痛　与老年人的社会衰弱显著相关。日本的一项研究显示，慢性疼痛与老年人外出活动减少、与朋友交往减少，以及感知自身对朋友或家庭成员帮助能力下降紧密相关。慢性疼痛作为一种复杂交织的感觉与情绪状态，通常伴随心理问题，如抑郁、焦虑等。这些心理问题不仅影响老年人的生活质量，还可能引发家庭关系的紧张态势与社会关系的疏远，增加了老年人社会衰弱的发生风险。此外，慢性疼痛还常导致老年人因身体不适而减少参与社会活动的频率，进一步加重社会隔离，最终形成了“疼痛-活动减少-社会隔离-功能退化”的恶性循环。

（二）行为特征

1. 生活掌控感（feeling in control of life）　是老年人社会衰弱的关键影响因素。生活掌控感是指个体对自身生活及周围环境的控制与影响能力，是一种重要的心理资源，对情绪管理和压力应对具有重要作用。生活掌控感反映了老年人在面对生活挑战和变迁时，对自身能力的信念及对环境的把握程度。国内一项研究表明，生活掌控感较低的老年人发生社会衰弱的风险显著高于生活掌控感较高的老年人。随着年龄增长，老年人可能会面临健康状况下降、社交圈缩小及角色转换等一系列问题，易出现生活掌控感降低，表现为自觉力不从心或容易失控，陷入消极情绪，增加了社会衰弱的发生风险。生活掌控感较高的老年人，通常能够更好地应对压力、焦虑等负性情绪，保持积极向上的心态，维护良好的社交关系，积极参与社区活动。此外，生活掌控感还直接影响老年人的健康行为和生活习惯。具有较高生活掌控感的老年人更倾向主动参与健康管理，如定期体检、遵循医生建议、保持健康的生活方式等。这些积极的健康行为有助于延缓老年人的机体功能衰退，提高生活质量，增加社会参与度，减轻社会衰弱的程度。

2. 低体力活动（low physical activity）　与老年人社会衰弱的发生存在显著的相关性。新加坡的一项研究显示，与体力活动水平较高的老年人相比，体力活动水平低的老年人社会衰弱的发生风险更高。老年人长期缺乏体力活动，其机体功能、心理状态及人际交往能力均可能受到负面影响，增加社会衰弱的发生风险。定期参与体力活动不仅能强化肌肉力量、维护机体正常功能，还能促进老年人的社交活动，提升其社会融入度，减少社会衰弱的发生风险。

3. 抑郁　与社会衰弱存在显著的相关性。国内一项针对医院老年人的研究表明，抑郁是老年人发生社会衰弱的独立危险因素。抑郁可能通过降低老年人的社交动力与意愿，减少与他人的交流频率及外出次数，增加社会衰弱的发生风险。同时，抑郁老年人可能更倾向独自生活，导致其社会联系逐步断裂和社会支持系统缺失，加深社会衰弱的程度。

4. 认知障碍　是老年人社会衰弱的影响因素。国外一项针对社区老年人的研究表明，认知障碍老年人的社会衰弱发生率显著高于没有认知障碍的老年人。认知障碍可显著影响老年人的社交能力与生活状况。一方面，认知障碍降低了老年人的沟通能力，限制了他们获取社会资源的途径；认知障碍也会降低老年人获取、理解及执行信息的能力，使其社交能力受到抑制，甚至难以主动寻求社会支持。另一方面，大脑神经系统损害还会导致躯体功能下降和日常活动受限，减少老年人的社交活动参与频率，增加其社会衰弱的发生风险。

（三）人际网络

1. 婚姻状况　是老年人发生社会衰弱的重要影响因素。国外一项研究显示，离异或丧偶的老年人社会衰弱更严重。离异或丧偶的老年人通常倾向于独自居住，而少数与子女同住的老年人与他人交流的频率也相对较低。这些老年人在面对生活琐事、健康问题及情感需求时，易感到无助和孤独，导致情感上的空虚和社交活动减少，加剧社会衰弱状态。良好的婚姻状况可为老年人提供稳定的情感支持。夫妻双方可以相互照顾、分担家务，共同面对生活中的困难和挑战，这种相互依赖和扶持不仅有助于减轻老年人的孤独感，还能增加他们的社会参与度，降低社会衰弱的发生风险。

2. 独居 会影响老年人社会衰弱的发生。欧洲一项研究显示，独居的老年人更易发生社会衰弱。独居状态可能加速老年人运动能力的衰退，限制老年人的社会参与，导致社会衰弱的发生。首先，独居老年人在日常生活中常需要独自应对诸多琐事，如购物、烹饪及清洁等，增加其生活负担。其次，独居老年人更易陷入社交隔离的困境，缺乏和他人的交流与互动，导致逐渐丧失社会联系与归属感，出现孤独感与寂寞感。这种情感上的疏离不仅影响老年人的心理健康，还可能对其认知功能与情绪状态产生负面影响，增加社会衰弱的发生风险。

3. 家庭关怀度 是老年人社会衰弱的影响因素。国外一项针对社区老年人的研究显示，家庭关怀度与社会衰弱呈负相关。家庭关怀度直接关系到老年人的心理状态。一个充满关爱和支持的家庭环境，有助于老年人保持积极向上的心态，减少孤独感和抑郁情绪，维护良好的身心状态。相反，若家庭关怀不足，老年人可能会感到被忽视或孤立，心理压力增加，易引发健康问题。此外，家庭成员的关心和支持能够激励老年人坚持良好的生活习惯，如规律作息、健康饮食和适度运动等，这些习惯有助于延缓社会衰弱进程。同时，家庭成员的陪伴和交流也有助于老年人保持社会联系，降低社会衰弱的发生风险。

4. 社会支持 社会支持水平是影响社会衰弱的重要因素。日本一项研究显示，当社区老年人的社会支持水平提升时，其社会衰弱的发生风险会相应降低。来自家庭、朋友及社区的支持能为老年人提供情感上的慰藉与陪伴，可有效缓解老年人的孤独与焦虑等负性情绪。此外，社会支持还能增加老年人的社会融入感与自我价值感。通过积极的社交互动，老年人能够持续保持与社会的紧密联系，并通过参与各类社会活动增加其自信心与满足感，降低被社会边缘化或孤立的风险，降低社会衰弱的发生风险。

（四）生活和工作条件

1. 文化程度 是社会衰弱的影响因素。我国西南地区一项前瞻性研究显示，文化程度较低的老年人更易发生社会衰弱。这可能是因为文化程度低的老年人较难获取充足的健康信息和社会资源，日常生活需求难以满足，从而面临更多的孤独感及社交障碍，加剧社会衰弱进程。相反，文化程度较高的老年人在社会交往、经济收入等方面常具有明显优势，他们通常拥有更广泛的兴趣爱好，有助于缓解不良情绪。此外，文化程度较高的老年人还具备一定的自我保健知识，能够更有效地预防和管理疾病，降低社会衰弱的发生风险。

2. 经济水平 是老年人社会衰弱的影响因素。国内一项研究表明，经济负担较重的老年人社会衰弱发生率显著升高。经济水平较低的老年人通常无法获得良好的生活资源和医疗资源，从而无助、抑郁等负性情绪增加，易发生社会衰弱。相反，经济水平较高的老年人在日常生活中会更加关注自身的健康管理，且在身心健康方面表现出更高的幸福感和满足感，能以更加积极的心态面对生活中的挑战和困难，有助于降低社会衰弱的发生风险。

3. 居住环境 是影响老年人发生社会衰弱的重要因素。国外一项研究表明，居住环境较差的老年人发生社会衰弱的风险是居住环境较好老年人的 1.14 倍。在相对封闭的居住环境中，老年人更易遭受孤独、抑郁和焦虑等负性情绪的困扰，导致他们的社会交流减少和社会活动参与度降低，增加社会衰弱的发生风险。此外，在农村等社会资源相对匮乏的居住环境中，老年人无法有效参与社会活动，基本的社会需求难以满足，易发生社会衰弱。相反，安全、舒适、便利且充满温情的居住环境能增加老年人的幸福感和归属感，延缓社会衰弱的发生。

二、老年人社会衰弱的不良健康结局

（一）生理躯体方面

1. 社会衰弱与肌肉无力（muscle weakness） 社会衰弱可显著增加老年人发生肌肉无力的风险。一项针对日本社区老年人的调查发现，社会衰弱老年人肌肉无力的发生率（44.2%）高于非社会衰弱老年人（23.6%）；社会衰弱与肌肉无力独立相关。这可能是由于随着社交活动减少，老年人的身体活动量降低，肌肉刺激不足，导致肌肉力量和肌肉质量下降。同时，社会孤立和孤独感可能会增加心理压力，影响激素水平和炎症反应，加速肌肉组织退化。此外，社会衰弱老年人可能因为缺乏社交支持而忽视营养摄入和身体锻炼，这些不良生活习惯进一步加剧了肌肉力量和肌肉质量的衰减进程，致使肌肉无力的发生风险增加。

2. 社会衰弱与跌倒 社会衰弱老年人发生跌倒的风险更高。一项针对韩国老年人的调查发现，社会衰弱是老年人发生跌倒的预测因子。可能原因是，社会衰弱老年人常伴有社会隔离，其户外活动能力减退，能量消耗随之减少，肌肉内脂肪堆积增多，肌肉蛋白降解增加，影响体内代谢平衡，导致肌肉力量减小，增加跌倒风险。此外，社会衰弱可能造成骨骼肌减少和肌力下降，从而降低老年人的平衡能力，导致跌倒的发生风险增加。

3. 社会衰弱与失能 社会衰弱与老年人失能发生密切相关。加拿大一项针对 3271 名社区老年人的纵向研究表明，与无社会衰弱老年人相比，社会衰弱前期和社会衰弱老年人失能的风险增加。究其原因，无非是社会参与缺乏或减少与老年人身体健康之间存在一定的相互作用，可导致肌少症和骨关节炎，增加失能的发生风险。同时，社会参与缺乏或减少的老年人运动功能下降速度更快，日常生活活动能力降低，增加失能的发生风险；反之，拥有更广泛的社会关系，增加与他人的接触可以降低老年人发生失能的风险。

4. 社会衰弱与死亡 社会衰弱是老年人死亡的独立影响因素。一项针对 14 217 名墨西哥老年人的前瞻性研究显示，老年人的社会衰弱与死亡独立相关；社会衰弱是老年人死亡的有效预测因子。其原因可能是社会衰弱的老年人通常存在独居、社会关系薄弱、社会参与度减少、社会资源不足等问题，这些问题可通过不同的生理、心理和行为途径影响老年人的健康状况，增加其死亡风险。

（二）心理精神方面

1. 社会衰弱与抑郁 社会衰弱与抑郁显著相关。国内一项队列研究发现，社会衰弱前期和社会衰弱可导致老年人抑郁的发生率分别增加 1.58 倍和 2.31 倍；社会衰弱老年人 3 年内抑郁的发生率为 23.2%。可能的原因是社会衰弱老年人通常缺乏社会支持，与外界联系较少，易发生抑郁。此外，社会衰弱老年人若同时发生了躯体衰弱和失能，会进一步导致老年人活动不便，需要更多的外界帮助，这会使老年人感到生活乏味、自尊心受挫甚至自卑，增加抑郁的发生风险。

2. 社会衰弱与认知障碍　社会衰弱是导致老年人发生认知障碍的风险因素。加拿大健康与老龄化研究发现，老年人社会衰弱与其 5 年内认知障碍发生风险增加有关。激素因子和压力负荷可能是社会衰弱和认知障碍之间的潜在机制。此外，高水平的社会参与可能通过减少炎症应激反应、改善免疫系统功能延缓认知障碍。值得注意的是，阿尔茨海默病与社会衰弱的关联尤为密切。日本一项队列研究显示，社会衰弱与阿尔茨海默病发病率增加有关；社会衰弱评估指标中的“对亲戚和朋友的帮助较少”和“没有人可以倾诉”对阿尔茨海默病发生有显著影响。社会衰弱与阿尔茨海默病之间的关联可能涉及的潜在机制包括：首先，社会参与提供了认知刺激的机会，这被认为是延缓阿尔茨海默病发生的关键因素；其次，高水平的社会参与和免疫系统功能改善有关，这可能通过减少慢性炎症和应激反应延缓阿尔茨海默病进展。

（三）其他方面

社会衰弱会显著增加老年人的住院风险。美国一项针对 14 401 名老年风湿病患者的调查显示，存在社会衰弱的老年患者住院风险比无社会衰弱的老年患者高 1.84 倍。其原因可能在于社会衰弱老年人通常缺乏来自家庭、朋友和社区的健康支持和帮助，其应对健康问题的能力下降，住院风险增加。另外，社会衰弱可能降低老年人的心理健康状况，进而损害其整体健康状况，增加住院风险。此外，社会衰弱老年人的社会参与度降低，其身体活动和社交互动减少，导致机体功能下降和认知能力减退，健康状况受损，增加住院风险。

（林　爽）

第四节　老年人口腔衰弱的影响因素及不良健康结局

口腔衰弱的发生发展受多维度因素的影响，口腔衰弱也与多种不良健康结局显著相关。了解老年人口腔衰弱的影响因素及其不良健康结局有助于采取相应措施延缓口腔衰弱进展，降低不良健康结局的发生风险，提高老年人的生活质量。本节将介绍老年人口腔衰弱的常见影响因素、不良健康结局及其可能发生的机制，为相关专业人员开展口腔衰弱预防和管理方面的研究提供参考。

一、老年人口腔衰弱的影响因素

（一）个人特质

1. 年龄　是口腔衰弱的重要影响因素。国内外多项研究已证实，年龄越大的老年人越容易发生口腔衰弱。原因可能是随着年龄增长，口腔组织会经历自然的退化过程，口腔环境发生改变，出现牙齿磨损、牙釉质变薄或脱矿、牙周组织退行性病变、唾液分泌减少、口腔免疫功能下降等问题，使口腔抵抗力与口腔自净能力降低，易引发牙周炎、龋齿、牙齿脱落、口腔黏膜炎等情况，增加口腔衰弱的发生风险。

2. 性别 对口腔衰弱的发生有影响。国内一项针对社区老年人的研究显示，老年女性发生口腔衰弱的风险较高。这可能与女性恒牙萌出较早、咀嚼磨损和细菌侵蚀时间更长有关。此外，牙龈是雌激素的靶组织，女性在绝经后体内雌激素水平下降，骨钙流失，导致牙槽骨疏松和萎缩，较男性更易发生牙龈疾病及牙齿脱落，增加口腔衰弱的发生风险。

3. 躯体衰弱 是老年人口腔衰弱的影响因素。日本一项针对 1082 名社区老年人的研究显示，不同口腔衰弱水平的老年人在身体活动量方面存在差异；步速减缓是预测口腔衰弱发生和发展的重要指标；步速、步幅、步态的稳定性及双腿支撑力量与口腔衰弱的严重程度有关。其原因可能是全身骨骼肌减少使老年人颏舌骨肌、舌肌等与吞咽功能相关的肌肉减少，易引起舌压下降、咀嚼无力、吞咽困难和舌运动减缓等问题，增加口腔衰弱的发生风险。同时，活动量减少和体力减弱会导致老年人的社交活动受限，减少了口头交流的机会，口腔颌面部肌肉和舌头的活动量减少，增加口腔衰弱的发生风险。

4. 共病 是老年人口腔衰弱的影响因素之一。国内一项研究显示，社区老年人口腔衰弱的发生率随着共病数量增加显著上升；与无共病老年人相比，患病数量 1～3 种和患病数量≥4 种的老年人口腔衰弱发生率均显著升高。原因可能是合并多种疾病（如糖尿病、高血压、心血管疾病等）会影响老年人的免疫功能，影响口腔组织的自我修复和抗感染能力，易引起牙周疾病、龋齿和口腔感染，增加口腔衰弱的发生风险。同时，共病老年人可能因为身体虚弱或行动不便，难以保持良好的口腔卫生习惯，易发生口腔衰弱。

5. 口腔健康状况 可影响老年人口腔衰弱的发生发展。国内一项调查研究显示，口腔衰弱与老年人义齿数量及口腔健康评分有关。原因可能是戴义齿的老年人骨组织吸收迅速，基底组织表面与承载区口腔黏膜粘连紧密，黏膜易被口腔真菌定植。此外，唾液量减少、义齿清洁不当和食物嵌塞等问题也会导致义齿相关疾病，增加口腔衰弱的发生风险。此外，口腔健康评分较低的老年人通常存在口干、咀嚼困难、疼痛等常见口腔问题，易出现唾液量减少、舌压降低、咀嚼障碍和吞咽障碍，加速口腔衰弱恶化。

6. 多重用药 是老年人口腔衰弱的影响因素。研究显示，多重用药的老年人更易发生口腔衰弱。原因可能是患慢性疾病的老年人长期服用多种药物，有些药物如 α 受体阻滞剂、β 受体阻滞剂及利尿剂等可引起口腔唾液分泌减少、唾液流速减慢、血管通透性增加，导致老年人口腔自我清洁能力减退，牙周炎及口干症发生率和口腔念珠菌感染率升高，影响老年人的咀嚼和吞咽功能，增加老年人口腔衰弱的发生风险。

7. 营养不良 是口腔衰弱的影响因素之一。日本一项针对社区居民的研究显示，老年人口腔衰弱状况与蛋白质、脂肪、碳水化合物、维生素和矿物质等营养元素摄入显著相关。营养不良会影响口腔组织的健康和修复能力。某些维生素和矿物质（如维生素 D 和钙等）缺乏可能导致牙齿脆弱和牙龈疾病，增加口腔衰弱的发生风险。此外，老年人可能因为牙齿缺失或口腔疼痛出现咀嚼能力下降、食物选择面变窄，进食欲望降低，营养摄入不足，进而加重营养不良，形成口腔衰弱与营养不良的恶性循环。

（二）行为特征

1. 饮食习惯（dietary habit）　会影响口腔衰弱发生。一项系统评价研究显示，多种营养元素摄入和饮食多样性与老年人口腔衰弱显著相关。脂肪酸、维生素 C、维生素 E、β-胡萝卜素、钙等摄入不足会增加牙周炎发生的风险。牙周炎可引起牙周支持组织破坏，导致牙齿松动和被拔除，咀嚼能力下降，增加口腔衰弱的发生风险。此外，日本一项针对社区老年人的研究显示，独自进餐与口腔衰弱状态显著相关。原因可能是，单独进食的老年人社交时间减少，交谈和咀嚼行为减少，口腔功能降低，易发生口腔衰弱。

2. 吸烟（smoking）　是口腔衰弱发生的危险因素之一。多项研究表明，吸烟与口腔衰弱风险呈正相关。原因可能是吸烟可以改变唾液、口腔微生物组成，破坏口腔微生态平衡，如口腔微生物多样性降低和致龋菌丰度改变等。烟草中的尼古丁可促进变异链球菌活性增强，加速龋病形成。此外，吸烟可加剧口腔白斑向恶性转化，增加口腔白斑癌变可能。这些改变都会增加老年人发生口腔衰弱的风险。

3. 口腔健康相关自我效能（oral health-related self-efficacy）　是老年人口腔衰弱的影响因素。国内多项研究显示，老年人口腔健康相关自我效能与口腔衰弱发生风险显著相关。原因可能是高水平的口腔健康相关自我效能可以促使老年人更加注重口腔卫生，养成良好的口腔卫生习惯，定期进行口腔检查和治疗，有效预防口腔疾病发生，降低口腔衰弱的发生风险。

4. 抑郁　是老年人口腔衰弱的影响因素。国内一项针对养老机构老年人的研究发现，有抑郁的老年人发生口腔衰弱的风险更高。抑郁老年人可能因为情绪低落、缺乏活力和兴趣，忽视日常的口腔卫生。抑郁引起的饮食习惯改变使老年人倾向食用更多高糖或不健康的食物，易发生牙周病和龋齿。某些抗抑郁药可能有口腔干燥等不良反应，导致口腔环境失衡，增加口腔感染风险。此外，抑郁会影响身体的免疫反应和炎症过程，可能促进口腔疾病发生发展，增加口腔衰弱的发生风险。

（三）人际网络

1. 社会衰弱　是老年人口腔衰弱的影响因素。日本一项针对社区老年人的研究显示，老年人社会衰弱和口腔衰弱显著相关，社会衰弱对口腔衰弱有直接影响。原因可能是接触社会多的老年人日常交流多，口咽部肌肉群活动量大，有利于延缓口腔功能下降的速度；缺乏社交活动的老年人易产生孤独和抑郁情绪，从而忽略口腔清洁及不积极治疗口腔疾病，导致口腔状况进一步恶化，增加口腔衰弱的发生风险。

2. 婚姻状况　会影响老年人的口腔衰弱。国内一项针对医院老年患者的调查研究显示，未婚、离异及丧偶是口腔衰弱的影响因素。可能原因是婚姻状态良好的老年人通常可以从伴侣处获得情感和行为上的支持，有利于保持促进口腔健康的生活方式。未婚、离异或丧偶的老年人可能缺乏这种支持，导致口腔健康维护不足，进而引发口腔衰弱。此外，未婚、离异或丧偶可能导致老年人出现沮丧、抑郁和焦虑等负性情绪，影响其口腔卫生习惯和饮食行为，增加口腔衰弱的发生风险。

3. 社会支持　是口腔衰弱发生发展的影响因素。国内一项针对医院老年慢性疾病患者的研究显示，社会支持较高的老年患者口腔衰弱的发生风险较低。社会支持是维持老年人身体健康的重要保障，可为老年人提供情感、信息和工具等方面的支持，促使老年人保持良好的口腔卫生习惯，积极应对口腔健康问题，改善口腔健康状况，避免进一步发展为口腔衰弱。

（四）生活和工作条件

1. 文化程度 是口腔衰弱发生发展的影响因素。国内一项研究显示，高中或中专文化程度的社区老年人发生口腔衰弱的风险仅为未上学老年人的0.8%。可能原因是文化程度较低的老年人健康素养较差，口腔健康知识缺乏，对口腔保健知识的理解和应用能力不足，不重视口腔疾病的预防和治疗。此外，文化程度较低的老年人通常存在不良口腔卫生习惯，易发生口腔健康问题。相反，文化程度较高的老年人有较好的口腔健康保健能力，会主动寻找口腔保健相关知识，保持良好的口腔卫生习惯，注重口腔疾病的预防与治疗，有助于预防口腔衰弱。

2. 经济水平 是老年人口腔衰弱的影响因素。国内一项针对社区老年人的研究显示，收入水平较低的老年人更易发生口腔衰弱。收入水平较高的老年人可能更易维持规律的口腔保健行为，如定期洗牙和进行牙齿检查、购买高质量的口腔卫生用品等。经济状况较差的老年人在出现口腔问题时，会担心医疗费用高昂，不愿到医院进行正规口腔检查，导致口腔衰弱的发生风险增加。

二、老年人口腔衰弱的不良健康结局

（一）生理躯体方面

1. 口腔衰弱与营养不良 口腔衰弱会增加营养不良的风险。日本一项前瞻性队列研究显示，老年人口腔衰弱程度越严重，其体重指数（BMI）越低；口腔衰弱与低蛋白血症和营养不良直接相关。口腔衰弱老年人常伴有牙齿数量少、咀嚼功能低下、吞咽困难和舌压低等表现，这些表现均与营养不良紧密相关。首先，牙齿数量少和分布不均会影响咀嚼的易用性，导致老年人出现咀嚼困难。有咀嚼困难的老年人常会减少对新鲜水果、蔬菜和肉类等较硬食物的摄入，倾向进食柔软、易咀嚼的食物；这种饮食偏好的改变会导致饮食结构改变，包括碳水化合物类食物摄入过多，蛋白质和富含微量营养素食物摄入过少，增加老年人发生营养不良的风险。同时，由咀嚼困难导致的食物选择受限可能会使老年人食欲减退，进一步减少食物的摄入量，增加营养不良的风险。其次，低舌压（low tongue pressure）会影响吞咽功能，引起吞咽困难，导致营养不良。舌压（tongue pressure）是指舌头在与口腔内的硬组织或软组织接触时施加的力量或压力，可反映舌肌力量的强弱。舌压降低后，食团由口腔进入咽部的过程可能会受阻，从而引发吞咽困难，使食物摄入量大幅下降及食物摄入种类多样性降低，造成营养摄入不足，营养不良风险增加。

2. 口腔衰弱与肌少症 口腔衰弱会增加老年人肌少症的发生风险。日本一项研究表明，口腔衰弱老年人肌少症的发生率是无口腔衰弱老年人的2.20倍。口腔衰弱的多个指标如牙齿数量、舌压大小、咀嚼功能、吞咽功能及牙周疾病等均与肌少症显著相关。首先，牙齿脱落可通过影响营养状况介导肌少症发生。牙齿数量少的老年人咀嚼功能显著降低，导致蛋白质、维生素及矿物质等关键营养素摄入不足。蛋白质摄入量不足将直接导致肌肉蛋白合成减少，使肌肉质量显著下降。同时，多种营养素摄入不足会损害肌肉线粒体功能，导致线粒体能量代谢障碍，进而引发肌力下降和肌肉萎缩，增加肌少症发生的风险。其次，低舌压可引起吞咽困难，导致营养不良；而营养不良会激活肌肉蛋白水解途径，使肌肉萎缩，增加肌少症的发生风险。此外，舌压过低时，老年人易发生误吸，造成吸入性肺炎，引起机体慢性炎症反应，诱发肌肉萎缩，导致肌少症。最后，一些常见的牙周疾病，尤其是牙周炎，会导致牙龈组织内部关键炎症因子水平显著升高，激活与骨骼肌消耗密切相关的多重分子路径，刺激蛋白质分解代谢，抑制肌肉合成，导致肌肉质量减少，增加肌少症的发生风险。

3. 口腔衰弱与躯体衰弱　口腔衰弱是躯体衰弱的重要预测因子。日本一项队列研究显示，口腔衰弱老年人 2 年内发生躯体衰弱的风险是无口腔衰弱老年人的 2.40 倍。首先，牙齿减少或无牙会使老年人的本体感觉缺失，损害控制姿态的平衡功能，导致步态失衡，增加躯体衰弱风险。其次，咀嚼能力低下及口腔疼痛等症状可能会限制老年人的热量摄入，导致营养不良风险增加；咀嚼能力降低引起的咀嚼刺激信号减弱，还会导致大脑活动及血流量减少，引起认知功能下降，而营养不良和认知功能下降均是躯体衰弱的重要危险因素。此外，口腔疼痛还可影响老年人的上肢肌力，导致握力下降；牙周炎能够引发机体的炎症反应，诱导一系列全身性疾病发作，加速老年人躯体衰弱的进程。

4. 口腔衰弱与跌倒　口腔衰弱是老年人跌倒的独立危险因素。日本一项研究显示，口腔衰弱老年人发生跌倒的风险为无口腔衰弱老年人的 2.38 倍。牙齿缺失或义齿佩戴不当会造成咬合力分布不均，引发颞下颌关节功能紊乱，对下颌的正常位置和功能产生负面影响。当下颌位置出现异常时，个体通常会出现头颈部姿势的不稳定或不协调现象，影响身体平衡，增加跌倒风险。此外，口腔衰弱也会通过限制老年人对特定营养物质的摄取，引起营养不良，导致老年人的肌肉质量和力量显著下降，出现肌肉萎缩，增加跌倒风险。

5. 口腔衰弱与死亡　口腔衰弱显著增加老年人的死亡风险。日本一项针对社区老年人的纵向研究表明，口腔衰弱老年人 6 年内的死亡风险是无口腔衰弱老年人的 2.20 倍。首先，牙齿数量少会影响咀嚼功能，限制食物摄入，诱发营养不良，进一步削弱免疫系统功能，导致炎症反应加剧，并可能诱发菌血症及其他全身性疾病，影响老年人的生存时间。其次，由牙齿数量减少引发的多种不良健康结局，如营养不良、肌少症、躯体衰弱及失能等，可能存在相互作用，增加死亡风险。此外，吞咽困难可导致老年人在进食过程中发生误吸，引发窒息或吸入性肺炎，增加死亡风险。另外，口腔干燥症状会增加口腔感染风险，引发全身性炎症反应，导致死亡风险增加。

（二）心理精神方面

1. 口腔衰弱与认知能力下降（cognitive decline）　口腔衰弱是老年人认知能力下降的重要影响因素。日本一项针对 1410 名社区老年人的研究显示，口腔衰弱老年人 9 年内发生认知能力下降的风险显著高于口腔衰弱前期和非口腔衰弱老年人。究其原因：首先，牙齿数量减少会导致最大咬合力及咀嚼能力降低，使咀嚼刺激信号减弱，脑血流量降低，影响大脑神经活动，导致认知功能受损。其次，咀嚼能力减弱会引起乙酰胆碱水平降低，导致海马锥体细胞数量减少，诱发认知问题；咀嚼功能下降时，内分泌系统会发生紊乱，导致糖皮质激素受体和尿皮质酮水平升高，机体应对慢性压力的能力降低，而长期处于高压力水平易导致认知能力下降。此外，吞咽功能异常可能伴随感觉反馈异常，导致中枢功能失调；而长期反馈干扰可能引发皮质网络适应性变化，影响大脑对吞咽的控制，干扰与认知功能相关的脑区，增加认知障碍发生风险。另外，牙周炎病原体如牙龈卟啉单胞菌等能通过分泌多种毒性因子损伤神经元；牙龈卟啉单胞菌或其脂多糖可导致 β-淀粉样蛋白菌斑在脑内沉积，影响老年人的认知功能。

2. 口腔衰弱与抑郁　口腔衰弱与老年人抑郁密切相关。国内一项针对社区老年人的调查显示，伴有吞咽困难或口干症等单项口腔衰弱指标的老年人发生抑郁的风险分别为普通老年人的 2.85 倍和 1.10 倍；与非口腔衰弱老年人相比，口腔衰弱老年人发生抑郁的风险可增加 4.89 倍。原因可能是门牙、尖牙和前磨牙等可见部位的牙齿缺失会影响老年人面部的美观，导致老年人产生自卑心理，增加抑郁的发生风险。此外，牙齿脱落、口臭、牙周炎等口腔健康问题也可能会导致老年人产生羞耻、被孤立、尴尬的情绪，易发展为抑郁。

（三）其他方面

1. 口腔衰弱与社会参与（social participation）　口腔衰弱会降低老年人的社会参与，导致老年人出现社交退缩（social withdrawal）或社会衰弱。日本一项研究显示，口腔衰弱老年人 2 年内社交退缩的发生风险是无口腔衰弱老年人的 1.80 倍；剩余牙齿数量、牙龈状况、咬合力、咀嚼功能、吞咽功能和口干等口腔衰弱指标是老年人社交退缩的重要影响因素。原因可能是牙齿缺失、口腔发音技能减退、口腔干燥、口腔异味等会影响老年人的语言表达，降低老年人的自我尊严及社会地位，导致其社会活动参与减少。

2. 口腔衰弱与生活质量　口腔衰弱会显著降低老年人的生活质量。芬兰一项针对长期护理机构老年人的前瞻性队列研究发现，口腔衰弱得分越高的老年人，其健康相关生活质量（health-related quality of life，HRQoL）评分越低。口腔衰弱可从多个方面影响老年人的生活质量。在生理方面，牙齿脱落、口腔疼痛及牙周疾病等口腔衰弱指标会加剧咀嚼困难、吞咽困难及口齿不清等情况，导致老年人出现营养不良、肌少症、躯体衰弱、跌倒及失能等不良健康结局，显著影响其生活质量。在心理方面，牙齿缺失会影响老年人的面部美观，使老年人产生自卑心理；咀嚼或吞咽困难会使老年人食物摄入受限，导致老年人的饮食满意度降低。在社会方面，口腔发音技能低下、口干及口臭等会影响老年人的语言表达、社会交往及对生活的满意度，这些问题均会降低老年人的生活质量。

（杨　君）

第五节　老年人衰弱影响因素分析的研究实例

了解老年人衰弱的影响因素，有助于制订有效的干预措施，从而延缓衰弱发生。本节将介绍社区老年糖尿病患者衰弱影响因素分析的研究实例，为该人群衰弱预防和干预管理方案的制订提供依据，同时也为相关专业人员开展老年人衰弱影响因素的相关研究提供参考。

一、研究背景简介

糖尿病是老年人最常见的慢性疾病之一，我国老年人群糖尿病的患病率高达 30%。衰弱是一种与增龄密切相关的老年综合征，其特点是机体生理功能下降，对应激的反应力及抵抗力降低。衰弱与多种不良健康结局密切相关，严重影响老年人的健康状况和生活质量。衰弱与糖尿病之间可能存在共同的病理生理机制，如胰岛素抵抗、高血糖状态、氧化应激等。既往研究表明，老年糖尿病患者发生衰弱的风险较高，该人群的衰弱总体发生率约为 29%。衰弱会增加老年糖尿病患者骨折、跌倒、再住院和失能等不良健康结局的风险，给老年人、家庭和医疗卫生系统造成沉重负担。因此，应重视老年糖尿病患者衰弱的早期筛查和干预管理。

探索老年糖尿病患者衰弱发生的影响因素，可为制订衰弱干预管理方案提供依据。梳理文献发现，既往有关老年糖尿病患者衰弱影响因素的研究主要涉及人口学因素（如年龄、性别、文化程度等）、疾病相关因素（如糖尿病病程、多重用药、共病等）、心理社会因素（如抑郁、心理痛苦、社会支持等）和生活方式因素（如吸烟、饮酒、运动、营养状况等）。由此可见，影响老年糖尿病患者衰弱的因素涉及生理、心理、社会等多个方面。现有研究多集中分析某几种因素对老年糖尿病患者衰弱的影响，未对该人群衰弱的影响因素进行系统分析。因此，本研究拟从健康生态学视角，系统分析社区老年糖尿病患者衰弱的多层面影响因素。

二、研 究 目 的

基于健康生态学模型，探讨影响社区老年糖尿病患者衰弱的多层面影响因素，旨在丰富对该人群衰弱影响因素的认识，为制订更加经济有效的社区老年糖尿病患者衰弱管理方案提供参考。

三、研究理论基础简介

健康生态学模型是一种用于解释健康影响因素的理论模型，将影响健康的因素分为 5 个层面，由内向外依次如下：①个人特质层，包括性别、年龄、疾病生物学特征等因素；②行为特征层，包括个体心理、行为和生活方式等因素；③人际网络层，包括婚姻状况、社会支持等因素；④生活和工作条件层，包括文化程度、职业、收入等因素；⑤政策环境层，包括卫生政策等因素。该模型强调综合分析特定背景下个体健康的决定性因素及其相互作用，有助于更全面地了解健康的影响因素，可为制订经济、有效的干预措施提供科学依据，已被有效应用于多种疾病的健康管理。本研究以健康生态学模型为理论框架，从个人特质、行为特征、人际网络、生活和工作条件、政策环境 5 个层面，系统分析社区老年糖尿病患者衰弱发生的影响因素，为制订衰弱管理方案提供参考。

四、研究方法与结果简介

本研究采用混合研究方法中的顺序性解释设计。首先，基于问卷调查数据，定量分析社区老年糖尿病患者衰弱的影响因素。其次，基于访谈资料，定性分析社区老年糖尿病患者感知的衰弱的影响因素，验证和补充量性研究的结果。结合量性和质性研究的结果，系统、全面地探索社区老年糖尿病患者衰弱发生的影响因素。

（一）衰弱影响因素的定量研究

1. 研究对象　采用偶遇抽样法，于 2022 年 7 月至 2023 年 8 月选取重庆市渝中区、九龙坡区、沙坪坝区、江北区、南岸区、大渡口区、北碚区、渝北区、巴南区的 10 所社区卫生服务中心辖区内的老年糖尿病患者为研究对象。

研究对象的纳入标准：①符合 2019 年 WHO 发布的糖尿病诊断标准，确诊时间≥6 个月；②年龄≥60 岁；③意识清楚，能在调查员协助下完成数据收集；④知情同意，自愿参加本研究。

研究对象的排除标准：有严重的认知障碍、听力障碍、沟通障碍、精神障碍，或合并恶性肿瘤、急性并发症等严重疾病，或处于疾病终末期无法配合完成问卷调查。

样本量估算：参考多因素研究的样本量为条目数的 5～10 倍。本研究调查问卷有 64 个条目，样本量取条目数的 10 倍，考虑 20%的无效问卷，计算至少需要样本量 800 例。

2. 研究方法

（1）调查问卷编制流程：①编制问卷初稿，检索和分析国内外老年糖尿病患者衰弱影响因素的相关文献，从个人特质、行为特征、人际网络、生活和工作条件 4 个层面，梳理和筛选出拟分析的影响因素变量；针对这些影响因素变量，通过查阅文献，选择可用于评估变量、信效度高且操作便捷的量表，初步编制调查问卷初稿。②专题小组讨论，邀请 9 名在老年糖尿病健康管理和老年健康管理领域有丰富临床和科研经验的专家开展专题小组讨论；专题小组成员就拟分析的影响因素变量和调查问卷初稿的合理性和适用性进行充分讨论。③确定调查问卷，针对专家小组讨论的意见，构建社区老年糖尿病患者衰弱的影响因素变量，优化调查问卷的内容和结构；进行预调查，完善调查问卷，形成正式调查问卷（表 2-1）。评估研究对象的衰弱状况采用 Fried 衰弱表型，包括体重减轻、疲惫、握力下降、行走速度减慢和躯体活动量降低 5 个条目；总分范围为 0～5 分，0 分为健康，1～2 分为衰弱前期，≥3 分为衰弱。

表 2-1　衰弱影响因素变量及调查工具

层面	影响因素变量	调查工具
个人特质	性别、年龄	一般资料调查表
	糖尿病病程、空腹血糖、降糖药物种类、共病负担	疾病资料调查表
	营养状况	营养不良通用筛查工具

续表

层面	影响因素变量	调查工具
行为特征	吸烟、饮酒、运动	一般资料调查表
	睡眠状况	阿森斯失眠量表
	抑郁状况	老年抑郁量表-5
	认知状况	全科医生认知功能评估量表
	自我管理水平	糖尿病自我管理行为量表
人际网络	婚姻状况、是否独居	一般资料调查表
	社会网络水平	Lubben 社会网络量表-6
生活和工作条件	个人月收入、文化程度	一般资料调查表

1）一般资料调查表：包括性别、年龄、婚姻状况、文化程度、是否独居、个人月收入、饮酒、吸烟、运动等。

2）疾病资料调查表：包括糖尿病病程、空腹血糖、降糖药物种类、共病负担等。采用查尔森共病指数（Charlson comorbidity index，CCI）评估共病负担，CCI 得分 0～3 分为中低风险等级，≥4 分为高风险等级。

3）营养不良通用筛查工具（malnutrition universal screening tool，MUST）：评估研究对象的营养状况，包括 BMI、体重下降比例、疾病所致进食量减少 3 个条目。总分范围为 0～6 分，0 分、1 分和≥2 分别表示营养不良低风险、中风险和高风险。

4）阿森斯失眠量表（Athens insomnia scale，AIS）：评估研究对象的睡眠情况，包括入睡时间、夜间苏醒、比期望的时间早醒、总睡眠时间、总睡眠质量、白天机体功能、白天情绪、白天思睡情况 8 个自评条目。总分范围为 0～24 分，＜4 分为无睡眠障碍，4～6 分为可疑失眠，＞6 分为失眠。

5）老年抑郁量表-5（geriatric depression scale-5，GDS-5）：评估研究对象的抑郁状况，包括 5 个条目，总分范围为 0～5 分。0～1 分为正常，≥2 分提示有抑郁症状，总分越高，提示抑郁症状越严重。

6）全科医生认知功能评估量表（general practitioner assessment of cognition，GPCOG）：评估研究对象的认知状况，具体如下。①患者测试部分：包括时间定位、画钟、钟表时间、消息和记忆 5 个维度，共 9 个问题；总分范围为 0～9 分，9 分提示无明显认知障碍，5～8 分提示需要进行知情者测试，0～4 分提示有认知障碍。②知情者部分：包括记忆谈话、记忆事情、找词情况、独自安排服药、理财能力、出行是否需要帮助 6 个问题；总分范围为 0～6 分，4～6 分提示无明显认知障碍，0～3 分提示有认知障碍。

7）糖尿病自我管理行为量表（summary of diabetes self-care activities，SDSCA）：评估研究对象的自我管理水平，包括普通饮食、特殊饮食、运动、药物、血糖监测、足部护理 6 个方面，共 11 个条目。总分范围为 0～77 分，得分越高，提示自我管理水平越高。得分指标=（实际得分/最高得分）×100%，本研究将得分指标＞80%、60%～80%、＜60%分别定义为良好、中等、较差。

8）Lubben 社会网络量表-6（Lubben social network scale-6，LSNS-6）：评估研究对象的

社会网络水平，包括家庭网络和朋友网络 2 个维度，共 6 个条目；总分范围为 0～30 分，分数越高表示社会网络水平越好；总分＜12 分提示社会网络不足，≥12 分提示社会网络水平良好。

（2）资料收集方法：采用问卷调查法收集资料。本研究获得所在单位伦理委员会的审查与批准。调查前，对调查员进行统一培训，征得社区卫生服务中心的同意。调查时，社区卫生服务中心的医护人员协助招募老年患者，调查员在征得老年患者知情同意后进行问卷调查，调查过程中遵循伦理原则。调查结束后，调查员现场收回调查问卷，检查问卷填写情况，及时解决漏填、填写不清楚等问题。

（3）统计分析方法：经双人查对录入数据，使用 Excel 软件建立数据库。使用 SPSS 25.0 软件分析数据，统计学方法主要如下。①采用频数、构成比、均数、标准差描述一般资料、衰弱状况、疾病资料、营养状况、睡眠状况、抑郁状况、认知状况、自我管理水平及社会网络水平；②以衰弱为因变量，使用单因素二元 Logistic 回归分析法探索衰弱的可能影响因素，检验水准 α 设置为 0.05（双侧）；③对单因素二元 Logistic 回归分析筛选出的影响因素变量进行共线性诊断，然后以衰弱为因变量，将上述筛选出的影响因素变量纳入多因素二元 Logistic 回归分析（逐步向前法），探究衰弱的主要影响因素，检验水准 α 设置为 0.05（双侧）。

（4）质量控制：在调查问卷设计、调查人员培训、资料收集、数据录入与分析 4 个阶段进行质量控制，确保数据收集的质量和数据分析的准确性。

3. 研究结果

（1）社区老年糖尿病患者的一般资料情况：共发放问卷 1096 份，回收有效问卷 1069 份，问卷有效回收率为 97.5%。1069 例患者中，男性 439 例（41.1%），女性 630 例（58.9%）；平均年龄（72.86±7.81）岁，其中 60～74 岁年龄组占比最高（60.4%），75～89 岁年龄组占比次之（36.9%），≥90 岁年龄组占比最低（2.7%）；小学及以下、初中、高中及以上文化程度患者分别占 44.6%、31.3%、24.1%；有配偶者 841 例（78.7%），独居者 159 例（14.9%）；个人月收入≤2000 元、2001～4000 元、4001～6000 元、6001～8000 元、≥8001 元者分别占 35.9%、36.9%、22.2%、4.4%、0.6%。饮酒者 185 例（17.3%），吸烟者 153 例（14.3%），有运动习惯者 847 例（79.2%）。

（2）社区老年糖尿病患者疾病相关情况：糖尿病病程＜10 年的患者有 607 例（56.8%），糖尿病病程≥10 年的患者有 462 例（43.2%）；空腹血糖＜4.4mmol/L 者有 7 例（0.7%），空腹血糖 4.4～7.0mmol/L 者有 418 例（39.1%），空腹血糖＞7.0mmol/L 者有 644 例（60.2%）；未服用降糖药物、服用 1～2 种降糖药物、服用 3 种及以上降糖药物者分别为 92 例（8.6%）、836 例（78.2%）、141 例（13.2%）；272 例（25.4%）患者的 CCI 得分处于中低风险等级，797 例（74.6%）处于高风险等级。

（3）社区老年糖尿病患者衰弱状况：1069 例患者的 Fried 衰弱表型平均得分为（1.49±1.32）分，得分范围为 0～5 分；248 例患者处于衰弱状态，衰弱发生率为 23.2%。其中，男性患者衰弱发生率为 22.6%，女性为 23.7%。处于健康和衰弱前期的患者分别为 318 例（29.7%）和 503 例（47.1%）。Fried 衰弱表型 5 个条目中，存在握力下降、疲惫、行走速度减慢、体重减轻和躯体活动量降低的患者分别为 515 例（48.2%）、442 例（41.3%）、424 例（39.7%）、148 例（13.8%）和 59 例（5.5%）。

（4）社区老年糖尿病患者营养和睡眠情况：MUST 得分平均分为（0.39±0.86）分，得分范围为 0～6 分；处于营养不良低风险、中风险和高风险者分别为 840 例（78.6%）、104 例（9.7%）和 125 例（11.7%）。AIS 得分平均分为（5.02±4.19）分，得分范围为 0～20 分；498 例（46.6%）患者无睡眠障碍，229 例（21.4%）患者可疑失眠，342 例（32.0%）患者失眠。

（5）社区老年糖尿病患者认知功能和抑郁情况：GPCOG 得分平均分为（7.06±1.56）分，得分范围为 5～9 分；其中认知功能正常者 325 例（30.4%），可疑认知障碍者 744 例（69.6%）。GDS-5 得分平均分为（0.63±1.03）分，得分范围为 0～5 分；有抑郁情绪者 162 例，占比为 15.2%。

（6）社区老年糖尿病患者自我管理和社会网络情况：SDSCA 得分平均分为（37.92±11.24）分，得分范围为 7～74 分；自我管理水平差者较多，为 790 例（73.9%），自我管理水平中等和良好者分别为 245 例（22.9%）和 34 例（3.2%）。LSNS-6 得分平均分为（10.56±5.85）分，得分范围为 0～30 分；社会网络水平良好者有 463 例（43.3%），社会网络不足者有 606 例（56.7%）。

（7）社区老年糖尿病患者衰弱影响因素的单因素分析：以是否发生衰弱为因变量，自变量为个人特质层面的性别、年龄、糖尿病病程、空腹血糖、降糖药物种类、CCI、营养状况，行为特征层面的饮酒、吸烟、运动、睡眠状况、抑郁状况、认知状况、自我管理水平，人际网络层面的婚姻状况、是否独居、社会网络水平，生活和工作条件层面的个人月收入、文化程度等，进行单因素二元 Logistic 回归分析。变量赋值情况见表 2-2。

表 2-2　变量赋值表

变量	赋值
性别	男=1，女=2
年龄	60～74 岁=1，75～89 岁=2，≥90 岁=3
糖尿病病程	实际值
空腹血糖	＜4.4mmol/L=1，4.4～7.0mmol/L=2，＞7.0mmol/L=3
降糖药物种类	实际值
CCI	实际值
营养状况	营养不良低风险=1，营养不良中风险=2，营养不良高风险=3
吸烟	否=0，是=1
饮酒	否=0，是=1
运动	否=0，是=1
睡眠状况	无睡眠障碍=0，可疑失眠=1，失眠=2
抑郁状况	正常=0，抑郁状态=1
认知状况	正常=0，可疑认知障碍=1
自我管理水平	良好=1，中等=2，差=3
婚姻状况	无配偶=0，有配偶=1
是否独居	否=0，是=1
社会网络水平	社会网络水平良好=0，社会网络不足=1
个人月收入	≤2000 元=1，2001～4000 元=2，4001～6000 元=3，6001～8000 元=4，≥8001 元=5
文化程度	小学及以下=1，初中=2，高中及以上=3
衰弱状态	非衰弱（健康及衰弱前期）=0，衰弱=1

1）个人特质层面因素：年龄[比值比（OR）=4.16，95%置信区间（CI）=3.17～5.46）]、糖尿病病程（OR=1.04，95% CI=1.02～1.06）、空腹血糖（OR=1.66，95% CI=1.23～2.23）、CCI（OR=1.60，95% CI=1.46～1.75）和营养状况（OR=2.51，95% CI=2.07～3.04）与衰弱发生有显著关联性（P＜0.05），即高龄、病程长、空腹血糖值高、CCI 得分高、营养不良风险高的患者，衰弱的发生率较高。性别和降糖药物种类对患者衰弱状态的影响不显著（P＞0.05）。

2）行为特征层面因素：运动（OR=0.17，95% CI=0.12～0.23）、睡眠状况（OR=2.71，95% CI=2.26～3.25）、抑郁状况（OR=7.47，95% CI=5.22～10.70）、认知状况（OR=12.12，95% CI=6.67～22.01）、自我管理水平（OR=5.49，95% CI=3.37～8.95）与衰弱发生有关（P＜0.05），即无运动习惯、睡眠质量差、有抑郁症状、有可疑认知障碍、自我管理水平低的患者，衰弱的发生率较高。吸烟、饮酒与该人群衰弱的发生无关（P＞0.05）。

3）人际网络层面因素：婚姻状况（OR=0.50，95% CI=0.36～0.69）、独居（OR=2.41，95% CI=1.68～3.44）、社会网络水平（OR=3.57，95% CI=2.56～4.97）与衰弱发生有关（P＜0.05）。无配偶、独居、社会网络水平不足的患者，衰弱的发生率较高。

4）生活和工作条件层面因素：文化程度对衰弱的发生有影响（OR=0.81，95% CI=0.67～0.97）（P＜0.05），即文化程度越高，患者的衰弱发生率越低。个人月收入对该人群衰弱的影响不显著（P＞0.05）。

（8）社区老年糖尿病患者衰弱影响因素的多因素分析：以是否发生衰弱为因变量，自变量选择单因素二元 Logistic 回归分析结果中有统计学意义的变量，即年龄、糖尿病病程、空腹血糖、CCI、营养状况、运动、睡眠状况、抑郁状况、认知状况、自我管理水平、婚姻状况、是否独居、社会网络水平和文化程度，共 14 个变量，进行多因素二元 Logistic 回归分析。共线性诊断结果显示，上述 14 个自变量的方差膨胀因子值均小于 10，各个自变量之间不存在多重共线性。

多因素二元 Logistic 回归分析结果显示，个人特质层面中，高龄（OR=2.22，95% CI=1.52～3.25）、CCI（OR=1.20，95% CI=1.05～1.36）和营养不良风险（OR=1.48，95% CI=1.15～1.91）是患者衰弱发生的影响因素；行为特征层面中，有运动习惯（OR=0.40，95% CI=0.26～0.60）、睡眠质量差（OR=1.82，95% CI=1.45～2.28）、有抑郁状况（OR=2.43，95% CI=1.51～3.92）、有可疑认知障碍（OR=5.10，95% CI=2.67～9.76）、自我管理水平低（OR=3.07，95% CI=1.76～5.36）是患者衰弱发生的影响因素；在人际网络层面中，独居（OR=1.64，95% CI=1.02～2.65）和社会网络水平不足（OR=2.11，95% CI=1.40～3.18）是患者衰弱发生的影响因素。

（二）衰弱影响因素的定性研究

1. 研究对象　采用目的抽样法，于 2023 年 9～11 月，选取量性研究中的社区老年糖尿病合并衰弱患者为访谈对象。在选择访谈对象时，考虑年龄、性别、文化程度、婚姻状况、糖尿病病程、Fried 衰弱表型得分等因素，以实现抽样最大差异化，丰富信息的饱和度。

研究对象的纳入标准：①符合 2019 年 WHO 发布的糖尿病诊断标准，确诊时间≥6 个月；②年龄≥60 岁；③Fried 衰弱表型得分≥3 分；④意识清楚，能够正确理解访谈内容，有一定的阅读和表达能力，沟通无明显障碍；⑤知情同意，自愿参加本研究。

研究对象的排除标准：①病情易发生变化的急危重症和（或）疾病终末期患者；②严重精神疾病、认知障碍患者。

样本量估算：样本量的确定取决于访谈信息是否饱和，当访谈资料中没有新的编码和新的主题出现时，即为信息饱和。最终纳入 15 名社区老年糖尿病合并衰弱患者为访谈对象。

2. 研究方法

（1）研究工具：包括一般资料调查表和访谈提纲。一般资料调查表包括年龄、性别、文化程度、婚姻状况、糖尿病病程、Fried 衰弱表型得分。

访谈提纲以健康生态学模型为理论框架，通过文献研究、课题小组成员讨论和专家咨询拟定访谈提纲。选取 2 名符合纳入标准的访谈对象进行预访谈，根据访谈对象的反馈意见和预访谈结果，完善访谈提纲，形成正式访谈提纲。访谈提纲主要包括：①问候语；②衰弱症状，近 1 年出现的衰弱症状；③个人特质层面，在个人特质方面，认为有哪些因素对衰弱发生有影响；④行为特征层，在个人行为特点或行为习惯方面，认为有哪些因素对衰弱发生有影响；⑤人际网络层，在人际关系或人际交往方面，认为有哪些因素对衰弱发生有影响；⑥生活和工作条件层，在生活和工作条件方面，认为有哪些因素对衰弱发生有影响；⑦政策环境层，在相关政策或环境方面，认为有哪些因素对衰弱发生有影响；⑧结束语。

（2）资料收集方法：采用一对一半结构式访谈法收集资料。本研究获得所在单位伦理委员会的审查与批准。访谈前，研究者招募符合纳入标准的研究对象参与访谈，签署知情同意书。访谈时，采用多种访谈技巧，仔细倾听，鼓励受访者表达自己的观点和经历，认真观察并记录受访者的非语言动作，及时核对不清楚的内容，访谈时间控制在 30～60 分钟。访谈结束前，研究者回顾与总结本次访谈内容，询问受访者有无更正及补充。访谈结束后，予以致谢，向受访者说明在分析资料后需要对受访者观点进行再次确认。

（3）资料整理和分析方法：访谈结束后 24 小时内，将音频资料转录成文本资料，由双人独立对资料进行反复阅读、整理及编码，采用内容分析法分析文本资料。

（4）质量控制：在访谈提纲设计、资料收集、资料整理与分析 3 个阶段进行质量控制，确保访谈资料的质量和资料分析的准确性。

3. 研究结果

（1）访谈对象基本情况：15 名受访者中（编号 S1 到 S15），男性 7 名，女性 8 名；年龄范围为 60～91 岁；小学及以下学历者 4 名，初中学历者 8 名，高中及以上学历者 3 名；有配偶者 12 名，无配偶者 3 名；糖尿病病程为 6 个月至 45 年；Fired 衰弱表型得分为 3 分和 4 分者分别有 8 名和 7 名。

（2）社区老年糖尿病患者衰弱的影响因素分析：基于社区老年糖尿病合并衰弱患者的访谈资料，提取了 5 个主题，17 个亚主题，即 17 个衰弱影响因素。

1）个人特质层面：提取了老化相关损耗累积、疾病相关因素、药物相关因素、营养不良 4 个影响因素。

老化相关损耗累积：随着年龄增长，机体自然老化过程会引起老年糖尿病患者身体各器官与各系统功能下降，导致患者易发生衰弱。S3：“年龄到了，年龄这个（因素）是很重要的”。S11：“随着年纪越来越大，有的小毛病就积累在那里了，现在身体就越来越差了”。

疾病相关因素：糖尿病并发症及其他慢性疾病会对老年糖尿病患者身体的多个系统产生负面影响，机体生理储备持续性消耗，易发生衰弱。S5：“走路走不太动，脚麻木，是糖尿病引起的神经病变……还有心脏不好……糖尿病、高血压，等等”。S13：“刚开始被确认（糖尿病）的时候，没有引起足够的重视……医生说出现了糖尿病的并发症，从那以后我就感觉身体越来越不好了”。

药物相关因素：老年糖尿病患者常合并其他多种慢性疾病，多重用药现象较为普遍，药物之间的不良反应及药物的副作用增加了衰弱的发生风险。S4：“加了药……体重下降得厉害……是药三分毒……副作用大”。S9：“吃药太多、太杂了，也会造成身体不好的影响，体质下降……有些药之间也有可能相互反应，身体也会受影响”。

营养不良：老年糖尿病患者存在饮食不规律、食欲减退等情况，导致饮食摄入量不足、营养不均衡，从而引起营养不良，易发生衰弱。S5：“主要是胃口不好，吃不下……引起身体不舒服”。S7：“另外还有一个原因就是吃不好，营养差，吃快餐”。

2）行为特征：提取了运动行为缺乏、负性情绪、身体健康感知、睡眠障碍、疾病管理知识缺乏 5 个影响因素。

运动行为缺乏：老年糖尿病患者由于机体功能逐渐减退，体力活动意愿和活动能力下降，运动行为缺乏，增加衰弱的发生风险。此外，对运动行为产生恐惧情绪，阻碍其运动行为。S6：“我以前动得了，走得动……我现在没精神，走路走不动……越不运动，身体越差”。S8：“运动的时候可能会出现很多不舒服的症状，比如头晕等，害怕给周围的人添麻烦，就不敢去运动，慢慢身体就衰弱了”。

负性情绪：老年糖尿病患者易出现抑郁、焦虑、孤独等负性情绪，导致衰弱的发生风险增加。S3：“很多患有抑郁的人，容易过度思虑，人就越来越虚弱，身体状况越来越不好”。S11：“偶尔还是会有焦虑，睡不好觉的时候会焦虑多一点，然后会更加睡不着……身体就越来越差”。S14：“有一种孤独的感觉，越是感觉到孤独，就越是做任何事情都没精神……结果就是身体越来越差”。

身体健康感知：一些受访者认为，衰弱发生与其身体健康感知有关。S15：“我觉得一个人对自己身体（健康）感觉的好坏，对每天的精神状态、活动影响挺大的，如果自己总是觉得身体状态不好，不愿意活动，结果就是身体越来越差，这可能也是我的身体不如以前的原因”。

睡眠障碍：大部分受访者自诉有睡眠问题。睡眠时长不足、睡眠质量差会影响患者的精神状态和日常行为，长此以往会造成机体生理储备持续性消耗，增加衰弱的发生风险。S2：“我认为，睡不好是会引起衰弱的”。S6：“现在睡眠每个晚上就 2~4 个小时，质量也差……会引起身体衰弱”。

疾病管理知识缺乏：部分受访者缺乏糖尿病饮食及运动的相关知识，不利于维持自身健康水平，增加衰弱的发生风险。S11：“想知道怎么管理糖尿病，也知道糖尿病会导致身体衰弱，但不知道平时应如何做”。S14：“如果社区能多举办糖尿病健康讲座就好了，老年人不太懂这些知识……要是懂这些知识的话，多少都会更注意保持身体健康”。

3）人际网络：提取了社会网络水平、家庭成员照护、人际关系 3 个影响因素。

社会网络水平：家人和朋友是社区老年糖尿病患者重要的社会网络组成，朋友更是其最主要的社交渠道。社会网络水平下降在一定程度上影响其负性情绪排解与情感支持获取，不利于维持心理和生理健康，易发生衰弱。S10："家里的几个孩子平时都不怎么联系……朋友现在基本上都不联系了……和以前那些熟人同事都不怎么来往了，我觉得应该是和衰弱有关"。S12："感觉可能跟社会有点脱节，朋友圈、社交圈就越来越小了，这些都有可能会引起衰弱"。

家庭成员照护：缺乏良好的家庭成员照护会使老年糖尿病患者无法有效管理疾病，加速了身体状态恶化和衰弱进程。S14："家人的关心也很重要，但现在有种老了，自己没用了，被家人忽略的感觉，干啥都没动力，我觉得也和身体衰弱有关系"。S15："有时候家里人多关心照顾一些，我的精神状态也会好一些，但现在的年轻人都很忙，也没精力来管我，慢慢地我感觉身体不如以前了"。

人际关系：人际关系因素可通过影响老年糖尿病患者的情绪，进而对衰弱产生一定影响。S11："周围邻居关系好，就可以说一些高兴的事情，大家友好相处，这种情况肯定对身体健康要好些……人际关系不好的话会引起心情不好，心里不高兴肯定对身体不好"。S14："谁都喜欢和谐的人际关系，如果和周围的人关系不好，肯定很影响心情，会不开心，心情不好身体怎么可能好"。

4）生活和工作条件：提取了运动资源及环境、家庭经济负担 2 个影响因素。

运动资源及环境：社区陈旧的运动设施和环境降低了老年糖尿病患者运动锻炼的积极性，导致其身体活动量减少，增加了衰弱的发生风险。S9："小区运动设施很少，适合老年人的可以说没有……我们老年人都没有活动的地方，锻炼不了……我认为运动设施不够会影响老年人身体健康，容易导致身体衰弱"。S13："适合老年人的运动设施比较陈旧，我们也不太敢使用……不运动肯定不利于健康……对身体衰弱也有影响"。

家庭经济负担：沉重的家庭经济负担使老年糖尿病患者的治疗需求难以得到满足，不利于身体康复，易发生衰弱。S6："经济是一切的基础，经济基础差，肯定有影响"。S8："家庭贫穷，我一个月的收入非常少……没钱治疗，等攒够了钱再去治疗，身体也就拖得不好了"。

5）政策环境：提取了医疗可及性障碍、医保政策支持力度、公共卫生政策 3 个影响因素。

医疗可及性障碍：可能会导致老年糖尿病患者无法及时获得必要的治疗，影响疾病康复的进程，增加衰弱的发生风险。S5："看病距离远了，走不动，大医院又太挤，住院也难"。S12："大医院离我们住的地方远了一些，一来路上不方便，二来看病流程复杂，做康复或者理疗这些都需要排队挂号什么的，很麻烦，年纪大了有时候又搞不懂"。

医保政策支持力度：医保政策支持力度受限会增加老年糖尿病患者的就医负担，降低患者就医频率，不利于疾病康复，增加衰弱的发生风险。S15："我每个月的药费和检查费是笔不小的开销，医保虽然能报销一部分，但自己还得垫付不少……有时候需要做全面检查，自己垫付的就更多了，这种压力让我总觉得累，明显感觉身体大不如从前了"。

公共卫生政策：社区卫生服务中心提供的免费健康体检和疾病随访服务可帮助老年糖尿病患者尽早发现健康问题，获得健康咨询服务和相应的治疗，这对维护患者健康状况、延缓衰弱发生有重要作用。S4："每年体检还是对身体有好处的，自己提前知道自己身体哪里出了问题，尽早治疗，还是对身体有好处的”。S14：“社区的医生护士定期会到小区来给我们量血压、测血糖，有什么不懂的，也可以现场问他们，省去了去大医院看病的麻烦……对身体也有好处”。

五、研究总结

社区老年糖尿病患者衰弱的发生率较高，应高度重视该人群衰弱的早期筛查和管理。量性研究部分，发现年龄、共病、营养状况、运动、睡眠状况、抑郁状况、认知状况、自我管理水平、独居和社会网络水平等个人特质、行为特征及人际网络层面的因素是社区老年糖尿病患者衰弱的影响因素。质性研究部分，验证了量性研究中的年龄、共病、营养状况、运动、睡眠状况、自我管理水平、抑郁状况、社会网络水平等影响因素，进一步补充了药物相关因素、焦虑和孤独情绪、身体健康感知、家庭成员照护、人际关系、运动资源及环境、家庭经济负担、医疗可及性障碍、医保政策支持力度及公共卫生政策等是社区老年糖尿病患者衰弱的影响因素。上述研究结果表明，社区老年糖尿病患者衰弱影响因素具有复杂性和多维性，涉及个人特质、行为特征、人际网络、生活和工作条件、政策环境等多个层面的影响因素。

在社区老年糖尿病患者的衰弱管理中，应加强对衰弱高风险因素的识别，综合考虑多层面因素对衰弱的影响，制订有针对性的衰弱管理措施。

（1）在个人特质层面：加强高龄老年糖尿病患者的衰弱筛查，帮助患者树立积极的老化态度；组建由全科医生、护士、康复治疗师、药剂师等构成的多学科团队，有效开展老年糖尿病患者的慢性疾病管理工作，控制糖尿病和其他慢性疾病发展；定期进行老年糖尿病患者营养不良风险筛查，指导其合理膳食，改善其营养状况。

（2）在行为特征层面：采取相应的措施延缓衰弱发生，如加强老年糖尿病患者的运动指导，结合患者运动评估结果及个人运动偏好，制订切实可行的运动方案，提高运动依从性，注意运动安全；关注老年糖尿病患者的睡眠障碍问题，通过运动锻炼、专业睡眠门诊评估与干预等方式改善患者睡眠状况；关注老年糖尿病患者的心理健康，指导其掌握情绪放松的技巧，同时加强抑郁症状筛查，对有抑郁症状的患者给予针对性心理干预；定期开展老年糖尿病患者认知功能筛查，指导老年患者进行认知训练，改善其认知功能状况；采取老年人易于理解的方式，提高老年糖尿病患者的疾病管理和自我管理能力，帮助患者增加疾病知识储备，控制病情进展，降低并发症的发生风险。

（3）在人际网络层面：给予独居老年糖尿病患者更多的关注和关爱，为独居患者提供必要的医疗、社会和经济支持，改善其健康状况；指导家属参与老年糖尿病患者疾病管理和照护支持，增强患者管理疾病的信心；鼓励老年糖尿病患者积极参与社区活动，帮助其更好地融入社会群体，建立良好的人际关系和社会网络，提高患者的社会支持度，降低衰弱的发生风险。

（4）在生活和工作条件层面：多部门可联合采取措施，提高老年糖尿病患者的生活和工作条件，预防衰弱发生，如优化社区公共区域的健身设施，增设适合于老年人的运动器材，定期维护运动器材以确保安全，为老年糖尿病患者创造适宜运动锻炼的环境；积极宣传国家基本公共卫生服务项目中针对老年糖尿病患者的免费健康管理服务，如健康体检、糖尿病健康管理、健康知识讲座等，缓解老年糖尿病患者由疾病带来的经济负担。

（5）在政策环境层面：政策环境层面的措施可为老年糖尿病患者的衰弱管理提供支持性环境，如医疗机构可通过医联体的方式提高基层医疗卫生服务能力，缓解老年糖尿病患者就医难的问题；优化就医流程，为老年患者提供就医陪伴等志愿服务，改善老年患者的就医体验；丰富基本公共卫生服务中老年健康管理服务的内容和形式，完善家庭医生签约服务、“互联网+”医疗护理服务，为老年糖尿病患者提供更加便利、经济、有效的高质量健康管理服务，改善其健康状态。

六、研究局限性

本研究存在以下局限性：①量性研究部分为横断面研究设计，未能说明变量之间的因果关系，可能会带来结果的偏倚。今后需要进行纵向研究以进一步明确变量间的因果关系。此外，本研究采用偶遇抽样法调查了城市地区老年糖尿病患者的衰弱影响因素，未纳入农村地区患者，可能导致样本代表性不足。未来可采用随机抽样或分层抽样方法，扩大样本量和调查范围，进一步探讨社区老年糖尿病患者衰弱的影响因素。②质性研究部分的访谈样本代表性有限，可能导致研究结果不够全面和深入。未来应扩大样本量，纳入农村地区的老年患者，进一步深入探索社区老年糖尿病患者衰弱发生的影响因素。③本研究识别了社区老年糖尿病患者衰弱的影响因素，但未深入分析这些影响因素的作用机制。未来研究可进一步分析影响因素之间的相互作用机制，为开展社区老年糖尿病患者衰弱干预研究提供理论依据。

（吕　琼）

参考文献

毕翠敏，朱洪斌，张庚赞，等，2022. 老年人口腔衰弱研究进展[J]. 护理研究，36（11）：1976-1980.
陈楚媛，沈勤，2020. 老年人口腔健康与衰弱的相关性研究进展[J]. 护理管理杂志，20（6）：438-443.
陈思，余雨枫，张一敏，等，2021. 我国老年人群认知功能现状及影响因素研究[J]. 健康教育与健康促进，16（6）：582-586.
程良莹，张艳，张振香，等，2020. 老年人家庭功能评估工具研究进展[J]. 护理研究，34（4）：680-682.
范宇，程磊，2021. 吸烟影响口腔微环境及其在龋病进展中的作用[J]. 国际口腔医学杂志，48（5）：609-613.
方向阳，陈清，侯原平，等，2022. 社区老年人抑郁症状与衰弱相关性[J]. 中国老年学杂志，42（1）：211-214.
冯欢，吴锦晖，2023. 衰弱与认知功能障碍关系的研究进展[J]. 国际老年医学杂志，44（6）：641-645.
郭晓红，孙娜娜，刘圣，等，2024. 老年轻度认知障碍患者发生衰弱的影响因素及护理干预对策[J]. 心理月刊，19（11）：14-17，21.
侯莎洁，丁尧，郭小兰，等，2024. 中国社区老年居民衰弱发生率与影响因素的 Meta 分析[J]. 医学新知，34（3）：301-311.
胡冰，翁艳秋，胡敏，2024. 医院衰弱风险评分预测老年患者不良临床结局的 Meta 分析[J]. 军事护理，

41（3）：101-105.
蒋微，张剑书，刘雪莲，等，2023. 老年口腔衰弱与肌少症相关性的研究进展[J]. 国际老年医学杂志，44（3）：358-361.
蒋子涵，2023. 老年慢性心力衰竭患者认知衰弱风险预测模型的构建及验证[D]. 开封：河南大学.
雷鹏琼，刘春娜，高颖，等，2018. 心理社会因素与社区老年人衰弱的相关性研究[J]. 中国全科医学，21（2）：180-185.
李洋，赖小星，朱宏伟，等，2023. 老年人认知衰弱的研究进展[J]. 中华老年多器官疾病杂志，22（5）：389-392.
李洋洋，刘艳丽，秦玉婷，等，2023. 社区老年高血压患者衰弱的动态列线图风险预测模型构建[J]. 护理学杂志，38（23）：84-90.
李莹莹，梁耀丹，姚思敏，等，2021. 衰弱对老年心血管疾病住院患者预后的影响[J]. 中国心血管杂志，26（1）：16-20.
刘华雪，颜爱英，于文静，等，2019. 老年人衰弱原因及不良健康结局的研究进展[J]. 中国现代医学杂志，29（15）：53-57.
刘健，2023. 住院老年慢性心力衰竭患者认知衰弱现状及风险预测模型的构建[D]. 济南：山东大学.
刘太芳，张爱华，张营，等，2019. 抑郁、心理弹性对老年人自我护理能力的影响及衰弱的调节效应[J]. 中国老年学杂志，39（2）：448-452.
刘学明，陈长香，王建辉，2019. 社区老年人衰弱现况及影响因素分析[J]. 护理研究，33（3）：390-393.
刘雪莲，张雪梅，2021. 老年人口腔衰弱与衰弱的相关性研究进展[J]. 四川医学，42（8）：851-854.
刘玥婷，范俊瑶，赵慧敏，等，2020. 老年人认知衰弱对不良健康结局影响的研究进展[J]. 护理研究，34（18）：3277-3282.
骆佳慧，罗园园，方庆虹，等，2023. 肺癌患者认知功能的现状及影响因素分析[J]. 护理学报，30（18）：1-5.
毛国菊，2021. 住院老年人整体衰弱与社会衰弱现状及相关性研究[D]. 沈阳：中国医科大学.
潘放，樊敏，苟丹，2024. 社区老年人口腔衰弱风险调查及其影响因素分析[J]. 实用医院临床杂志，21（3）：163-166.
彭心雨，宋明方，张婉，等，2021. 社区老年人社会衰弱现状及影响因素[J]. 护理研究，35（19）：3401-3406.
任青卓，周静静，郑雅婧，等，2019. 广州市老年人衰弱现状及其影响因素[J]. 中国公共卫生，35（4）：413-417.
沈柯，2021. 浙江省绍兴市青少年恒牙龋病患病状况及人口学相关因素分析[D]. 南京：南京医科大学.
宋辛颖，张伟宏，刘艳飞，等，2023. 老年人久坐行为与衰弱相关性的系统评价与 Meta 分析[J]. 军事护理，40（8）：72-76.
孙超，侯莉明，贾新，等，2023. 老年人衰弱综合征与不良结局风险的前瞻性队列研究[J]. 中华老年医学杂志，42（1）：12-17.
屠杭佳，张书怡，方雨慧，等，2023. 社区老年人口腔衰弱现状及影响因素分析[J]. 中华护理杂志，58（11）：1351-1356.
王凤，马微波，吴宁，等，2022. 老年人口腔健康不良与肌少症的相关性及干预措施研究进展[J]. 中国医学科学院学报，44（5）：857-862.
王晗，王莎莎，胡树菁，等，2020. 慢性肾病病人衰弱与不良结局关系的系统综述[J]. 护理研究，34（9）：1497-1505.
王琳，鞠梅，王婷，等，2023. 社区老年人口腔衰弱风险现状及影响因素分析[J]. 护理学杂志，38（18）：

112-116.
王璐，田蓉，周薇，等，2019. 衰弱对慢性阻塞性肺疾病急性发作再住院的影响[J]. 临床荟萃，34（4）：321-325.
王晓梦，胡慧，王再超，等，2023. 老年人口腔衰弱与认知障碍关系的研究进展[J]. 实用心脑肺血管病杂志，31（11）：124-128.
韦靖怡，王玲玲，张雪梅，2021. 老年人口腔衰弱与营养不良相关性的研究进展[J]. 四川医学，42（7）：737-740.
韦靖怡，赵秋艳，黄维，等，2024. 养老机构老年人口腔衰弱发生情况及影响因素分析[J]. 四川大学学报（医学版），55（4）：947-957.
问芳芳，程苗苗，赵翠芬，等，2021. 老年稳定性冠心病患者认知衰弱风险预测模型的建立[J]. 护理学杂志，36（10）：21-26.
武仪冉，焦敏，朱敏，等，2024. 老年慢病住院患者口腔衰弱现状及影响因素分析[J]. 牡丹江医学院学报，45（2）：44-48.
谢霖，钟年，刘杨，等，2024. 中国老年人群认知衰弱患病率及相关因素的系统评价[J]. 老龄科学研究，12（7）：19-43.
许丽娟，张丽虹，叶丽娜，等，2021. 社区老年衰弱危险因素及风险预测模型构建[J]. 中国老年学杂志，41（1）：170-173.
杨帆，陈庆伟，2018. 老年住院患者衰弱状态及其影响因素分析研究[J]. 中国全科医学，21（2）：173-179.
余静雅，高静，柏丁兮，等，2021. 成都市社区老年人衰弱现状与影响因素[J]. 中国老年学杂志，41（9）：1972-1977.
张波，胡益，孙若琳，等，2023. 握力与主观认知下降在不同性别老年人群中的相关性分析[J]. 中国实用神经疾病杂志，26（12）：1532-1536.
张奇，2023. 社区老年人社会隔离、日常生活活动能力和认知衰弱的相关性研究[D]. 济南：山东中医药大学.
张瑞华，权月，姜虹，等，2023. 老年共病患者术前认知衰弱的现状及其影响因素及对策[J]. 现代临床护理，22（5）：31-37.
张亚娟，张伟英，李丹，等，2022. 老年结直肠癌肠造口病人术后早期衰弱发生现状及影响因素[J]. 护理研究，36（12）：2145-2150.
张艳，梁亚萍，孙铭薇，等，2019. 老年人衰弱的影响因素分析[J]. 中华疾病控制杂志，23（2）：140-145.
赵欧，李耘，张亚欣，等，2021. 住院患者社会衰弱情况及影响因素分析[J]. 北京医学，43（8）：730-734.
赵薇，戴梦萍，郜司蓉，等，2024. 社区老年人多维度衰弱现状及影响因素研究[J]. 中国老年保健医学，22（2）：76-80.
周巧学，周建荣，库敏，等，2020. 养老机构老年人认知衰弱现状及影响因素分析[J]. 护理学杂志，35（9）：88-92.
Andrew M K，Rockwood K，2010. Social vulnerability predicts cognitive decline in a prospective cohort of older Canadians[J]. Alzheimers Dement，6（4）：319-325.e1.
Armstrong J J，Andrew M K，Mitnitski A，et al.，2015. Social vulnerability and survival across levels of frailty in the Honolulu-Asia Aging Study[J]. Age Ageing，44（4）：709-712.
Auyeung T W，Kwok T，Leung J，et al.，2015. Sleep duration and disturbances were associated with testosterone level，muscle mass，and muscle strength：a cross-sectional study in 1274 older men[J]. J Am Med Dir Assoc，16（7）：630.e1-630.e6.
Baylis D，Bartlett D B，Syddall H E，et al.，2013. Immune-endocrine biomarkers as predictors of frailty and

mortality：a 10-year longitudinal study in community-dwelling older people[J]. Age（Dordr），35（3）：963-971.

Buta B J，Walston J D，Godino J G，et al.，2016. Frailty assessment instruments：Systematic characterization of the uses and contexts of highly-cited instruments[J]. Ageing Res Rev，26：53-61.

Chen Z，Jiang X，Shi G，et al.，2021. Social frailty and longitudinal risk of depressive symptoms in a Chinese population：the Rugao longevity and aging study[J]. Psychogeriatrics，21（4）：483-490.

Cohen S，Wills T A，1985. Stress，social support，and the buffering hypothesis[J]. Psychol Bull，98（2）：310-357.

Colwell M J，Tagomori H，Chapman S，et al.，2022. Pharmacological targeting of cognitive impairment in depression：recent developments and challenges in human clinical research[J]. Transl Psychiatry，12（1）：484.

de Sire A，Ferrillo M，Lippi L，et al.，2022. Sarcopenic dysphagia，malnutrition，and oral frailty in elderly：a comprehensive review[J]. Nutrients，14（5）：982.

Dibello V，Lobbezoo F，Lozupone M，et al.，2023. Oral frailty indicators to target major adverse health-related outcomes in older age：a systematic review[J]. Geroscience，45（2）：663-706.

Feng L，Zin Nyunt M S，Gao Q，et al.，2017. Cognitive frailty and adverse health outcomes：findings from the Singapore longitudinal ageing studies（SLAS）[J]. J Am Med Dir Assoc，18（3）：252-258.

Feng W，Wang J，Zhang H，et al.，2024. Association between malnutrition and cognitive frailty in older adults：a systematic review and meta-analysis[J]. Geriatr Nurs，58：488-497.

Gale C R，Westbury L，Cooper C，2018. Social isolation and loneliness as risk factors for the progression of frailty：the English longitudinal study of ageing[J]. Age Ageing，47（3）：392-397.

Gnjidic D，Hilmer S N，Blyth F M，et al.，2012. High-risk prescribing and incidence of frailty among older community-dwelling men[J]. Clin Pharmacol Ther，91（3）：521-528.

Granero Fernandez M，Lopez-Jornet P，2017. Association between smoking，glycaemia，blood lipoproteins and risk of oral leukoplakia[J]. Aust Dent J，62（1）：47-51.

Guo X，Pei J，Ma Y，et al.，2023. Cognitive frailty as a predictor of future falls in older adults：a systematic review and meta-analysis[J]. J Am Med Dir Assoc，24（1）：38-47.

Han Y W，Wang X，2013. Mobile microbiome：oral bacteria in extra-oral infections and inflammation[J]. J Dent Res，92（6）：485-491.

Hanlon P，Nicholl B I，Jani B D，et al.，2018. Frailty and pre-frailty in middle-aged and older adults and its association with multimorbidity and mortality：a prospective analysis of 493 737 UK biobank participants[J]. Lancet Public Health，3（7）：e323-e332.

Hasegawa Y，Sakuramoto-Sadakane A，Nagai K，et al.，2020. Does oral hypofunction promote social withdrawal in the older adults? A longitudinal survey of elderly subjects in rural Japan[J]. Int J Environ Res Public Health，17（23）：8904.

He B，Ma Y，Wang C，et al.，2019. Prevalence and risk factors for frailty among community-dwelling older people in China：a systematic review and meta-analysis[J]. J Nutr Health Aging，23（5）：442-450.

Higbee D H，Granell R，Hemani G，et al.，2021. Lung function，COPD and cognitive function：a multivariable and two sample Mendelian randomization study[J]. BMC Pulm Med，21（1）：246.

Hirase T，Makizako H，Okubo Y，et al.，2019. Chronic pain is independently associated with social frailty in community-dwelling older adults[J]. Geriatr Gerontol Int，19（11）：1153-1156.

Hironaka S，Kugimiya Y，Watanabe Y，et al.，2020. Association between oral，social，and physical frailty in community-dwelling older adults[J]. Arch Gerontol Geriatr，89：104105.

Hu S，Li X，2024. An analysis of influencing factors of oral frailty in the elderly in the community[J]. BMC Oral Health，24（1）：260.

Irshad C，Govil D，Sahoo H，2024. Social frailty among older adults in India：findings from the longitudinal ageing study in India（LASI）–wave 1[J]. Exp Aging Res，50（3）：331-347.

Iwasaki M，Motokawa K，Watanabe Y，et al.，2020. A two-year longitudinal study of the association between oral frailty and deteriorating nutritional status among community-dwelling older adults[J]. Int J Environ Res Public Health，18（1）：213.

Iwasaki M，Watanabe Y，Motokawa K，et al.，2021. Oral frailty and gait performance in community-dwelling older adults：findings from the takashimadaira study[J]. J Prosthodont Res，65（4）：467-473.

Kamide N，Ando M，Murakami T，et al.，2024. The association of oral frailty with fall risk in community-dwelling older adults：a cross-sectional，observational study[J]. Eur Geriatr Med，15（1）：279-283.

Ko H，Jung S，2021. Association of social frailty with physical health，cognitive function，psychological health，and life satisfaction in community-dwelling older koreans[J]. Int J Environ Res Public Health，18（2）：818.

Ko Y，Lee K，2022. Social frailty and health-related quality of life in community-dwelling older adults[J]. Int J Environ Res Public Health，19（9）：5659.

Kojima G，Walters K，Iliffe S，et al.，2020. Marital status and risk of physical frailty：a systematic review and meta-analysis[J]. J Am Med Dir Assoc，21（3）：322-330.

Kolle A T，Lewis K B，Lalonde M，et al.，2023. Reversing frailty in older adults：a scoping review[J]. BMC Geriatr，23（1）：751.

Komatsu R，Nagai K，Hasegawa Y，et al.，2021. Association between physical frailty subdomains and oral frailty in community-dwelling older adults[J]. Int J Environ Res Public Health，18（6）：2931.

Koyama A，Steinman M，Ensrud K，et al.，2014. Long-term cognitive and functional effects of potentially inappropriate medications in older women[J]. J Gerontol A Biol Sci Med Sci，69（4）：423-429.

Kung W M，Yuan S P，Lin M S，et al.，2021. Anemia and the risk of cognitive impairment：an updated systematic review and meta-analysis[J]. Brain Sci，11（6）：777.

Lee Y，Chon D，Kim J，et al.，2020. The predictive value of social frailty on adverse outcomes in older adults living in the community[J]. J Am Med Dir Assoc，21（10）：1464-1469.e2.

Li X，Zhang Y，Tian Y，et al.，2022. Exercise interventions for older people with cognitive frailty：a scoping review[J]. BMC Geriatr，22（1）：721.

Lin Y C，Huang S S，Yen C W，et al.，2022. Physical frailty and oral frailty associated with late-life depression in community-dwelling older adults[J]. J Pers Med，12（3）：459.

Lipsky M S，Singh T，Zakeri G，et al.，2024. Oral health and older adults：a narrative review[J]. Dent J（Basel），12（2）：30.

Liu S，Hu Z，Guo Y，et al.，2022. Association of sleep quality and nap duration with cognitive frailty among older adults living in nursing homes[J]. Front Public Health，10：963105.

Maeda K，Takaki M，Akagi J，2017. Decreased skeletal muscle mass and risk factors of sarcopenic dysphagia：a prospective observational cohort study[J]. J Gerontol A Biol Sci Med Sci，72（9）：1290-1294.

Makizako H，Kubozono T，Kiyama R，et al.，2019. Associations of social frailty with loss of muscle mass and muscle weakness among community-dwelling older adults[J]. Geriatr Gerontol Int，19（1）：76-80.

Mogic L，Rutter E C，Tyas S L，et al.，2023. Functional social support and cognitive function in middle- and older-aged adults：a systematic review of cross-sectional and cohort studies[J]. Syst Rev，12（1）：86.

Nagatani M，Tanaka T，Son B K，et al.，2023. Oral frailty as a risk factor for mild cognitive impairment in community-dwelling older adults：Kashiwa study[J]. Exp Gerontol，172：112075.

Navakkode S，Kennedy B K，2024. Neural ageing and synaptic plasticity：prioritizing brain health in healthy longevity[J]. Front Aging Neurosci，16：1428244.

Nomura Y，Ishii Y，Suzuki S，et al.，2020. Nutritional status and oral frailty：a community based study[J]. Nutrients，12（9）：2886.

O'Connor J P，Milledge K L，O'Leary F，et al.，2020. Poor dietary intake of nutrients and food groups are associated with increased risk of periodontal disease among community-dwelling older adults：a systematic literature review[J]. Nutr Rev，78（2）：175-188.

Ohara Y，Iwasaki M，Shirobe M，et al.，2022. Xerostomia as a key predictor of physical frailty among community-dwelling older adults in Japan：a five-year prospective cohort study from the otassha study[J]. Arch Gerontol Geriatr，99：104608.

Ohara Y，Motokawa K，Watanabe Y，et al.，2020. Association of eating alone with oral frailty among community-dwelling older adults in Japan[J]. Arch Gerontol Geriatr，87：104014.

Pek K，Chew J，Lim J P，et al.，2020. Social frailty is independently associated with mood，nutrition，physical performance，and physical activity：insights from a theory-guided approach[J]. Int J Environ Res Public Health，17（12）：4239.

Puranen T，Hiltunen K，Kautiainen H，et al.，2023. Relationship between oral frailty，health-related quality of life，and survival among long-term care residents[J]. Eur Geriatr Med，14（6）：1307-1315.

Qi X，Li Y，Hu J，et al.，2023. Prevalence of social frailty and its associated factors in the older Chinese population：a national cross-sectional study[J]. BMC Geriatr，23（1）：532.

Qiu Y，Li G，Zheng L，et al.，2023. Relationship between cognitive frailty and mortality in older adults：a systematic review and meta-analysis[J]. J Am Med Dir Assoc，24（11）：1637-1644.e8.

Samtani S，Mahalingam G，Lam B C P，et al.，2022. Associations between social connections and cognition：a global collaborative individual participant data meta-analysis[J]. Lancet Healthy Longev，3（11）：e740-e753.

Sánchez-Garrido N，Aguilar-Navarro S G，Ávila-Funes J A，et al.，2021. The social vulnerability index，mortality and disability in Mexican middle-aged and older adults[J]. Geriatrics（Basel），6（1）：24.

Santacroce L，Dellaripa P F，Costenbader K H，et al.，2023. Association of area-level heat and social vulnerability with recurrent hospitalizations among individuals with rheumatic conditions[J]. Arthritis Care Res（Hoboken），75（1）：22-33.

Shega J W，Dale W，Andrew M，et al.，2012. Persistent pain and frailty：a case for homeostenosis[J]. J Am Geriatr Soc，60（1）：113-117.

Shimada H，Makizako H，Tsutsumimoto K，et al.，2018. Cognitive frailty and incidence of dementia in older persons[J]. J Prev Alzheimers Dis，5（1）：42-48.

Sun Q Q，Tan K，Tang H Y，et al.，2023. Incidence and predictive value of social frailty among community-dwelling older adults in Southwest China：a prospective cohort study[J]. Front Public Health，11：1103651.

Takabayashi K，Ikuta A，Okazaki Y，et al.，2017. Clinical characteristics and social frailty of super-elderly patients with heart failure：the kitakawachi clinical background and outcome of heart failure registry[J]. Circ J，81（1）：69-76.

Tanaka T，Takahashi K，Hirano H，et al.，2018. Oral frailty as a risk factor for physical frailty and mortality in community-dwelling elderly[J]. J Gerontol A Biol Sci Med Sci，73（12）：1661-1667.

Tang K F，Teh P L，Lee S W H，2023. Cognitive frailty and functional disability among community-dwelling older adults：a systematic review[J]. Innov Aging，7（1）：igad005.

Teo N，Gao Q，Nyunt M S Z，et al.，2017. Social frailty and functional disability：findings from the Singapore longitudinal ageing studies[J]. J Am Med Dir Assoc，18（7）：637.e13-637.e19.

Tsutsumimoto K，Doi T，Nakakubo S，et al.，2019. Impact of social frailty on Alzheimer's disease onset：a 53-month longitudinal cohort study[J]. J Alzheimers Dis，70（2）：587-595.

Verlaan S，Ligthart-Melis G C，Wijers S L J，et al.，2017. High prevalence of physical frailty among community-dwelling malnourished older adults–a systematic review and meta-analysis[J]. J Am Med Dir Assoc，18（5）：374-382.

Wang S，Li Q，Wang S，et al.，2024. Sustained frailty remission and dementia risk in older adults：a longitudinal study[J]. Alzheimers Dement，20（9）：6268-6277.

Weitzman E D，1981. Sleep and its disorders[J]. Annu Rev Neurosci，4：381-417.

Xu X，Xu Y，Shi R，2024. Association between obesity，physical activity，and cognitive decline in Chinese middle and old-aged adults：a mediation analysis[J]. BMC Geriatr，24（1）：54.

Yamada M，Arai H，2018. Social frailty predicts incident disability and mortality among community-dwelling Japanese older adults[J]. J Am Med Dir Assoc，19（12）：1099-1103.

Ye L，Elstgeest L E M，Zhang X，et al.，2021. Factors associated with physical，psychological and social frailty among community-dwelling older persons in Europe：a cross-sectional study of urban health centres Europe（UHCE）[J]. BMC Geriatr，21（1）：422.

Yoon D H，Lee J Y，Song W，2018. Effects of resistance exercise training on cognitive function and physical performance in cognitive frailty：a randomized controlled trial[J]. J Nutr Health Aging，22（8）：944-951.

Yu R，Morley J E，Kwok T，et al.，2018. The effects of combinations of cognitive impairment and pre-frailty on adverse outcomes from a prospective community-based cohort study of older Chinese people[J]. Front Med（Lausanne），5：50.

Yuan Y，Lapane K L，Tjia J，et al.，2021. Physical frailty and cognitive impairment in older adults in United States nursing homes[J]. Dement Geriatr Cogn Disord，50（1）：60-67.

Zhao Y，Lu Y，Zhao W，et al.，2021. Long sleep duration is associated with cognitive frailty among older community-dwelling adults：results from West China health and aging trend study[J]. BMC Geriatr，21（1）：608.

Zou C，Yu Q，Wang C，et al.，2023. Association of depression with cognitive frailty：a systematic review and meta-analysis[J]. J Affect Disord，320：133-139.

第三章　老年人衰弱评估工具及应用实例

有效的衰弱评估工具对早期识别老年人衰弱状态、制订针对性干预措施至关重要。本章将介绍躯体衰弱、认知衰弱、社会衰弱、口腔衰弱和综合衰弱的常用评估工具，内容包括评估工具的基本情况、评估内容、评估方法、测量学指标及评估注意事项和应用现状等，为相关专业人员选择合适的老年衰弱评估工具提供参考。此外，本章通过引入典型应用实例的方式展示常用衰弱评估工具的使用方法，以期帮助相关专业人员加深对这些衰弱评估工具的理解和应用。

第一节　老年人躯体衰弱评估工具及应用实例

躯体衰弱评估工具种类较多，这些评估工具各有优势。在实际应用中，应结合研究目的、研究条件、评估对象的具体情况，选择合适的评估工具。本节将介绍 Fried 衰弱表型、FRAIL 量表、临床衰弱量表、老年人衰弱调查问卷-13、骨质疏松性骨折指数、PRISMA-7、基于医疗大数据的电子化衰弱评估工具及非侵入性传感器等躯体衰弱评估工具，并介绍使用 Fried 衰弱表型评估老年人躯体衰弱状况的应用实例，旨在为相关专业人员开展老年人躯体衰弱评估提供参考。

一、Fried 衰弱表型

（一）基本情况

Fried 衰弱表型（FFP）是由美国学者 Fried 等于 2001 年基于衰弱循环模型（circle of frailty model）开发的躯体衰弱评估工具，包括 5 个条目，可通过客观测量和自我报告相结合的方式进行躯体衰弱评估。FFP 能有效预测老年人跌倒、日常生活活动能力受损、住院及死亡等不良健康结局的发生风险，是《国际临床实践指南：身体衰弱的识别和管理》及《老年患者衰弱评估与干预中国专家共识》首推的躯体衰弱评估工具。FFP 具有科学性和实用性，现已被广泛应用于社区、医院和养老机构老年人的躯体衰弱评估。

（二）评估内容和评估方法

1. 评估内容　FFP 包括体重减轻、自觉疲惫、握力下降、步速减慢及躯体活动量降低 5 个条目。具体评估内容见表 3-1。

表 3-1　Fried 衰弱表型

条目	评估内容	是	否
体重减轻	过去 1 年内，在没有节食、锻炼或手术干预等情况下，体重减轻＞4.5kg 或＞5%	1 分	0 分
自觉疲惫	使用 CES-D 中的 2 个问题进行评估：①过去 1 周内，多数时间（≥3 天）感觉做每一件事都需要经过努力；②过去 1 周内，多数时间（≥3 天）不能向前行走	1 分	0 分
握力下降	采用电子握力器测量 3 次优势手握力，取平均值，根据 BMI 对应握力值判断是否存在握力下降	1 分	0 分
步速减慢	从静止开始，测量 2 次步行 4.57m 所需时间（秒），取平均值，结合性别和身高判断是否存在步速减慢	1 分	0 分
躯体活动量降低	使用 IPAQ-SF 中文版进行评估：男性体力活动量每周＜383kcal（约每周散步 2.5 小时）、女性每周＜270kcal（约每周散步 2.0 小时）判定为体力活动下降	1 分	0 分

注：CES-D. 流调用抑郁自评量表；BMI. 体重指数；IPAQ-SF. 国际体力活动问卷短卷。

2. 评估方法　FFP 包括 5 个条目，每个条目回答“是”计 1 分，回答“否”计 0 分；总分范围为 0～5 分，0 分为健康，1～2 分为躯体衰弱前期，3～5 分为躯体衰弱；得分越高，表示躯体衰弱程度越重。具体评估方法如下。

（1）条目 1：询问老年人过去 1 年内，在没有节食、锻炼或手术干预等情况下，是否出现体重减轻。若回答“是”，且体重下降＞4.5kg 或＞5%，计 1 分，否则计 0 分。

（2）条目 2：使用流调用抑郁自评量表（center for epidemiological survey-depression scale，CES-D）中的 2 个问题评估老年人的疲惫状况，在过去 1 周内有 3 天及以上时间：①感觉做每一件事都需要经过努力；②不能向前行走。上述任意一个问题，老年人回答“是”计 1 分，回答“否”计 0 分。

（3）条目 3：测量老年人的握力。嘱老年人保持站立，双足自然分开，双臂下垂，使用优势手（惯用手）握住握力器，全力握紧，读取握力器数值，共测量 3 次，取平均值；计算老年人的 BMI，即体重（kg）除以身高（m）的平方。根据性别、BMI 及握力值对应的标准判断是否存在握力下降。若满足表 3-2 中的任一标准，认为存在握力下降，计 1 分，否则计 0 分。

表 3-2　握力下降判断标准

男性		女性	
BMI（kg/m²）	握力（kg）	BMI（kg/m²）	握力（kg）
≤24	≤29	≤23	≤17
24.1～26	≤30	23.1～26	≤17.3
26.1～28	≤30	26.1～29	≤18
＞28	≤32	＞29	≤21

（4）条目 4：测量老年人的步速。嘱老年人按正常速度，在空旷的平地上行走，测量步行 4.57m 所需时间，测 2 次，取平均值。根据性别和身高对应的标准，判断是否存在步速减慢。若满足表 3-3 中的任一标准，认为存在步速减慢，计 1 分，否则计 0 分。

表 3-3 步速减慢判断标准

男性		女性	
身高（cm）	行走时间（s）	身高（cm）	行走时间（s）
≤173	≥7	≤159	≥7
＞173	≥6	＞159	≥6

（5）条目 5：采用中文版国际体力活动问卷短卷（international physical activity questionnaire short form，IPAQ-SF）评估老年人的躯体活动量。根据表 3-4 中的问题，计算老年人对应的躯体活动量，若男性每周＜383kcal（约每周散步 2.5 小时）、女性每周＜270kcal（约每周散步 2.0 小时）即认为躯体活动量下降，计 1 分，否则计 0 分。

表 3-4 中文版国际体力活动问卷短卷

条目	回答	备注
1. 最近 7 天内，您有几天做了剧烈体力活动，如提重物、挖掘、有氧运动或快速骑车	每周____天	无相关体力活动→跳到问题 3
2. 在其中 1 天，您通常会花多少时间在剧烈体力活动上	每天____小时 ____分钟	不知道或不确定
3. 最近 7 天内，您有几天做了适度体力活动，如提轻的物品、以平常速度骑车或打双人网球，请不要包括走路	每周____天	无适度体力活动→跳到问题 5
4. 在其中 1 天，您通常会花多少时间在适度体力活动上	每天____小时 ____分钟	不知道或不确定
5. 最近 7 天内，您有几天是步行，且 1 次步行至少 10 分钟	每周____天	没有步行→跳到问题 7
6. 在其中 1 天，您通常会花多少时间在步行上	每天____小时 ____分钟	不知道或不确定
7. 最近 7 天内，工作日您有多久是坐着的	每天____小时 ____分钟	不知道或不确定

（三）测量学指标

巴西一项有关 FFP 诊断准确性的研究表明，FFP 识别老年人躯体衰弱前期的敏感度和特异度分别为 89.7%和 24.3%，识别老年人躯体衰弱的敏感度和特异度分别为 63.2%和 71.6%，表明 FFP 在巴西老年人躯体衰弱评估中具有良好的诊断准确性。土耳其 Varan 等学者对原版 FFP 进行了跨文化调试，结果显示土耳其版 FFP 与原版 FFP 之间具有较好的一致性（κ=0.700）。

我国学者韩君等采用 FFP 对社区高龄老年人进行躯体衰弱筛查，以日常生活活动（ADL）能力为效度评价标准，发现 FFP 的效标关联效度为 0.484，表明两者具有中等程度的相关性；当 FFP 总分的最佳截断值为 2.5 分时，其敏感度和特异度分别为 48.9%和 87.7%，表明 FFP 在筛查我国社区高龄老年人的躯体衰弱方面具有较好的敏感度和特异度。此外，也有学者基于原版 FFP 开发了中国改良版衰弱表型（Chinese modified frailty phenotype，CMFP），发现 CMFP 与原版 FFP 的相关系数为 0.795，κ 值为 0.663，表明 CMFP 与原版

FFP 具有较好的一致性；CMFP 识别老年人躯体衰弱的敏感度为 63.2%，特异度为 95.9%，表明 CMFP 在识别老年人躯体衰弱方面具有良好的诊断准确性。

（四）评估注意事项

（1）确保老年人充分理解测试内容和提出的问题，且愿意配合完成评估。对于不能独立完成评估的老年人，可寻求其家属及照护者的帮助。

（2）确保评估在适宜的环境中进行，避免外界因素干扰测试结果。

（3）测量握力时，老年人应取站立位，手臂自然下垂，与身体保持一定的距离，确保握力器与地面垂直。

（4）测量步速时，应选择平坦的走廊或开放空间，并确保测试区域没有障碍物、地面干燥，防止老年人跌倒。

（五）应用现状

1. 应用场所和人群　FFP 已成为国内外学者普遍认可和应用最广泛的躯体衰弱评估工具之一。欧洲一项研究使用 FFP 对 10 个国家的老年人进行躯体衰弱评估，发现该人群躯体衰弱总体发生率为 17.0%，南欧地区老年人躯体衰弱发生率高于北欧。其中，意大利和西班牙老年人的躯体衰弱发生率分别为 14.3%和 21.0%；瑞士和瑞典老年人的躯体衰弱发生率较低，分别为 3.9%和 5.9%。英国一项针对 1785 名医院老年人的多中心研究使用 FFP 评估躯体衰弱，发现该人群在出院 5 个月后躯体衰弱和躯体衰弱前期发生率分别为 13.4%和 63.8%，出院 1 年后躯体衰弱和躯体衰弱前期发生率分别为 6.9%和 58.6%。越南学者 Nguyen 等采用 FFP 评估门诊老年糖尿病患者的躯体衰弱状况，发现该人群的躯体衰弱发生率为 28.2%。

FFP 也被广泛应用于我国不同场所老年人群的躯体衰弱评估。有学者应用 FFP 评估北京市 8 个社区的老年人，发现 60 岁及以上老年人的躯体衰弱和躯体衰弱前期发生率分别为 11.1%和 45.7%，且躯体衰弱发生率随年龄增长而增加。也有学者应用 FFP 评估医院老年消化系统肿瘤患者的躯体衰弱状态，发现该人群的躯体衰弱发生率为 63.5%；FFP 各条目发生率由高到低依次为自觉疲惫（76.9%）、体重减轻（61.5%）、躯体活动量降低（57.7%）、握力下降（55.3%）和步速减慢（46.6%）。也有研究采用 FFP 对四川省成都市 4 所福利院的老年人进行躯体衰弱评估，发现躯体衰弱发生率为 55.6%。

2. 优点和局限性

（1）优点：①FFP 具有坚实的理论和病理生理基础，条目简单，涵盖可测量的客观指标，能够准确识别躯体衰弱；②FFP 的基本评估指标（如步速、握力等）可在多种环境中实施，适用于社区、医院和养老机构等场所；③FFP 是当前老年医学研究领域认可度较高的躯体衰弱评估工具。

（2）局限性：①FFP 主要关注躯体衰弱，未能充分考虑衰弱的多维性质，如社会、心理和生物因素等；②FFP 虽然条目简单，但对于步速、握力等的评估，需要使用相应的测量工具并需要进行多次测量，限制了老年人自我测评和社区大范围躯体衰弱筛查；③FFP 不适用于评估认知障碍及精神心理疾病老年人的躯体衰弱状态；④FFP 不能真实反映机体功能受损或处于疾病急性期老年人的实际握力和步速情况。

二、FRAIL 量表

（一）基本情况

FRAIL 量表是国际营养与老龄化协会（International Association of Nutrition and Aging，IANA）于 2008 年基于 FFP、衰弱指数（frailty index，FI）、简易体能状况量表（short physical performance battery，SPPB）和微型营养评价（mini-nutritional assessment，MNA）等开发的躯体衰弱筛查工具。因便捷、有效的特点，FRAIL 量表被《国际临床实践指南：衰弱的识别和管理》推荐为老年人躯体衰弱筛查的主要工具之一。此外，FRAIL 量表能有效预测跌倒、住院和死亡等不良健康结局，在老年医学和公共卫生领域具有较高的应用价值。目前，FRAIL 量表已被翻译成多种语言版本，如荷兰语、德语、葡萄牙语、日语、泰语及韩语等。2018 年，复旦大学附属华山医院的卫尹等学者遵循 Brislin 经典回译模型，对 FRAIL 量表进行了翻译和跨文化调适，形成中文版 FRAIL 量表。

（二）评估内容和评估方法

1. 评估内容 FRAIL 量表包括疲乏、阻力增加/耐力减退、自由活动能力下降、疾病情况及体重减轻 5 个条目。具体评估内容见表 3-5。

表 3-5 FRAIL 量表

条目	评估内容	是	否
疲乏	过去 4 周内，大部分时间或所有时间感到疲乏	1 分	0 分
阻力增加/耐力减退	在不使用任何辅助工具及不用他人帮助的情况下，中途不休息爬完 1 层楼梯有困难	1 分	0 分
自由活动能力下降	在不使用任何辅助工具及不用他人帮助的情况下，走完 1 个街区（约 100m）有困难	1 分	0 分
疾病情况	医生告诉你存在 5 种及以上的疾病，如糖尿病、高血压、急性心脏病发作、充血性心力衰竭、卒中、恶性肿瘤、哮喘、慢性肺疾病、关节炎、肾脏疾病及心绞痛等	1 分	0 分
体重减轻	过去 1 年或更短时间内出现体重减轻≥5%	1 分	0 分

2. 评估方法 FRAIL 量表包括 5 个条目，每个条目回答“是”计 1 分，回答“否”计 0 分；总分范围为 0～5 分，0 分为健康，1～2 分为躯体衰弱前期，3～5 分为躯体衰弱；得分越高，表示躯体衰弱程度越重。具体评估方法如下。

（1）条目 1：询问老年人在过去 4 周内，是否大部分时间或所有时间感到疲乏。回答“是”计 1 分，回答“否”计 0 分。

（2）条目 2：询问老年人在不使用任何辅助工具及不用他人帮助的情况下，中途不休息爬完 1 层楼梯是否有困难。回答“是”计 1 分，回答“否”计 0 分。

（3）条目 3：询问老年人在不使用任何辅助工具及不用他人帮助的情况下，走完 1 个街区（约 100m）是否有困难。回答“是”计 1 分，回答“否”计 0 分。

（4）条目 4：询问老年人是否被医生诊断出 5 种及以上的疾病，如糖尿病、高血压、急性心脏病发作、充血性心力衰竭、卒中、恶性肿瘤、哮喘、慢性肺疾病、关节炎、肾脏疾病及心绞痛等。回答“是”计 1 分，回答“否”计 0 分。

（5）条目 5：询问老年人在没有节食、锻炼或手术干预等情况下，过去 1 年或更短时间内是否出现体重减轻≥5%。回答“是”计 1 分，回答“否”计 0 分。

（三）测量学指标

荷兰学者 Mijnarends 等以社区老年人为研究对象，以 FFP 为校标检验了 FRAIL 量表筛查躯体衰弱的有效性，发现 FRAIL 量表得分与 FFP 得分显著相关（r=0.617），提示具有良好的一致性。德国学者 Braun 等以衰弱指数为校标，发现 FRAIL 量表诊断躯体衰弱的曲线下面积（area under the curve，AUC）为 0.880，表明该量表具有较好的诊断性能。日本学者 Nozaki 等在 1028 名医院老年患者中对 FRAIL 量表进行了信效度检验，发现以 FFP 为校标时，FRAIL 量表得分与 FFP 得分具有中等一致性（κ=0.390）；FRAIL 量表诊断躯体衰弱的 AUC 值为 0.740，表明 FRAIL 量表具有较好的诊断性能。

我国学者卫尹等以 65 岁及以上医院老年患者为研究对象，对 FRAIL 量表进行了信效度检验，发现量表的克龙巴赫 α（Cronbach’ s α）系数为 0.826，κ 值为 0.892，表明该量表具有良好的内部一致性和评定者间信度；FRAIL 量表各条目的内容效度指数（item-level content validity index，I-CVI）为 0.930～1.000，总量表的内容效度指数（scale-level content validity，S-CVI）为 0.980；各条目与总量表之间的相关系数为 0.637～0.865，各条目之间的相关系数为 0.277～0.817，表明 FRAIL 量表具有较好的聚合效度（convergent validity）。韩君等应用 FRAIL 量表预测社区老年人 ADL 能力下降的效能，发现当 FRAIL 量表的最佳截断值为 0.5 分时，该量表的敏感度和特异度分别为 70.9%和 66.1%，AUC 值为 0.736，表明 FRAIL 量表对躯体衰弱具有较好的诊断准确性；FRAIL 量表与 FFP 具有中等一致性（κ=0.371），表明 FRAIL 量表适用于我国社区老年人群的躯体衰弱筛查。

（四）评估注意事项

FRAIL 量表的条目 4 仅列举了部分常见疾病，如果老年人患其他疾病，也应纳入疾病总数量。

（五）应用现状

1. 应用场所和人群　FRAIL 量表在国外应用较为广泛，多用于评估社区和医院老年人的躯体衰弱状况。芬兰学者使用 FRAIL 量表筛查社区老年人的躯体衰弱状况，发现该人群躯体衰弱的发生率为 2.0%；在 10 年和 18 年随访期间，躯体衰弱老年人的死亡风险分别增加 7.96 倍和 6.32 倍。巴西一项针对医院老年人的研究显示，由 FRAIL 量表评估的躯体衰弱和躯体衰弱前期发生率分别为 28.7%和 56.4%；躯体衰弱与失能、日常活动受限和过去 1 年的住院风险显著相关。

在国内，FRAIL 量表已被广泛应用于社区、医院及养老机构老年人群的躯体衰弱筛查。江苏一项研究使用 FRAIL 量表评估了 70～87 岁社区老年人的躯体衰弱状况，发现该人群的躯体衰弱发生率为 21.4%；躯体衰弱与老年人的共病风险显著相关。有学者使用 FRAIL 量表评估老年髋关节置换术后患者的衰弱状况与术后康复效果的相关性，发现 FRAIL 量表得分与该人群 3 个月后的术后康复效果呈负相关。山东一项针对养老机构老年人的躯体衰弱调查显示，使用 FRAIL 量表测得的该人群躯体衰弱发生率为 54.8%；营养状况越好的老年人，FRAIL 量表得分越低。四川一项研究使用 FRAIL 量表评估门诊老年 2 型糖尿病患者的躯体衰弱状况，发现老年人躯体衰弱前期和躯体衰弱的发生率分别为 38.3%和 14.4%；年龄、共病、ADL 评分和多重用药是影响躯体衰弱发生的独立危险因素。四川另一项研究以社区老年高血压患者为研究对象，发现使用 FRAIL 量表测得的该人群躯体衰弱发生率为 38.2%，躯体衰弱前期发生率为 53.9%；躯体衰弱程度随年龄增长而加重。

2. 优点和局限性

（1）优点：①FRAIL 量表评估内容简单，适合老年人躯体衰弱快速筛查；②FRAIL 量表操作便捷，可通过电话询问或线上问卷的方式完成评估；③FRAIL 量表适用于医院、社区和养老机构老年人的躯体衰弱筛查。

（2）局限性：FRAIL 量表作为一个自评式工具，其评估结果易受个体主观性的影响。

三、临床衰弱量表

（一）基本情况

临床衰弱量表（clinical frailty scale，CFS）是 Rockwood 等学者在 2005 年加拿大健康与老龄化研究中，基于累积缺陷模型（cumulative deficit model）而提出的躯体衰弱评估工具。原始量表有 7 个等级，即原始的 7 条目版 CFS（CFS-07）。随后，CFS 被完善为 9 个等级，即 9 条目版 CFS（CFS-09）。CFS-09 更细致地区分了躯体衰弱的程度，有助于预测老年人躯体衰弱的不良健康结局，是《国际临床实践指南：衰弱的识别和管理》推荐使用的躯体衰弱评估工具。2022 年，我国学者对 CFS-09 进行了汉化，汉化版 CFS-09 显示出良好的信效度。

（二）评估内容和评估方法

1. 评估内容　CFS 包括疾病负担、工具性日常生活活动（IADL）和 ADL 3 个方面。CFS-07 分为 7 个等级，CFS-09 分为 9 个等级。具体评估内容见表 3-6、表 3-7。

表 3-6　7 条目版临床衰弱量表（CFS-07）

等级	结果	判定依据
1	非常健康	精力充沛、积极、适应力强、动机明确、规律运动，在同龄者中健康状况最好
2	健康	无活动性疾病，但健康程度略逊于非常健康的老年人
3	健康但伴有需要治疗的疾病	相比于亚健康老年人，临床症状控制良好
4	亚健康	无明显依赖，但常抱怨“行动变慢”或有疾病症状
5	轻度衰弱	IADL 部分依赖
6	中度衰弱	IADL 和 ADL 均有依赖
7	重度衰弱	ADL 完全依赖，或疾病终末期

注：IADL. 工具性日常生活活动；ADL. 日常生活活动。

表 3-7　9 条目版临床衰弱量表（CFS-09）

等级	结果	判定依据
1	非常健康	身体强壮、精力充沛、充满活力、积极活跃，定期进行体育锻炼，处于所在年龄段最健康的状态
2	健康	无明显的疾病症状，经常进行体育锻炼，偶尔非常活跃，但健康程度不如非常健康的老年人
3	维持健康	存在的健康缺陷能被控制，除常规行走外，无定期的体育锻炼
4	衰弱易损伤	日常生活不需要他人帮助，但某些症状会限制日常活动，常见的主诉为白天行动缓慢和感觉疲乏
5	轻度衰弱	明显的动作缓慢，IADL 需要帮助；轻度衰弱会进一步削弱独自在外购物、行走、备餐及干家务活的能力
6	中度衰弱	所有的室外活动均需要帮助，在室内上下楼梯、洗澡需要帮助，穿衣服可能也会需要一定程度的辅助
7	严重衰弱	个人生活完全不能自理，但身体状态较稳定，一段时间内（<6 个月）不会有死亡危险
8	非常严重的衰弱	生活完全不能自理，接近生命终点，不能从任何疾病中恢复
9	终末期	接近生命终点，预期生存时间<6 个月的老年人

注：IADL. 工具性日常生活活动。

2. 评估方法　CFS 根据老年人日常生活活动能力和疾病严重程度进行等级划分。CFS-07 分为 1～7 级，从非常健康到重度衰弱；其中，1～3 级为健康，4、5 级为躯体衰弱前期，6、7 级为躯体衰弱；级别越高，躯体衰弱程度越重。CFS-09 分为 1～9 级，从非常健康到终末期；其中，1～3 级为健康，4、5 级为躯体衰弱前期，6～9 级为躯体衰弱；级别越高，躯体衰弱程度越重。

如果老年人感到身体严重不适，应根据 2 周前的情况进行评分；对于临近死亡的老年人，应评估其当前状态（即他们正在经历的状况）。CFS 的具体评估方法如下（以 CFS-09 为例）。

1 级：观察老年人是否身体强壮、精力充沛、充满活力、积极活跃；询问老年人是否定期进行体育锻炼。综合以上结果评估老年人是否处于所在年龄段最健康的状态。满足以上标准判定为“非常健康”。

2 级：询问老年人是否有明显的疾病症状，如心血管疾病出现心悸、呼吸困难及发绀等症状；脑血管疾病出现剧烈头痛、眩晕和单侧肢体麻木等症状。若回答“否”，且不满足等级 1 的标准，只是经常进行体育锻炼，偶尔非常活跃，则判定为“健康”。

3 级：评估老年人现存的疾病症状是否能够被控制，若回答“是”，且除常规行走外，无定期的体育锻炼，则判定为“维持健康”。如果老年人病情稳定，且有积极的活动，仍可以将老年人判定为 1 级或 2 级，而不能将老年人判定为 3 级。

4 级：询问老年人日常生活是否需要他人帮助，若回答“否”，但某些症状（如行动缓慢、感到疲乏等）会限制日常活动，则判定为“衰弱易损伤”。注意 CFS-09 评定为 4 级的老年人生活可自理，他们可能需要帮助做繁重的家务，但做家务的速度很慢，喜欢久坐。

5 级：观察老年人的动作是否缓慢，若存在动作缓慢，且 IADL 需要帮助（如去银行、乘公交车、干重的家务活、用药等），则判定为“轻度衰弱”。

6 级：询问老年人所有的室外活动是否均需要帮助，且在室内上下楼梯、洗澡也需要帮助，穿衣服可能也需要一定程度的辅助。如满足以上标准，则判定为“中度衰弱”。

7 级：询问老年人是否生活完全不能自理，若回答“是”，但经评估发现老年人的身体状态较稳定，6 个月内不会有死亡危险，则判定为“严重衰弱”。

8 级：询问老年人是否生活完全不能自理，若回答“是”，且经评估发现老年人已不能从任何疾病中恢复或接近生命终点，则判定为“非常严重的衰弱”。

9 级：评估老年人预期生存时间，若预期生存时间<6 个月，且老年人已接近生命终点，则判定为“终末期”。

（三）测量学指标

澳大利亚学者 Gregorevic 等使用 CFS-09 对急诊老年患者进行躯体衰弱评估，发现 CFS-09 能有效预测该人群的死亡风险。加拿大学者 Surkan 等在重症监护病房（ICU）患者中对 CFS-09 进行了信效度检验，发现该量表具有良好的评定者间信度（κ=0.790）；CFS-09 ≥5 级是死亡风险的独立预测因子。葡萄牙学者 Pereira 等以医院老年患者为研究对象，对 CFS-09 进行了信效度检验，发现该量表的 κ 值为 1.000，组内相关系数为 0.999；以蒂尔堡衰弱量表为校标时，Spearman 相关系数为 0.683，表明 CFS-09 与蒂尔堡衰弱量表具有中等程度的相关性。

我国学者在老年门诊患者中对汉化版 CFS-09 进行了信效度检验，发现该量表的评定者间信度具有中度一致性（κ=0.600）；以 FFP 为校标时，CFS-09 与 FFP 具有一致性（κ=0.370）；以老年综合评估的衰弱指数（frailty index based on comprehensive geriatric assessment, FI-CGA）为校标时，CFS-09 和 FI-CGA 之间具有中等一致性（加权 κ=0.510）；CFS-09 与 Barthel 指数（Barthel index，BI）、IADL、6m 步行试验、握力、简易智力状态检查量表（MMSE）和微型营养评价（MNA）呈显著负相关，r 值分别为−0.670、−0.680、−0.500、−0.420、−0.390 和−0.360；CFS-09 与计时起立-行走测试（time up and go test，TUG）、疾病累积等级评分（cumulative illness rating scale，CIRS-G）、老年抑郁量表（geriatric depression scale，GDS）呈显著正相关，r 值分别为 0.520、0.420 和 0.380。

（四）评估注意事项

（1）CFS 需要借助其他量表（日常生活能力评定量表和工具性日常生活活动量表）和疾病状态综合评定老年人躯体衰弱程度。

（2）使用 CFS 评估时，还需要通过照护者的证实保证获得的信息可靠。

（3）评估老年人较复杂的日常生活活动时，如烹饪、管理财务和处理家庭事务等，应特别关注其功能的变化。

（五）应用现状

1. 应用场所和人群 CFS 目前已被翻译成多种语言版本，并广泛应用于医院老年患者的躯体衰弱评估。澳大利亚一项研究发现，在老年围术期患者中，使用 CFS-09 评估的躯体衰弱发生率为 28.0%；老年人躯体衰弱的发生率与营养不良、多重用药显著相关。加拿大学者 Guler 等使用 CFS-09 评估 1587 名老年纤维性间质性肺病患者的躯体衰弱情况，发现该人群躯体衰弱前期和躯体衰弱发生率分别为 25.0%和 21.0%；躯体衰弱与肺功能和身体活动量下降显著相关。英国一项关于老年创伤患者的研究显示，CFS 5～9 级的患者发生死亡的风险是 CFS 1～4 级患者的 2.60 倍。

CFS 也被广泛用于我国不同场所老年人群的躯体衰弱评估。四川的一项研究显示，在医院老年冠心病患者中，使用 CFS-07 评估的躯体衰弱发生率为 6.7%。青岛的一项研究使用 CFS-07 评估老年结直肠癌根治术后患者的躯体衰弱状况，发现 29.8%的老年患者存在躯体衰弱；躯体衰弱是影响该人群术后并发症的独立危险因素。广东的一项研究将 CFS-09 应用于老年患者的术前躯体衰弱评估，发现该人群躯体衰弱发生率为 21.0%。北京的一项研究以医院老年 2 型糖尿病患者为研究对象，使用 CFS-07 调查了该人群的躯体衰弱状况，发现 31.5%的老年人存在躯体衰弱；与无躯体衰弱的老年患者相比，合并躯体衰弱的老年患者年龄更大、糖尿病病程更长、男性比例更低、BMI 水平更低。北京的另一项研究使用 CFS-09 评估养老机构老年人的躯体衰弱情况，发现该人群的躯体衰弱发生率为 35.3%。

2. 优点和局限性

（1）优点：①CFS 评估便捷且高效；②CFS 在医院和养老机构均具有良好的适用性。

（2）局限性：CFS 对评估者有一定的专业要求，评估者常需要具备医学、护理、社会工作或相关领域的专业背景，以准确评估老年人的健康状况和生理功能变化。

四、老年人衰弱调查问卷-13

（一）基本情况

老年人衰弱调查问卷-13（vulnerable elders survey-13，VES-13）是由美国学者 Saliba 等于 2001 年开发的简易式自评躯体衰弱筛查工具。VES-13 可快速识别可能需要额外关注和干预的老年人，特别是存在慢性疾病如癌症、心脑血管疾病等的躯体衰弱老年人。VES-13 在老年癌症患者躯体衰弱筛查中应用较为广泛，且具有较高的特异度和诊断价值，是美国国立综合癌症网络指南推荐使用的躯体衰弱筛查工具。2019 年，我国空军军医大学吴军等学者对 VES-13 进行了翻译和跨文化调试，形成了中文版 VES-13，该量表在我国医院和社区老年人群中具有良好的信效度。

（二）评估内容和评估方法

1. 评估内容　中文版 VES-13 的评估内容包括年龄、自评健康状况、躯体功能（老年人进行各种躯体活动时的困难程度）和生活功能（老年人在日常生活活动中的独立性和能力）4 个维度，共 13 个条目。其中，年龄、自评健康状况各包含 1 个条目，躯体功能包含 6 个条目，生活功能包含 5 个条目。具体评估内容见表 3-8。

表 3-8　老年人衰弱调查问卷-13

维度	条目	得分
年龄	1. 根据老年人年龄计分	85 岁以上=3 分
		75～84 岁=1 分
		65～74 岁=0 分
自评健康状况	2. 老年人健康状况自我评价	差/与同龄人一样=1 分
		极好/很好/好=0 分
躯体功能	老年人回答以下 6 个条目能否完成	任意 1 个条目回答
	3. 弯腰、蹲伏或跪下	无法做=2 分
	4. 举重或搬运 10 磅（约 4.5kg）重物	有较大困难=1 分
	5. 双臂伸及肩以上	没有困难/一点困难/有些困难=0 分
	6. 书写或抓取小物件	
	7. 步行约 400m	
	8. 做繁重家务	
生活功能	老年人完成以下活动是否存在困难/不能做	任意 1 个条目回答
	9. 购买个人物品	是=4 分
	10. 淋浴或泡澡	否=0 分
	11. 做一些简单家务	（2 个及以上条目回答“是”计 5 分，总得分不超过 5 分）
	12. 管理钱财	
	13. 步行穿过房间	

2. 评估方法　中文版 VES-13 得分范围为 0～11 分，0～2 分为非躯体衰弱，≥3 分为躯体衰弱，分数越高表示躯体衰弱程度越重。具体评估方法如下。

（1）询问老年人年龄。老年人回答≥85 岁计 3 分，75～84 岁计 1 分，65～74 岁计 0 分。

（2）询问老年人对自身健康状况的评价。老年人回答“较差”或“与同龄人一样”计 1 分；回答“极好”或“很好”或“好”计 0 分。

（3）询问老年人以下躯体功能：弯腰和蹲伏或跪下、举重或搬运 10 磅（约 4.5kg）重物、双臂伸及肩以上、书写或抓取小物件、步行约 400m、做繁重家务（如擦洗地板或窗户等）是否存在困难或不能做。上述任意 1 个条目老年人回答 “无法做”计 2 分；回答“有较大困难”计 1 分；回答“没有困难”或“一点困难”或“有些困难”计 0 分（躯体功能维度总得分不超过 2 分，如得分≥2 分，则按 2 分计算）。

（4）询问老年人以下生活功能：购买个人物品、淋浴或泡澡、做一些简单家务、管理钱财、步行穿过房间是否存在困难或不能做。上述任意 1 个条目老年人回答“是”计 4 分，回答“否”计 0 分（2 个及以上条目回答“是”计 5 分，生活功能维度总得分不超过 5 分）。

（三）测量学指标

巴西学者 Luz 等在癌症治疗机构老年人群中对 VES-13 进行了信效度检验，发现该问卷具有较好的重测信度（r=0.980）；问卷各条目相关系数均＞0.600，κ 值为 0.330～0.940，VES-13 表现出良好的聚合效度和合理的区分效度。西班牙学者 Oncology 等对早期乳腺癌患者进行躯体衰弱筛查，以老年综合评估（comprehensive geriatric assessment，CGA）作为校标时，VES-13 识别躯体衰弱的 AUC 值为 0.876，此时的敏感度和特异度分别 86.4%和 57.9%。法国学者 Bongue 等将 VES-13 用于预测社区老年人失能、住院和死亡等不良健康结局，其敏感度分别为 91.0%、89.7%和 92.3%。美国一项针对老年肿瘤患者的研究显示，以 CGA 作为校标时，VES-13 识别躯体衰弱的 AUC 值为 0.900，此时的敏感度和特异度分别为 73.0%和 86.0%。

我国学者吴军等在医院和社区老年人群中验证了中文版 VES-13 的信效度，发现中文版 VES-13 的 Cronbach' s α 系数为 0.813，生活功能维度和躯体功能维度 Cronbach' s α 系数分别为 0.882 和 0.836，内部一致性良好；重测信度为 0.827；条目间相关系数为 0.471～0.824；探索性因子分析提取 3 个公因子，累积方差贡献率为 74.3%；验证性因子分析发现近似误差均方根（root mean square error of approximation，RMSEA）、标准化均方根残差（standardized root mean square residual，SRMR）等各项拟合指数均在可接受范围内，表明中文版 VES-13 具有良好的信效度。

（四）评估注意事项

评估 VES-13 中的生活功能维度时需要注意，购买个人物品可指购买如厕物品、药品等；做一些简单家务可指洗碗、整理物品或轻微清洁等；管理钱财可指记录开销或支付账单等；步行穿过房间可指平地行走一个房间的距离。

（五）应用现状

1. 应用场所和人群　VES-13 已被应用于国外老年人的快速躯体衰弱筛查。美国一项针对老年围术期患者的研究发现，使用 VES-13 评估的躯体衰弱发生率为 67.0%；VES-13 有助于识别躯体衰弱的手术高风险患者，并为其提供主动性围术期护理。意大利学者使用 VES-13 评估老年癌症患者的躯体衰弱状况，发现该人群的躯体衰弱发生率为 44.3%。

国内一项针对首诊恶性血液疾病患者的研究发现，使用 VES-13 评估该人群的躯体衰弱发生率为 66.1%。我国学者张琴等使用 VES-13 评估老年癌症患者的躯体衰弱状况，发现该人群的躯体衰弱发生率为 46.1%。

2. 优点和局限性

（1）优点：①VES-13 评估耗时短，可在 5 分钟内完成躯体衰弱筛查；②VES-13 易于使用，可作为自评式工具或通过电话随访完成评估。

（2）局限性：VES-13 缺乏对老年人情绪状态和客观疾病等方面的评估，在实际应用中，需要结合其他评估工具和临床判断综合评估老年人的躯体衰弱状态。

五、骨质疏松性骨折指数

（一）基本情况

骨质疏松性骨折指数（study of osteoporotic fracture scale，SOF）是美国学者 Ensurd 等

于 2007 年根据老年女性骨质疏松性骨折研究提出的一种简单的躯体衰弱筛查工具，仅包括 3 个条目。SOF 已在衰弱老年人群中进行测试，并被证明可有效预测跌倒、失能、骨折和死亡等不良健康结局。SOF 具有病理生理学理论基础，测量条目较少，评估过程较为简单。

（二）评估内容和评估方法

1. 评估内容 SOF 由 3 个条目组成，包括 2 个生物模型条目（过去 1 年体重减轻大于 5%、自我感觉精力水平下降）和 1 个功能条目（在不借助外力的情况下，不依靠手臂无法完成 5 次起坐试验）。具体评估内容见表 3-9。

表 3-9 骨质疏松性骨折指数

条目内容	是	否
1. 过去 1 年体重减轻大于 5%	1 分	0 分
2. 自我感觉精力水平下降	1 分	0 分
3. 在不借助外力的情况下，不依靠手臂连续 5 次从椅子上站起来并坐下	0 分	1 分

2. 评估方法 SOF 的每个条目计 1 分或 0 分。总分范围为 0～3 分，0 分为健康，1 分为躯体衰弱前期，2 分及以上为躯体衰弱。具体评估方法如下。

（1）条目 1：询问老年人过去 1 年体重减轻是否超过 5%。老年人回答“是”计 1 分，回答“否”计 0 分。

（2）条目 2：询问老年人是否自我感觉精力水平下降。老年人回答“是”计 1 分，回答“否”计 0 分。

（3）条目 3：测试老年人在不借助外力的情况下，不依靠手臂从椅子上站起来并坐下，连续测 5 次。若老年人不能完成计 1 分，反之则计 0 分。

（三）测量学指标

美国学者 Ensurd 等针对女性骨质疏松症患者开发了 SOF，发现以 FFP 为校标时，SOF 预测跌倒、失能、非脊柱骨折、髋部骨折、死亡的 AUC 值分别为 0.670、0.680、0.650、0.730、0.740。意大利学者将 SOF 用于老年肿瘤患者的衰弱筛查，以 CGA 为参考标准，发现 SOF 的敏感度（89.0%）和特异度（81.0%）均较好，诊断准确度较高（AUC=0.860），表明 SOF 适用于老年肿瘤患者的躯体衰弱筛查。此外，意大利一项针对老年门诊患者的研究发现，SOF 是该人群 1 年内发生跌倒、住院和死亡等不良健康结局的有效预测因子。

国内学者以 CGA 为校标在养老机构老年人群中检验了 SOF 的诊断性能，发现 SOF 具有较好的诊断准确度（AUC=0.770）；SOF 可预测老年人失能的发生风险，其 AUC 值为 0.730。

（四）评估注意事项

（1）在老年人进行起坐试验时，评估者应确保老年人的动作规范。

（2）评估过程中应注意预防老年人跌倒，做好防护措施。

（3）评分时应注意，SOF 中“不依靠手臂无法完成 5 次起坐试验”的功能条目为反向计分条目，避免计分错误。

（五）应用现状

1. 应用场所和人群 在国外，SOF 目前主要应用于医院老年人的躯体衰弱筛查。意大利学者使用 SOF 对门诊老年患者进行躯体衰弱筛查，发现该人群躯体衰弱发生率为 37.0%；躯体衰弱的发生与年龄、性别、婚姻状况相关。比利时一项针对医院老年患者的研究发现，使用 SOF 评估的躯体衰弱和躯体衰弱前期发生率分别为 32.5%和 51.5%。

国内学者将 SOF 应用于养老机构老年人的躯体衰弱筛查，发现该人群的躯体衰弱发生率为 20.1%；SOF 可预测该人群跌倒和失能的发生风险。另一项国内研究应用 SOF 对 6775 名社区老年人进行躯体衰弱筛查，发现该人群躯体衰弱和躯体衰弱前期的发生率分别为 11.4%和 40.0%，且躯体衰弱发生率随年龄增长而增加。

2. 优点和局限性

（1）优点：①SOF 具有病理生理学理论基础，有较好的有效性和可靠性；②SOF 的评估内容仅包括 3 个简单的指标，操作性强，适合大范围老年人群躯体衰弱筛查。

（2）局限性：①SOF 不适用于筛查因急性疾病入院老年人的躯体衰弱状态；②SOF 的诊断准确性和对不良健康结局的预测能力需要在不同地区和文化背景的老年人群中进一步验证。

六、PRISMA-7

（一）基本情况

PRISMA-7（program of research to integrate services for the maintenance of autonomy 7）是由加拿大舍布鲁克大学的研究人员于2007年为筛查老年人是否有潜在失能风险而开发的一种简易自评式衰弱问卷。该问卷包含 7 个简单的问题，涉及老年人的基本健康状况、日常生活活动能力、社会支持等方面，被《亚太区老年衰弱管理临床实践指南》推荐作为老年人躯体衰弱的快速筛查工具。2024 年，新加坡理工学院的学者对 PRISMA-7 进行了翻译和文化调试，形成了中文版 PRISMA-7，同时建议使用中文版 PRISMA-7 评估社区老年人的衰弱状况。

（二）评估内容和评估方法

1. 评估内容 PRISMA-7 包括年龄、性别、健康问题、日常活动、居家状况、社会支持和移动辅助工具 7 个条目，具体评估内容见表 3-10。

表 3-10 PRISMA-7

条目	是	否
1. 年龄：是否超过 85 岁	1 分	0 分
2. 性别：是否为男性	1 分	0 分
3. 健康问题：是否有限制其活动的健康问题	1 分	0 分
4. 日常活动：日常活动是否需要他人帮助	1 分	0 分
5. 居家状况：是否因健康问题必须待在家中	1 分	0 分
6. 社会支持：身边是否需要有人，以防不时之需	1 分	0 分
7. 移动辅助工具：是否经常使用拐杖、助行器或轮椅协助活动	1 分	0 分

2. 评估方法

PRISMA-7 包括 7 个条目，每个条目回答“是”计 1 分，回答“否”计 0 分；总分范围为 0～7 分，总分≥3 分为躯体衰弱。具体评估方法如下。

条目 1：询问老年人的年龄。若年龄超过 85 岁，计 1 分，否则计 0 分。

条目 2：评估老年人的性别。若老年人为男性，计 1 分，女性计 0 分。

条目 3：询问老年人有哪些健康问题限制其活动。若老年人回答某个健康问题限制其活动，计 1 分，否则计 0 分。

条目 4：询问老年人穿衣、进食、洗漱等日常活动是否需要他人帮助。若老年人回答“是”计 1 分，回答“否”计 0 分。

条目 5：询问老年人是否因健康问题必须待在家中。若老年人回答存在某个健康问题导致其必须待在家中，计 1 分，否则计 0 分。

条目 6：询问老年人身边是否需要有人陪同以防止意外状况发生。若老年人回答需要，计 1 分，回答“否”计 0 分。

条目 7：询问老年人在日常活动时，是否需要使用拐杖、助行器或轮椅。若老年人回答“是”计 1 分，回答“否”计 0 分。

（三）测量学指标

在 PRISMA-7 开发的原始研究中，该量表的敏感度为 78.3%，特异度为 74.7%，阳性预测值为 42.7%，阴性预测值为 93.5%，表明 PRISMA-7 具有良好的衰弱评估性能。荷兰学者将 PRISMA-7 应用于社区老年人的躯体衰弱筛查，发现与 FFP 相比，PRISMA-7 具有良好的诊断准确性（AUC=0.850）；PRISMA-7 的敏感度和特异度分别为 86.0%和 83.0%。加拿大一项针对社区老年人的研究发现，PRISMA-7 能较好地预测该人群的中等至重度失能风险，其 AUC 值为 0.840。

我国学者发现中文版 PRISMA-7 具有良好的敏感度（100.0%）和特异度（85.3%），内部和外部评分者的可靠性较高[组内相关系数（ICC）=1.000]，能够准确地识别出存在躯体衰弱的老年人。

（四）应用现状

1. 应用场所和人群 目前，PRISMA-7 在国内外老年人躯体衰弱筛查中的应用相对较少。丹麦学者 Sarah 等使用 PRISMA-7 评估 973 名医院老年人的躯体衰弱状况，发现该人群的躯体衰弱发生率为 63.9%。我国一项针对老年急诊患者的研究发现，使用 PRISMA-7 评估该人群躯体衰弱发生率为 65.1%。

2. 优点和局限性

（1）优点：①PRISMA-7 的评估问题简单、易于理解和回答，是一种高效的躯体衰弱筛查工具；②PRISMA-7 无须专业人员进行评估，非医疗机构专业人员也可以通过简单的培训完成评估，适合在初级卫生保健机构中使用。

（2）局限性：①PRISMA-7 依赖于老年人对健康状况的自我评估，评估结果的准确性可能会受个体认知偏差的影响；②使用 PRISMA-7 进行躯体衰弱评估可能会有过度筛查的倾向；③PRISMA-7 的最佳截断值（即确定个体是否处于躯体衰弱状态的得分阈值）可能因年龄和文化背景等因素不同而存在差异。

七、基于医疗大数据的电子化衰弱评估工具

（一）基本情况

医疗大数据是跨平台、跨机构的全周期数据集合，具有海量、多样、快速更新的特点，价值巨大，应用广泛。医疗大数据主要包括患者电子健康档案、实验室检查结果、可穿戴设备数据和医疗机构运营信息等。基于医疗大数据快速发展和传统衰弱评估工具存在不足，使用电子健康工具记录或管理数据集进行大数据挖掘分析并推导出预测模型，进而进行衰弱风险评估和不良预后预测，已成为目前衰弱评估工具改进和研发的热点。

（二）常见评估工具

目前常用的基于医疗大数据的电子化衰弱评估工具包括以下 5 种。

1. 电子衰弱指数（electronic frailty index，eFI）　是以衰弱的缺陷积累模型为框架，通过机器检索和手工检索，从电子健康记录中提取与衰弱相关的缺陷特征。eFI 通过分析患者健康记录中的特定缺陷代码，评估衰弱程度。

2. 医院衰弱风险评分（hospital frailty risk score，HFRS）　是利用国际疾病及相关健康问题统计分类第 10 版（International Statistical Classification of Diseases and Related Health Problems，Tenth Revision，ICD-10）的编码系统，结合患者的诊断、住院时间及住院费用等信息，通过聚类分析识别衰弱患者，构建衰弱风险评分。

3. 老年创伤衰弱指数（geriatric trauma frailty index，GTFI）　特别针对老年创伤患者，通过使用医院电子病历系统的常规数据，系统地整合老年创伤患者个人的疾病特征，进行衰弱评估。

4. 术前衰弱风险评分（risk assessment index for surgical patients-admission，RAI-A）　是参考完整的患者电子病历信息，通过数据连接技术捕获衰弱相关变量，以评估围术期患者的衰弱风险。

5. 福斯特全球衰弱评分（Forster global frailty score，FGFS）　纳入了 7 组衰弱相关的 ICD-10 代码，利用常规收集的管理数据对有衰弱风险的老年人进行风险预测建模，通过实现衰弱临床概念与医疗数据集结合进行衰弱评估。

（三）评估注意事项

1. 数据质量与完整性　评估前需要确保数据的质量，包括数据的准确性、完整性和时效性。数据不完整或错误可能导致评估结果偏差。

2. 隐私保护　在评估过程中，必须严格遵守数据保护法规，确保患者隐私不被泄露，需要对敏感信息进行脱敏处理。

3. 数据标准化　由于医疗数据可能来自不同的医疗机构和系统，需要对数据进行标准

化处理，以保证评估的一致性和可比性。

4. 多源数据整合 评估时应考虑整合多源数据，包括电子健康档案、实验室检查结果、可穿戴设备数据等，以获得更全面的衰弱评估结果。

5. 算法选择与优化 应选择合适的数据挖掘和机器学习算法分析医疗大数据，并根据实际情况对算法进行优化，以提高评估的准确性。

6. 专业人员培训 医护人员应接受有关电子化衰弱评估工具使用规范的培训，以确保评估的准确性和有效性。

7. 评估工具的法律与伦理问题 在使用电子化衰弱评估工具时，需要考虑其可能涉及的法律和伦理问题，确保评估过程符合相关法律法规。

（四）测量学指标

法国学者 Gilbert 等使用 ICD-10 编码系统开发了 HFRS，结果表明 HFRS 不仅与传统的衰弱评估工具如 FFP 和 CFS 等具有相似的准确性，还节省了人工成本和时间成本，具有更好的评分者信度；在超过 100 万名患者的验证队列中，HFRS 识别出的衰弱高风险患者的 30 天死亡率、住院时间延长和 30 天再入院风险的准确性均较传统衰弱评估工具高。

我国一项针对结直肠癌患者的回顾性研究显示，eFI 评分与结直肠癌手术患者长期预后显著相关，表明术前使用 eFI 可有效识别结直肠癌衰弱患者，并预判其远期预后。上海市医学会创伤专科分会使用创伤患者电子病历系统开发的 GTFI，不仅能准确识别衰弱的老年创伤患者，还能有效预测老年创伤患者的死亡率（AUC=0.903）。

（五）应用现状

1. 应用情况 目前国内外学者已开发了多种基于医疗大数据的电子化衰弱评估工具，这些评估工具基于传统衰弱评估工具的基本原理，结合机器学习等方法，为在不同环境和人群中有效识别衰弱和预测其不良健康结局风险提供了可能。但这些工具的可靠性和临床适用性仍需要通过更多研究验证，应在不同地区和人群中进行推广和应用，以进一步检验其实际应用效果。

2. 优点和局限性

（1）优点：①基于医疗大数据的电子化衰弱评估工具，评估过程简便高效，节省时间成本和人力成本；②可自动、全面整合医疗大数据中的健康信息，相较于传统衰弱评估工具，其能更客观准确地反映老年人的衰弱状况，并能更好地预测老年人的不良健康结局；③利用信息技术可开发适用于手机、平板电脑等终端操作的版本，方便医护人员进行高效的数据收集和分析。

（2）局限性：①基于医疗大数据的电子化衰弱评估工具对不良健康结局的预测作用主要用于三级预防，即预防衰弱状态持续恶化而导致的不良健康结局，尚不能在一级预防或二级预防中发现衰弱风险；②大多数电子化衰弱评估工具主要基于单一来源和类型的数据开发，可能缺少社会心理方面的关键信息，影响评估质量和预测效果；③一些电子化衰弱评估工具缺乏独立验证或验证结果不理想，这些工具的评估性能受数据来源影响较大，稳健性尚不能达标。

八、非侵入性传感器

（一）基本情况

非侵入性传感器是一种基于惯性、电磁、光等原理的智能设备，能够在不干扰人体日常活动的情况下捕获运动特征参数。这些传感器通过传感元件或其组合，利用机器学习和人工智能算法进行分析，以识别健康状况或提供干预，并随着时间推移追踪病情。根据传感器是否可随身携带，将其分为可穿戴传感器和不可穿戴传感器两类。可穿戴传感器如惯性测量单元（inertial measurement unit，IMU）等可融入衣物、鞋类、项链、手表等进行监测；不可穿戴传感器如 Kinect 传感器、坐垫传感器等可安装在生活环境中进行监测。

（二）评估内容和评估方法

1. 评估内容　非侵入性传感器可用于捕获以下运动特征参数。①身体活动参数：包括久坐行为、各种强度活动所花费的时间、姿势转换次数等；②步态参数：包括步长、步幅、步频、步速和步行周期等；③平衡参数：包括踝关节、髋关节和重心的摆动等；④上肢运动学参数：通过评估上肢运动识别衰弱类别。

2. 评估方法　不同类型的传感器，测量方法有所不同。可穿戴传感器如 IMU 等主要通过测量身体活动和步态参数评估衰弱状态；不可穿戴传感器如 Kinect 传感器等则通过捕捉身体关节活动进行步态分析和平衡评估。

（三）评估注意事项

1. 隐私保护　使用非侵入性传感器时，应尊重和保护老年人的隐私，避免侵犯隐私。

2. 数据安全　确保传感器收集的数据安全，防止泄露。

3. 监控持续时间和频率　根据老年人的实际需求，调整传感器监测的持续时间和频率。

（四）应用现状

1. 应用场所和人群　在国外，非侵入性传感器常应用于社区、医院和养老机构等多种场所。在社区环境中，美国学者 Razjouyan 等使用了悬挂式传感器监测老年人的身体活动，通过计算平均振幅偏差区分久坐行为，从而识别衰弱前期老年人。日本学者通过在老年人臀部佩戴三轴加速度计评估久坐时间，发现衰弱老年人久坐时间更长。在医院和养老机构中，美国学者 Schwenk 等使用便携式步态分析仪系统提取步态参数，进而区分不同衰弱阶段的老年人。另一项研究通过评估上肢运动学参数如肘部屈曲试验中捕捉的肘部角速度变化等识别衰弱类别，这种方法对行动不便及卧床老年人的衰弱筛查具有很高的应用前景。

在国内，非侵入性传感器的应用也在逐步开展，尤其是在社区和养老机构中。有学者发现老年人智能设备（如手机、手环等）中过去 1 个月、1 周及 1 天的日平均步数，对老年人衰弱和衰弱前期具有一定的初步诊断价值，适合作为社区老年人衰弱筛查的辅助方式之一。此外，也有学者通过使用电子传感器监测养老机构中老年人的久坐行为，计算久坐时间，与视频记录的结果进行比较；结果显示两种方式具有良好的一致性，可用于辅助老年人衰弱筛查。

2. 优点和局限性

（1）优点：①非侵入性传感器可客观地评估身体活动和健康状态；②其易于操作，不影响正常活动，适合老年人使用；③其能够实时监测和反馈健康信息。

（2）局限性：①非侵入性传感器的电池使用寿命有限，可能需要频繁充电；②某些传感器可能会引发隐私担忧，特别是在使用视频监测时；③高精度传感器可能成本较高，限制了其广泛应用。

九、典型应用实例

张女士，75岁，身高158cm；自述近1年无节食、减肥行为，无新诊断的急性和慢性疾病；自诉最近每周约4天感觉做事毫无干劲，平常基本只外出进行必需的食物采购活动，每天晚饭后约散步40分钟。1年前体重为66kg，目前体重为60kg；有高血压病史5年，服用硝苯地平缓释片，平素血压控制在140～150/80～90mmHg；有糖尿病病史6年，服用二甲双胍缓释片，平素空腹血糖控制在6.5～8.0mmol/L；无认知行为异常及抑郁病史。

请用Fried衰弱表型评估张女士是否存在躯体衰弱？

（一）评估前准备

1. 用物准备 体重秤、握力器、计时器、卷尺、粉笔、Fried衰弱表型问卷、笔。

2. 被试者准备

（1）确保被试者在评估前20～30分钟保持安静状态。

（2）穿着轻便舒适的服装和鞋袜。

（二）评估过程

1. 体重 张女士1年前体重66kg，当前体重60kg，体重减轻6kg；询问张女士得知无故意减重或手术干预等情况。符合1年内无诱因体重减轻>4.5kg，计1分。

2. 自觉疲惫 张女士自诉最近1周内，有4天以上时间觉得做每件事都感觉费力。符合CES-D中问题1，即“感觉我做每件事都需要经过努力（≥3天）”，计1分。

3. 握力 嘱张女士保持站立位，双足自然分开，双臂下垂，手心向内，不能触及衣服和身体，使用右手（惯用手）握住握力器使出全力握紧，读取握力器数值，共测量3次，数值分别为11.6kg、9.7kg和10.6kg，取平均值为10.6kg。计算张女士的BMI，$BMI=60kg/1.58m^2 \times 100\%=24.0kg/m^2$。符合其BMI对应的女性握力下降标准（女性BMI为$23.1 \sim 26.0kg/m^2$时，握力值≤17.3kg），计1分。

4. 步速 在平坦宽阔、无障碍物的平地上，用卷尺测量并使用粉笔标注出4.57m距离；嘱张女士从静止开始，以正常速度步行4.57m，测量2次步行所需时间分别为4.2秒和5.4秒，所需平均时间为4.8秒。不符合其身高对应的女性步速减慢标准（即当女性身高≤159cm时，行走时间≥7秒），计0分。

5. 躯体活动量　张女士自诉 1 周内大概每天在小区散步约 40 分钟，计算得到张女士每周活动总时间约为 4.7 小时。不符合女性躯体活动量降低标准（女性躯体活动量＜270kcal/周，约每周散步 2.0 小时），计 0 分。

（三）评估结果

综合 5 个条目得分，张女士 Fried 衰弱表型总分为 3 分，符合该量表的躯体衰弱评分标准（3～5 分为躯体衰弱），表明张女士存在躯体衰弱。

（崔　丹）

第二节　老年人认知衰弱评估工具及应用实例

有效的认知衰弱评估工具对早期识别老年人认知衰弱状态具有重要作用。目前国内外学者通常使用躯体衰弱评估工具联合认知功能评估工具评估老年人认知衰弱状况。本节将介绍常用的老年人认知衰弱评估工具，并介绍使用 Fried 衰弱表型联合蒙特利尔认知评估量表评估老年人认知衰弱状况的应用实例，旨在促进相关专业人员对认知衰弱评估工具的理解和应用。

一、躯体衰弱评估工具

（一）Fried 衰弱表型

Fried 衰弱表型（FFP）已被广泛应用于评估老年人躯体衰弱状况，包含体重减轻、自觉疲惫、握力下降、步速减慢和躯体活动量降低 5 个条目。FFP 中的自觉疲惫和躯体活动量降低 2 个条目与认知能力下降呈显著负相关。目前，FFP 已被广泛用于评估老年人认知衰弱的躯体衰弱部分。FFP 的具体评估内容和评估方法详见第三章第一节。

（二）FRAIL 量表

FRAIL 量表包括疲乏、阻力增加/耐力减退、自由活动下降、疾病情况、体重减轻 5 个条目。因简便和高效，FRAIL 量表已被广泛用于评估老年人认知衰弱的躯体衰弱部分。FRAIL 量表的具体评估内容和评估方法详见第三章第一节。

（三）其他工具

学者们也常选用综合衰弱评估工具评估认知衰弱的躯体衰弱部分，如衰弱指数（frailty index，FI）和格罗宁根衰弱指标（Groningen frailty indicator，GFI）等。其中，FI 是一种基于累积缺陷模型开发的评估工具，通过计算个体在多个健康相关维度上缺陷数量衡量衰弱程度，包括躯体、功能、心理和社会等维度。GFI 是一种综合衰弱评估工具，包括躯体、认知、社会和心理维度，适用于居家和养老机构老年人群的衰弱评估。FI 和 GFI 的具体评估内容和评估方法详见第三章第五节。

二、认知功能评估工具

（一）蒙特利尔认知评估量表

1. 基本情况 蒙特利尔认知评估量表（Montreal cognitive assessment，MoCA）最初由加拿大蒙特利尔神经学研究所的 Nasreddine 等学者于 1996 年开发，包含 10 个认知领域。1999 年，该研究团队使用 MoCA 对舍布鲁克大学纪念医院的记忆障碍老年人和健康老年人进行了初步测试，通过分析两组人群的数据，对区分度不强的 5 个条目进行了优化，并调整了评分机制，增加了区分度最高条目的权重。随后，经过 5 年持续改进，于 2004 年 11 月确定 MoCA 最终版本，此版本共涵盖 8 个认知领域。此后，国内外诸多学者对 MoCA 进行了改良，以适应不同文化背景和语言特点，提高了该量表在不同人群中应用的准确性和有效性。2006 年，我国解放军总医院的王炜等学者对 MoCA 进行翻译和修订，形成了北京版 MoCA，该版本是目前我国应用最广泛的版本之一。此外，南方医科大学珠江医院的张立秀等学者于 2007 年验证了广州版 MoCA 在我国老年人群中应用的可靠性和有效性。《阿尔茨海默病源性轻度认知障碍诊疗中国专家共识 2024》推荐使用 MoCA 筛查轻度认知障碍（MCI）和阿尔茨海默病（AD）患者。

2. 评估内容和评估方法

（1）评估内容：北京版 MoCA 包含视空间与执行功能、命名、记忆、注意、语言、抽象、延迟回忆和定向 8 个认知维度。具体评估内容见图 3-1。

（2）评估方法：北京版 MoCA 总分范围为 0～30 分，得分越高，代表认知功能越好；通常≥26 分表明认知功能正常，<26 分表明可能存在认知障碍。若老年人受教育年限≤12 年，则总分加 1 分，但总分不能超过 30 分。具体评估方法如下。

1）视空间与执行功能：①交替连线。嘱老年人按照从数字（1、2、3、4、5）到汉字（甲、乙、丙、丁、戊）并逐渐升高的顺序画一条线。若老年人完全按照“1-甲-2-乙-3-丙-4-丁-5-戊”的顺序进行连接，并且没有任何交叉，计 1 分，否则计 0 分。②复制立方体。嘱老年人照着原图在下方空白处画一遍，并尽可能还原。若为三维图形，无多余的线，相对的边基本平行，且长度基本一致（长方体或棱柱体也算正确），计 1 分；上述任何一条标准不满足，计 0 分。③画钟表。嘱老年人画一个钟表，填上所有的数字，并指向 11 点 10 分。若老年人画出的钟表为圆形（允许没有闭合），计 1 分；所有数字完整，无多余，顺序和象限均正确，计 1 分；时针短于分针、指针的中心交点接近钟表中心，且指针指向均正确，计 1 分。本题总分为 0～3 分。

2）命名：嘱老年人根据图片说出动物的名字。正确答案是“狮子”、“犀牛”及“（单峰）骆驼”。每答对 1 个动物，计 1 分，答错计 0 分。本题总分为 0～3 分。

3）记忆：评估者以每秒 1 个词的速度读出面孔、天鹅绒、教堂、菊花、红色，读完后，嘱老年人回忆上述词语，共测试 2 次，并告知老年人评估结束后会再次询问。本次记忆力测试不计分。

出生日期：

教育水平：　　　　姓　　名：

性　　别：　　　　检查日期：

视空间与执行功能

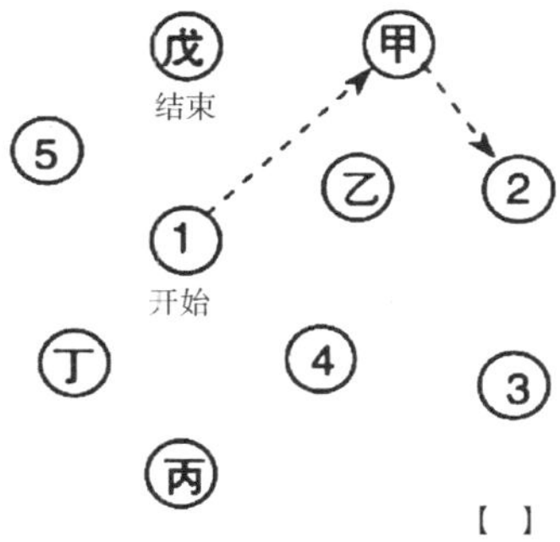

【 】

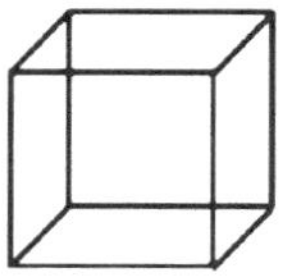

复制立方体

【 】

画钟表（11点过10分）（3分）

【 】轮廓　【 】数字　【 】指针

得分 ___/5

命　名

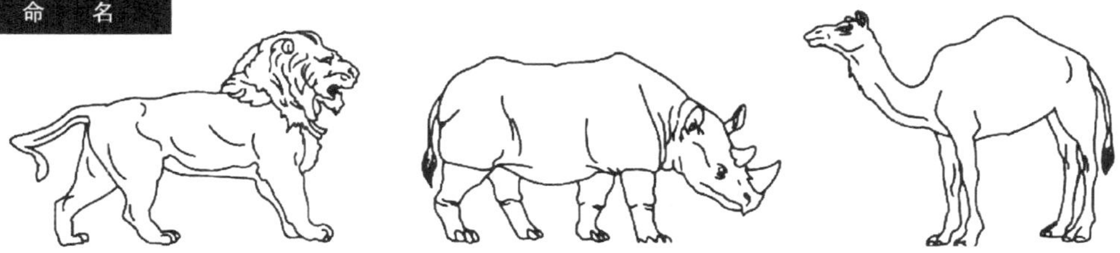

【 】　【 】　【 】　___/3

记　忆

读出下列词语，而后由患者重复上述过程重复2次

5分钟后回忆

	面孔	天鹅绒	教堂	菊花	红色
第一次					
第二次					

不计分

注　意

读出下列数字，请患者重复（每秒一个）　顺背【 】21854　倒背【 】742　___/2

读出下列数字，每当数字 1 出现时，患者必须用手敲打一下桌面，错误数大于或等于2个不给分

【 】521394118062151945111419051112　___/1

100 连续减 7　【 】93　【 】86　【 】79　【 】72　【 】65　___/3

4～5 个正确计 3 分，2～3 个正确计 2 分，1 个正确计 1 分，全部错误为 0 分

语　言

重复：我只知道今天张亮来帮忙　【 】

狗在房间的时候，猫总是躲在沙发下面　【 】　___/2

流畅性：在 1 分钟内尽可能多地说出动物的名称【 】____（$n \geqslant 11$）　___/1

抽　象

词语相似性：如香蕉–橘子=水果　【 】火车–自行车　【 】手表–尺子　___/2

延迟回忆

	面孔	天鹅绒	教堂	菊花	红色	
回忆时不能提示	【 】	【 】	【 】	【 】	【 】	仅根据非提示回忆计分　___/5
选项：分类提示						
选项：多选提示						

定　向

【 】日期　【 】月份　【 】年代　【 】周几　【 】地点　【 】城市　___/6

总分________/30

图 3-1　北京版蒙特利尔认知评估量表（MoCA）

4）注意：①数字顺背和倒背。评估者按照每秒一个数字的速度朗读“21854”，读完后嘱老年人顺序背诵出来；评估者再以每秒一个数字的速度朗读“742”，读完后嘱老年人倒序背诵出来。若老年人复述准确，则每一个数列分别计 1 分。本题总分为 0～2 分。②警

觉性。评估者按照每秒一个数字的速度朗读“521394118062151945111419051 12”，嘱老年人听到“1”时拍手。若老年人的拍手时机完全正确或只有一次错误，计 1 分。错误是指当评估者读“1”时，老年人没有拍手，或读其他数字时老年人拍手。③计算。嘱老年人计算 100 减 7，然后得数再减 7，一直往下减，直至评估者叫停为止。每一个得数都单独评定，全部错误计 0 分，1 个正确计 1 分，2～3 个正确计 2 分，4～5 个正确计 3 分。本题总分为 0～3 分。

5）语言：①句子复述。评估者朗读“我只知道今天张亮来帮忙”“狗在房间的时候，猫总是躲在沙发下面”，读完后嘱老年人完整重复一遍。若老年人复述正确，每句话分别计 1 分。本题总分为 0～2 分。②词语流畅性。嘱老年人在 1 分钟内说出自己知道的动物名称，并记录老年人的回答内容（龙、凤凰、麒麟等神话动物也算正确）。若老年人说出的动物名称≥11 个，计 1 分；＜11 个，计 0 分。

6）抽象：首先，嘱老年人说出“橘子”和“香蕉”的共性，若老年人回答的是具体特征，如“都有皮”“都能吃”等，则提示老年人更换一种说法；若老年人仍未给出准确回答，则告知其正确答案，即两者均为“水果”，但不给出其他任何解释或说明。然后，询问老年人“火车”和“自行车”的共性，若回答“运输工具”“交通工具”，计 1 分；回答“都有轮子”，计 0 分。最后，询问老年人“手表”和“尺子”的共性，若回答“测量仪器”“测量用的”，计 1 分；回答“都有数字”，计 0 分。注意“橘子”和“香蕉”只是引导题，不计分，只对后两组词的回答进行评分。本题总分为 0～2 分。

7）延迟回忆：嘱老年人回忆评估者在前面朗诵的 5 个词语（面孔、天鹅绒、教堂、菊花、红色），对未经提示而回忆正确的词，正确回答 1 项，计 1 分。本题总分为 0～5 分。

8）定向：嘱老年人说出当天的日期和所在地点，具体到年、月、日、周及所在城市、地点的详细名称。正确回答 1 项，计 1 分，错误计 0 分。本题总分为 0～6 分。

3. 测量学指标 加拿大学者 Nasreddine 等开发了 MoCA，并在社区老年人群中检验了其信效度，MoCA 的 Cronbach' s α 系数为 0.830，ICC 值为 0.920，具有良好的内部一致性和重测信度；MoCA 检测 MCI 和 AD 患者的敏感度分别为 90.0%和 100.0%。一项有关认知功能评估工具的系统评价显示，MoCA 的 Cronbach' s α 系数为 0.830～0.880，提示该量表具有良好的内部一致性。印度学者使用 MoCA 评估了精神分裂症患者和正常人的认知功能，发现该量表的 Cronbach' s α 系数为 0.839。此外，日本学者使用 MoCA 对医院和社区老年人进行认知功能评估，发现该量表具有较好的重测信度（ICC=0.882）和内部一致性（Cronbach' s α 系数=0.740）；当 MoCA 总分的截断值为 25 分或 26 分时，MoCA 区分 MCI 和正常老年人的敏感度为 93.0%。

我国学者王炜等对英文版 MoCA 进行了汉化，并在离退休老年人群中进行了信效度检验，发现北京版 MoCA 与 MMSE 的相关系数为 0.846，具有较好的效标效度；北京版 MoCA 识别正常老年人的敏感度和特异度分别为 100.0%和 98.6%，识别 MCI 老年人的敏感度和特异度分别为 93.2%和 71.7%。另一项研究发现，北京版 MoCA 识别 MCI 的敏感度为 92.4%，显著优于 MMSE（24.2%）；其假阴性率（7.6%）明显低于 MMSE（75.8%）。另一项研究表明，北京版 MoCA 诊断认知障碍的 AUC 值为 0.910；以总分 25 分或 26 分作为 MCI 的截断值时，该量表的敏感度及特异度分别为 95.4%和 55.6%；以 23 分或 24 分为 MCI 的截断值时，该量表的敏感度和特异度分别为 86.0%和 82.2%。广州学者张立秀等在社区老年人群中对英文版 MoCA 进行了汉化和信效度检验，发现广州版 MoCA 的 Cronbach' s α 系数为 0.818，ICC 值为 0.857，具有较好的内部一致性和重测信度；该量表各条目得分与总分的相关系数为 0.500～0.900，提示该量表具有较好的内容效度；因子分析提取 4 个公因子，可解释总方差的 85.6%，且各条目在相应因子上有较满意的因子载荷量（≥0.4），提示该量表的结构效度较好。

4. 评估注意事项

（1）提前准备“命名”维度中 3 个动物的图片（清晰且大小适宜），以便老年人查看。

（2）提前为老年人准备铅笔和橡皮，以便在进行“复制立方体”和“画钟表”时对内容进行修改。

（3）在进行数字部分测试时，应按照每秒一个数字的速度进行朗读，注意速度不宜过快。

（4）选择安静和舒适的场所进行评估，以减少环境对测试结果造成的干扰。

5. 应用现状

（1）应用场所和人群：MoCA 现已在国外社区、医院和养老机构中得到了广泛应用。在社区层面，泰国学者 Seesen 等使用 MoCA 和 FFP 对社区老年人进行认知衰弱筛查，发现以 MoCA 总分 24 分作为 MCI 的截断值时，11.9%的老年人存在 MCI，28.7%的老年人存在认知衰弱。Ishikawa 等学者使用 MoCA 评估美国社区老年人的认知功能，发现该人群 MCI 的发生率为 27.5%；年龄越大、文化水平越低的老年人，MoCA 得分越低。在医院层面，Van 等学者使用 MoCA 对院外心搏骤停幸存者进行了认知功能评估，发现该人群 MoCA 平均得分为 25.80 分，提示该人群认知水平整体较好；老年人的受教育程度越高，MoCA 得分越高。一项使用 MoCA 评估医院老年患者认知功能的研究显示，23.0%的老年患者存在认知障碍。在养老机构层面，澳大利亚学者 Dodds 等使用 MoCA 评估养老机构老年人，发现该人群 MoCA 平均得分为（16.80±6.30）分，提示该人群认知水平整体较差；家庭成员和朋友越多的老年人，MoCA 得分越高。

在国内，MoCA 已广泛应用于不同研究场所和人群。在社区层面，有学者采用 MoCA 和 FRAIL 量表评估社区老年人的认知衰弱状况，发现该人群的 MoCA 平均得分为（24.25±3.42）分，认知衰弱发生率为 18.5%。在医院层面，刘健等学者应用 MoCA 和 FRAIL 量表对山东医院老年慢性心力衰竭患者进行评估，发现该人群 MoCA 平均得分为 18.00 分，认知衰弱发生率为 50.5%。刘泳秀等学者采用 MoCA 和 FFP 评估了医院老年 2 型糖尿病患者的认知衰弱状况，发现该人群 MoCA 平均得分为（25.87±2.30）分；34.7%的老年患者存在 MCI，20.8%的老年患者存在认知衰弱。在养老机构层面，周巧学等学者应用 MoCA 和 FFP 对养老机构老年人进行认知衰弱评估，发现该人群 MoCA 平均得分为（22.86±4.51）分，27.1%的老年人存在认知衰弱。

（2）优点和局限性

1）优点：①MoCA 涵盖多个认知领域，可全面评估老年人的认知功能；②MoCA 在识别 MCI 方面具有较高的敏感度；③MoCA 具有多种语言版本，使用范围较为广泛，便于开展跨文化和跨地域的认知功能研究和数据比较。

2）局限性：①MoCA 在低教育水平老年人中得分较低，无法用“+1 分”的方式进行矫正，可导致地板效应；②MoCA 在不同文化和教育背景下的标准化和适用性问题需要进一步研究和验证；③不同的评估者可能会产生一定的主观偏差，需要进行定期培训和质量控制。

（二）简易智力状态检查量表

1. 基本情况 简易智力状态检查量表（MMSE）由美国心理学家 Folstein 等于 1975 年基于认知心理学理论框架开发，主要用于评估老年人认知功能状态。该量表简洁易用，目前已经广泛应用于临床认知障碍评估及痴呆筛查。MMSE 能够有效预测老年人跌倒、营养不良及骨折等不良健康结局。1989 年，我国北京医科大学精神卫生研究所李格等学者将 MMSE 引入并翻译为中文版，随后多位学者根据具体人群特点将其演化为不同的版本，包括北京版、上海版、粤语版和哈萨克语版等，其中北京版 MMSE 应用最为广泛。《中国阿尔茨海默病痴呆诊疗指南》《中国防治认知功能障碍专家共识》《血管性认知功能损害的专家共识》均推荐将 MMSE 作为老年人认知障碍的评估工具。

2. 评估内容和评估方法

（1）评估内容：北京版 MMSE 包括时间定向、空间定向、记忆力、注意力和计算力、回忆力、语言理解及视觉空间构建 7 个维度，共 30 个条目。具体评估内容见表 3-11。

表 3-11 简易智力状态检查量表

维度	条目	正确	错误
时间定向力	1. 现在是哪一年	1 分	0 分
	2. 现在是哪个月	1 分	0 分
	3. 现在是哪一天	1 分	0 分
	4. 现在是周几	1 分	0 分
	5. 现在是上午还是下午	1 分	0 分
地点定向力	6. 我们现在是在哪个省（市）	1 分	0 分
	7. 我们现在是在哪个区（县）	1 分	0 分
	8. 我们现在是在哪个乡镇（街道）	1 分	0 分
	9. 我们现在是在哪个医院	1 分	0 分
	10. 我们现在是在第几层楼	1 分	0 分
即刻记忆	现在我会说三样东西的名称，说完之后，请您重复一次并记住它们，过几分钟后，我会请您再复述一次		
	11. 皮球	1 分	0 分
	12. 国旗	1 分	0 分
	13. 树木	1 分	0 分
注意力和计算力	计算 100 减 7，然后得数再减 7，一直往下减，直到我说停为止		
	14. 100 减 7	1 分	0 分
	15. 减 7	1 分	0 分
	16. 减 7	1 分	0 分
	17. 减 7	1 分	0 分
	18. 减 7	1 分	0 分

续表

维度	条目		正确	错误
延迟回忆	请复述之前让您记住的三样东西的名称			
	19. 皮球		1分	0分
	20. 国旗		1分	0分
	21. 树木		1分	0分
语言能力	命名	22.（出示手表）这是什么东西	1分	0分
		23.（出示铅笔）这是什么东西	1分	0分
	复述	24. 请您跟我复述这句话“四十四只石狮子”	1分	0分
	三步命令	25. 用右手拿着这张纸	1分	0分
		26. 用两只手把它对折起来	1分	0分
		27. 将纸放在您的左腿上	1分	0分
	阅读	28. 请您看看这句话，并且按上面的意思去做——“闭上您的眼睛”	1分	0分
	书写	29. 请您写一个完整的句子	1分	0分
视觉空间能力	临摹	30. 这里有一幅图，请您照着它一模一样地画出来	1分	0分

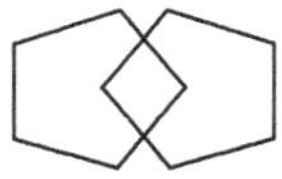

（2）评估方法：北京版 MMSE 包含 30 个条目，每个条目回答正确计 1 分，回答错误计 0 分；总分范围为 0～30 分，分数越高，表明认知功能越好。判断标准如下：①认知障碍评分标准，总分 27～30 分为正常，＜27 分为认知障碍；②痴呆判定标准，结合文化水平进行判定，文盲≤17 分，小学程度≤20 分，中学程度（包括中专）≤22 分，大学程度（包括大专）≤23 分；③痴呆严重程度分级，轻度（≥21 分）、中度（10 分～20 分）、重度（≤9 分）。具体评估方法如下。

1）时间定向力：嘱老年人说出现在的年、月、日、周、上午还是下午。每答对 1 个时间，计 1 分，答错计 0 分。本维度总分为 0～5 分。

2）空间定向力：嘱老年人说出现在所在具体地址（省市、区县、乡镇/街道、医院、楼层）。每答对 1 个地址，计 1 分，答错计 0 分。本维度总分为 0～5 分。

3）即刻记忆：评估者按照每秒一个词语的速度朗读“皮球”“国旗”“树木”，嘱老年人复述，最多可以尝试 5 次。每答对 1 个词语，计 1 分，答错计 0 分。本维度总分为 0～3 分。

4）注意力和计算力：嘱老年人计算 100 减 7，然后得数再减 7，一直往下减，直到评估者叫停为止。每个得数都单独评定，每答对 1 项计 1 分，答错计 0 分。本维度总分为 0～5 分。

5）延迟回忆：请老年人再次回忆“皮球”“国旗”“树木”，并复述一遍。每答对 1 个词语，计 1 分，答错计 0 分。本维度总分为 0～3 分。

6）语言能力

命名能力：评估者向老年人展示“手表”“铅笔”，并要求他们说出这是什么。每题答对 1 个命名，计 1 分，答错计 0 分。总分为 0～2 分。

复述能力：要求老年人复述“四十四只石狮子”。复述正确且咬字清楚，计 1 分，否则计 0 分。

三步命令：给老年人一张空白纸，要求老年人依次完成以下三个命令：“用右手拿着这张纸”“用两只手把它对折起来”“将纸放在您的左腿上”。当老年人按照正确顺序每做出 1 个动作，计 1 分，做错计 0 分。总分为 0～3 分。

阅读能力：评估者给老年人展示一张写有“闭上您的眼睛”的卡片，要求老年人朗读并做出相应动作。当老年人闭上眼睛，计 1 分，否则计 0 分。

书写能力：请老年人写出一个完整的句子，句子必须有主语、动词，且有意义（语法和标点的错误不影响得分）、能被人理解，评估者不给予任何提示。若老年人在 2 分钟之内能写出合格的句子，计 1 分，否则计 0 分。若老年人为文盲，则该项直接计 0 分。

7）视觉空间能力：要求老年人临摹重叠的 2 个五边形。若老年人画出的图形包括 5 个清楚的角和 5 个边，且交叉处形成菱形，计 1 分，否则计 0 分。线条抖动和图形旋转不影响得分。

3. 测量学指标 美国学者 Folstein 等在医院老年人中检验了 MMSE 的信效度，发现该量表的 24 小时重测信度为 0.890，28 天重测信度为 0.980；MMSE 得分与韦氏成人智力量表（Wechsler adult intelligence scale，WAIS）的言语（r=0.780）和操作（r=0.660）2 个维度得分显著相关。日本学者 Hudon 等对 MMSE 进行的信效度检验结果显示，MMSE 区分 MCI 与轻度 AD 的最佳截断值为总分 23 分或 24 分，此时的敏感度和特异度分别为 68.7% 和 78.8%；MMSE 区分认知功能正常者与 MCI 老年人的最佳截断值为总分 27 分或 28 分，此时的敏感度和特异度分别为 83.9%和 83.5%。韩国的一项研究显示，应基于老年人的不同文化程度选择不同的 MMSE 总分截断值，其中文盲组的 MMSE 总分≤17 分，小学组≤20 分，中学或以上组≤24 分。

我国学者李格等对北京版 MMSE 进行了信效度检验，结果显示该量表的评定者间信度为 0.970，重测信度为 0.900；当 MMSE 诊断痴呆的截断值＜17 分时，其敏感度为 100.0%，特异度为 89.0%。张明圆等学者对上海版 MMSE 进行了信效度检验，结果显示该版本的重测信度为 0.910；上海版 MMSE 根据老年人教育水平所确定的痴呆界值分别是文盲组≤17 分、小学组≤20 分、中学或以上组≤24 分。另有学者将粤语版 MMSE 在香港老年人群中进行了信效度检验，该量表的 Cronbach' s α 系数为 0.860，评定者间信度为 0.990，重测信度为 0.780；以总分 19 分或 20 分作为痴呆筛查截断值时，其敏感度和特异度分别为 97.5% 和 97.3%。哈萨克语版 MMSE 的 Cronbach' s α 系数为 0.760，重测信度为 0.870；对于不同文化程度的哈萨克族老年人，MMSE 诊断痴呆的截断值存在差异，其中，未受过教育者、小学文化水平者和初中及以上文化水平者的痴呆诊断界值分别为≤18 分、≤21 分和≤24 分。

4. 评估注意事项

（1）MMSE 在不同文化背景下使用需要进行文化调适。

（2）MMSE 评分受被试者教育水平的影响，不同教育水平被试者的 MMSE 总分截断值不同。

（3）由于 MMSE 包含语言任务，因此被试者的语言能力可能影响测试结果。

（4）如果在短时间内重复进行 MMSE 评估，可能会出现练习效应，导致评分偏高。

（5）MMSE 的测试应由经过培训的专业人员进行，以确保评估的准确性。

5. 应用现状

（1）应用场所和人群：MMSE 被广泛运用于国外老年人的认知功能和认知衰弱筛查。法国一项针对 2409 名社区老年人的研究显示，教育水平、年龄和性别等社会人口统计变量显著影响老年人的 MMSE 得分；教育水平越高的老年人，MMSE 得分越高，年龄越大的老年人，MMSE 得分越低。新加坡一项针对 5414 名社区老年人的研究发现，采用 MMSE 和 FFP 组合量表评估认知衰弱时，该人群的认知衰弱发生率为 1.6%。日本一项针对 1192 名社区老年人的研究中，也使用 MMSE 和 FFP 组合量表评估认知衰弱，发现该人群认知衰弱发生率为 2.1%。秘鲁一项针对 1390 名老年人的研究显示，使用 FFP 联合 MMSE 评估出的认知衰弱发生率为 11.3%；认知衰弱与老年人的死亡风险显著相关。

国内也有多项研究使用 MMSE 对社区、医院及养老机构的老年人群进行认知功能和认知衰弱评估。研究表明，MMSE 在我国临床认知功能筛查中的使用频率高达 82.1%。有学者使用 FFP 和 MMSE 组合量表评估社区老年 2 型糖尿病患者的认知衰弱状况，发现该人群认知衰弱发生率为 8.6%。也有学者使用 FRAIL 量表和 MMSE 组合量表对杭州市社区老年慢性疾病患者进行认知衰弱评估，发现该人群的认知衰弱发生率为 8.7%。一项纳入了 19 项队列研究的认知衰弱发生率系统评价显示，有 11 项研究使用 MMSE 和 FFP 组合量表评估老年人的认知衰弱状态；与非认知衰弱老年人相比，认知衰弱老年人的死亡和住院风险更高。

（2）优点和局限性

1）优点：①MMSE 操作简便、耗时短，可用于社区大样本调查；②MMSE 作为痴呆诊断的辅助工具，具有较高的敏感度。

2）局限性：①MMSE 易受被试者教育程度的影响，易导致天花板效应；②MMSE 对 MCI 和痴呆患者的识别作用有限；③MMSE 的评估内容有限，缺少长期记忆评估。

（三）临床痴呆评定量表

1. 基本情况　临床痴呆评定量表（clinical dementia rating，CDR）是由美国学者 Hughes 等于 1982 年编制的针对老年 AD 患者的筛查工具。CDR 对失能、认知障碍等不良健康结局具有良好的预测效度。《老年人认知障碍评估中国专家共识（2022）》推荐使用 CDR 对老年人进行 AD 筛查及严重程度分级。在认知衰弱的评估中，CDR 可与躯体衰弱量表如 FFP 或 FRAIL 量表等作为组合量表评估老年人的认知衰弱状况；也可作为 MoCA 或 MMSE 的补充工具，排除 AD 或其他类型的痴呆，从而辅助评估认知衰弱。然而，由于 CDR 需要专业人员操作，且耗时较长，因此在大样本人群的认知衰弱筛查中受到了限制。

2. 评估内容和评估方法

（1）评估内容：CDR 包括记忆力、定向力、判断与问题解决能力、社会事务、家务与业余爱好、个人自理能力 6 个认知领域。其中，记忆力是主要评估项目，其他 5 个认知领域则是次要项目。

（2）评估方法：评估者对老年人及知情者（如家属或照顾者等）进行访谈，收集老年人 6 个认知领域的相关信息。其中，记忆力、定向力及判断与问题解决能力的评估通常来源于老年人自身及知情者的报告；而对于社会事务、家务与业余爱好、个人自理能力 3 个领域，则主要依赖知情者的报告。根据访谈结果，计算 CDR 得分。目前主要的计分方式是 CDR 总分法（CDR-global score，CDR-GS）。CDR-GS 综合 6 个领域的评分评定老年人痴呆程度，分为 5 个等级，0 分为无痴呆，0.5 分为可疑痴呆，1 分为轻度痴呆，2 分为中度痴呆，3 分为重度痴呆。在评估过程中，如果老年人的表现介于两个评分之间，通常按照较严重的一级进行评分。

3. 测量学指标 美国学者 Hughes 等在社区老年人群中评估了 CDR 的信效度，发现该量表的评定者间信度为 0.89，6～9 个月时的重测信度良好。美国学者 Gallagher 等在帕金森病（Parkinson's disease，PD）患者中评估了 CDR 的信效度，发现该量表的 Cronbach' s α 系数为 0.940，具有较好的内部一致性；以 3.5 分为最佳截断值时，该量表在区分 PD 与 MCI 时表现良好（AUC=0.940）。Grober 等学者比较了 CDR 得分和客观记忆障碍阶段（stages of objective memory impairment，SOMI）系统区分 AD 的有效性，发现 CDR 得分对 AD 诊断的准确性与 SOMI 相似，其 AUC 值分别为 0.830 和 0.850。一项系统评价比较了 CDR 对老年人 MCI 和痴呆的诊断准确性，发现以 0.5 分为 MCI 的截断值时，CDR 的敏感度和特异度分别为 93.0%和 97.0%；以 1 分为痴呆的截断值时，其敏感度和特异度分别为 87.0%和 99.0%。

我国学者在 1827 名老年人中探讨了 CDR 预测痴呆前期向痴呆转化的能力，发现随着 CDR 得分增加，痴呆前期转化为痴呆的转化率也随之增加；与 CDR 得分为 0 分（正常认知）相比，CDR 得分为 0.5 分、1.0 分、1.5 分、2.0 分、2.5 分、3.0 分、3.5 分、4.0 分和≥4.5 分的老年人转化为痴呆的风险比分别为 1.51、1.91、2.58、2.13、3.46、3.85、3.19、5.12 和 5.22，表明 CDR 在预测痴呆前期向痴呆转化方面具有高的预测价值。也有学者使用 CDR 识别老年人的认知功能，发现 CDR 在区分正常认知/主观认知下降（subjective cognitive decline，SCD）、SCD/MCI 和 MCI/轻度痴呆的截断值分别为 0 分/0.5 分、0.5 分/1.0 分和 2.5 分/3.0 分，AUC 值分别为 0.850、0.900 和 0.920。

4. 评估注意事项 在老年人的认知衰弱评估中，CDR 作为认知功能评估的辅助工具，通常与其他认知功能评估量表如 MMSE、MoCA 等联合使用，但这种联合使用评估的方式耗时较长，需要结合研究目的及现实条件综合考量。

5. 应用现状 在国外，学者们联合使用 CDR 和躯体衰弱评估工具评估老年人认知衰弱状况。马来西亚学者 Ibrahim 等采用 CDR 和 FFP 组合量表评估社区老年人认知衰弱状况，发现 46.3%的老年人存在认知衰弱；年龄≥70 岁的老年人发生认知衰弱的风险（57.4%）显著高于年龄＜70 岁者（42.6%）。英国学者 Davide 等使用 CDR 和 FFP 组合量表评估了高龄老年人认知衰弱状况，发现该人群认知衰弱的发生率为 1.1%，躯体衰弱和认知障碍的发生率分别为 5.1%和 5.5%；认知衰弱老年人在 3 年随访期间发生痴呆的风险显著高于非认知衰弱老年人。

CDR 在国内已广泛用于认知功能评估，并可作为 MoCA、MMSE 的补充工具，辅助评估社区、医院及养老机构老年人群的认知衰弱状况。有学者使用 MoCA、CDR 和 FFP 组合量表对社区老年人进行认知衰弱评估，发现 9.6%的老年人存在认知衰弱；女性、高龄及不经常运动的老年人发生认知衰弱的风险更高。也有学者使用 MoCA、CDR 和 FFP 组合量表评估了老年慢性心力衰竭患者的认知衰弱状况，发现该人群认知衰弱发生率为 11.9%。另有研究使用 MoCA、CDR 和 FFP 组合量表对养老机构老年人群开展认知衰弱评估，发现 38.3%的老年人存在 MCI，27.1%的老年人存在认知衰弱。此外，一项纵向研究发现，CDR 得分越高，老年人向痴呆转化的风险越高；年龄较大、教育水平较低、认知表现较差和有糖尿病病史的老年人更可能向痴呆转化；随着 CDR 得分增加，从痴呆前期逆转为正常认知的可能性降低。

（四）8 条目痴呆筛查问卷

1. 基本情况　8 条目痴呆筛查问卷（ascertain dementia 8-item questionnaire，AD8）是由美国圣路易斯华盛顿大学的研究人员 Galvin 等于 2005 年开发的，用于快速筛查老年人认知功能状态，也可用于随访其认知功能变化。AD8 在不同文化和语言背景下具有良好的信效度，是识别认知障碍的有效工具。AD8 的韩语版和繁体中文版分别于 2009 年和 2011 年经过跨文化验证，证实其能有效区分亚洲人群中的痴呆与非痴呆老年人。我国北京大学精神卫生研究所于 2012 年根据 AD8 的英文版和繁体中文版，翻译并修订出简体中文版 AD8，证实其在国内老年人群中具有较高的信度和效度。《老年人认知障碍评估中国专家共识（2022）》推荐使用 AD8 进行门诊、社区和养老机构老年人群的认知障碍快速筛查。

2. 评估内容和评估方法

（1）评估内容：AD8 包含 8 个条目，可由老年人自行填写，也可由知情者协助填写，以了解老年人在最近几年内可能存在的认知问题。建议最好由了解老年人情况的知情者回答。具体评估内容见表 3-12。

表 3-12　8 条目痴呆筛查问卷

条目	是	否	不确定
1. 判断力出现障碍	1 分	0 分	0 分
2. 兴趣减退，如爱好或活动减少	1 分	0 分	0 分
3. 不断重复同一件事	1 分	0 分	0 分
4. 学习使用一些简单的日常工具或家用电器和器械有困难	1 分	0 分	0 分
5. 记不清当前的月份或年份	1 分	0 分	0 分
6. 处理复杂的个人经济事务有困难	1 分	0 分	0 分
7. 记不住和别人的约定	1 分	0 分	0 分
8. 日常记忆和思考能力出现问题	1 分	0 分	0 分

（2）评估方法：AD8 的每个条目回答“是”，计 1 分；回答“否”或“不确定”，计 0 分；总分 0～8 分，得分≥2 分，提示存在痴呆可能；分数越高，提示认知功能越差。由知情者回答的具体评分方法如下。

条目 1：询问知情者老年人的判断力是否出现问题，如做决定困难等。回答“是”计 1 分，回答“否”或“不确定”计 0 分。

条目 2：询问知情者老年人是否出现兴趣减退、爱好或活动减少。回答“是”计 1 分，回答“否”或“不确定”计 0 分。

条目 3：询问知情者老年人是否总是问同一个问题、讲同一个故事、说同一句话。回答“是”计 1 分，回答“否”或“不确定”计 0 分。

条目 4：询问知情者老年人使用电饭锅、微波炉、遥控器等日常工具或家用电器和器械是否有困难。回答“是”计 1 分，回答“否”或“不确定”计 0 分。

条目 5：询问知情者老年人记忆当前的月份或年份是否存在困难。回答“是”计 1 分，回答“否”或“不确定”计 0 分。

条目 6：询问知情者老年人进行对账、理财等复杂的个人经济事务是否有困难。回答“是”计 1 分，回答“否”或“不确定”计 0 分。

条目 7：询问知情者老年人是否总忘记与别人的约定。回答“是”计 1 分，回答“否”或“不确定”计 0 分。

条目 8：询问知情者老年人的记忆力、思考能力是否出现问题。回答“是”计 1 分，回答“否”或“不确定”计 0 分。

3. 测量学指标 美国的一项研究发现，以 CDR 为校标时，AD8 诊断痴呆的 AUC 值为 0.834，敏感度和特异度分别为 74.0%和 86.0%，表明该量表具有良好的区分能力；AD8 的 Cronbach’s α 系数为 0.840，ICC 值为 0.800，具有良好的内部一致性和重测信度。韩国学者使用 AD8 对门诊患者进行痴呆筛查，发现该量表的 Cronbach’s α 系数为 0.880；以 2 分为截断值时，其 AUC 值为 0.880，敏感度和特异度分别为 68.0%和 90.0%。菲律宾学者在社区老年人群中对 AD8 进行了信效度检验，发现该量表的最佳截断值为 3 分时，AUC 值为 0.94；敏感度和特异度分别为 91.5%和 77.9%。一项纳入了 34 项研究的系统评价显示，当 AD8 的截断值为 2 分时，其敏感度为 92.0%，特异度为 64.0%，阳性似然比为 2.530，阴性似然比为 0.120；当 AD8 的截断值为 3 分时，敏感度下降为 91.0%，特异度提升至 76.0%，阳性似然比增加至 3.860，阴性似然比仍为 0.120，表明 AD8 在截断值为 2 分或 3 分时均能有效区分痴呆与非痴呆老年人。

我国学者在社区老年人群中对 AD8 进行了信效度检验，发现当 AD8 的截断值为 2 分时，AUC 值为 0.961，其敏感度及特异度分别为 97.6%及 78.1%，阳性似然比为 4.500，阴性似然比为 0.030。一项针对社区高龄老年人的研究显示，AD8 筛查认知障碍的敏感度和特异度分别为 57.3%和 86.4%；经过 5 年随访，AD8 区分认知功能正常者和 MCI 患者的 AUC 值分别为 0.572 和 0.723。

4. 评估注意事项

（1）AD8 可交由老年人自行填写，也可询问与老年人生活密切且能准确观察到老年人日常变化的知情者。

（2）AD8 不能作为最终诊断，当得分≥2 分时，建议进行更详细的神经心理评估和医学检查。

（3）对于初次筛查结果为阴性的个体，建议定期进行复筛，以监测认知功能的动态变化。

5. 应用现状

（1）应用场所和人群：我国学者主要使用 AD8 评估老年人认知功能状况，也有学者使用 AD8 联合衰弱评估量表评估老年人认知衰弱状况。一项研究使用 AD8 对社区老年人进行认知功能筛查，发现该人群 MCI 的发生率为 15.5%，痴呆发生率为 6.0%。也有学者使用 AD8 在体检人群中进行认知功能筛查，16.9%的老年人存在 MCI。一项纵向研究使用 AD8 评估老年心脏手术患者的认知功能情况，发现该人群在术后 7 天和术后 6 个月的认知障碍发生率分别为 2.2%和 17.1%；术前睡眠障碍、术前抑郁、入住 ICU 2 天及以上是认知障碍的高风险因素。另有学者使用 AD8 和 FRAIL 量表组合评估社区老年人认知衰弱状况，发现该人群的认知衰弱发生率为 8.7%；社区老年人的睡眠质量与认知衰弱的严重程度密切相关，其中睡眠质量不佳和睡眠时间不足是该人群认知衰弱的重要风险因素。

（2）优点和局限性

1）优点：①AD8 条目少、操作简便，适合在大规模筛查中使用；②AD8 能够有效识别出早期痴呆症状，具有较高的敏感度；③AD8 不依赖于复杂的神经心理测试，而是通过自评或知情者的日常观察进行评估，对专业性要求较低。

2）局限性：①AD8 特异度较低，可能导致假阳性高；②AD8 不能代替专业的神经心理评估，不能用于确诊痴呆；③AD8 的评估结果受被试者文化水平影响，也可能受知情者主观看法和信息准确性的影响。

（五）快速认知筛查量表

1. 基本情况　快速认知筛查量表（rapid cognitive screen，RCS）是由美国学者 Malmstrom 等于 2015 年开发的一种用于认知功能评估的简便工具。国外已有学者对该量表进行了翻译和改良，以适应当地文化和语言特点。2022 年，江苏省常州市第一人民医院崔雪莲等学者对 RCS 进行翻译和信效度检验，证实了中文版 RCS 在我国急性期脑卒中患者认知功能评估中的有效性和可靠性。

2. 评估内容和评估方法

（1）评估内容：RCS 包括回忆、画钟测试及洞察力 3 个维度，共 4 个条目。具体评估内容见表 3-13。

表 3-13　快速认知筛查量表

条目	错误	正确
1. 请记住以下 5 个物品，稍后我会询问您		
苹果、钢笔、领带、房子、汽车	—	—
2. 这是一个钟面，请在里面画上代表小时的数字，并画出指针，显示 11：10		
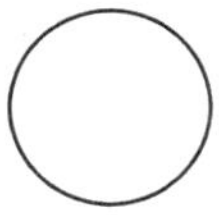		
数字	0 分	2 分
11：10	0 分	2 分
3. 之前请您记住的 5 个物品是哪些		
苹果	0 分	1 分
钢笔	0 分	1 分

续表

条目	错误	正确
领带	0分	1分
房子	0分	1分
汽车	0分	1分
4. 我现在要讲一个故事，请您专心听，等一下我会问您一些关于这个故事的问题：吉尔是一位很成功的保险业务员。她工作赚了很多钱。她认识了一位名叫杰克的大帅哥。两人结婚后生了3个孩子。她们一家人住在芝加哥，她辞了工作专心在家带小孩。当孩子长成青少年的时候，她又回到职场上再度开始工作。她和杰克从此快乐地生活在一起		
请问：她住在哪个州呢	0分	1分

（2）评估方法：RCS 每个条目回答正确计 1～2 分，回答错误计 0 分，总分为 0～10 分；0～5 分为痴呆，6～7 分为 MCI，8～10 分为认知功能正常。具体评估方法如下。

条目 1：评估者按照每秒一个词的速度朗读“苹果”“钢笔”“领带”“房子”“汽车”，读完后告知老年人记住这 5 个词，稍后会再次询问。此条目不计分。

条目 2：嘱老年人在钟表上标上所有代表小时的数字，并画出指针，指向 11：10。若 12 个数字均标注准确，计 2 分，漏填计 0 分；指针准确指向 11：10，计 2 分，错误计 0 分。本条目总分为 0～4 分。

条目 3：嘱老年人回忆 5 个词语（苹果、钢笔、领带、房子、汽车）。每回答正确 1 个词语，计 1 分，错误计 0 分。本条目总分为 0～5 分。

条目 4：评估者为老年人朗读表 3-13 中的故事。随后，询问老年人故事主人公所住地点。回答正确计 1 分，错误计 0 分。

3. 测量学指标 美国学者 Malmstrom 等针对医院和门诊老年患者开发了 RCS，发现 RCS 预测 AD 和 MCI 的最佳截断值分别为 5 分（敏感度为 89.0%，特异度为 94.0%）和 7 分（敏感度为 87.0%，特异度为 70.0%）；与画钟测试（clock drawing test，CDT）相比，RCS 在识别 AD 和 MCI 方面表现更好，且对老年人的养老机构入住率和死亡率具有预测价值。加拿大学者 Tran 等对术前 MCI 老年人进行认知功能评估，发现 RCS 的敏感度（81.9%）和特异度（79.1%）显著高于六项筛查工具（six-item screener，SIS）和 CDT，其 AUC 值为 0.880；RCS 的阳性预测值较低（56.2%），阴性预测值较高（93.0%），表明 RCS 能够有效识别 MCI 患者。土耳其学者使用 RCS 评估了门诊老年患者的认知功能，发现 RCS 诊断 AD 和认知障碍患者的 Cronbach’s α 系数分别为 0.674 和 0.713，表明该量表具有较好的内部一致性；RCS 得分与 MMSE 得分呈正相关，相关系数为 0.647；RCS 在区分 AD、认知障碍和 MCI 方面具有较高的准确性，其 AUC 值分别为 0.960、0.920 和 0.860；以 6 分作为认知障碍的截断值时，RCS 的敏感度为 85.9%，特异度为 87.6%；以 4 分作为 AD 的截断值时，RCS 的敏感度为 84.6%，特异度为 91.1%。

我国学者崔雪莲等对 RCS 进行了汉化，并在急性期脑卒中患者中检验其信效度，发现中文版 RCS 的 ICC 值为 0.955，具有较高的重测信度；以 MMSE 为校标时，中文版 RCS 的最佳截断值为 5.5 分，敏感度和特异度分别为 78.9%和 60.9%，AUC 值为 0.757；以 MoCA

为校标时，中文版 RCS 的最佳截断值为 8.5 分，敏感度和特异度分别为 71.4%和 94.3%，AUC 值为 0.929；提示中文版 RCS 具有良好的有效性和可靠性，可作为急性脑卒中患者认知功能的快速筛查工具。

4. 评估注意事项

（1）评估过程中避免老年人看到钟表、日历等可能影响评估结果的物品。

（2）对于条目 1、条目 4 的测试，评估者应使用适中的语速说明指令，既不能太快以至于老年人难以理解，也不能太慢以至于影响评估结果。

5. 应用现状

（1）应用场所和人群：国外学者常将 RCS 用于筛查社区、医院老年人认知功能。美国学者使用 RCS 评估社区老年人认知功能，发现 28.1%的老年人存在 AD，19.7%的老年人存在 MCI；随着年龄增长，老年人发生 AD 和 MCI 的风险也随之增加。印度学者使用 RCS 对医院老年患者进行认知功能筛查，发现 23.0%的老年患者存在 AD，50%的老年患者存在 MCI。土耳其学者使用 RCS 评估了门诊老年患者的认知功能，发现分别有 33.9%和 21.2%的老年人存在 AD 和 MCI。

在国内，RCS 已在社区及医院老年人群的认知衰弱评估中得到初步应用。有学者使用 RCS 和 FRAIL 量表评估社区老年人认知衰弱现状，发现 60～69 岁组老年人可逆性认知衰弱（RCF）和潜在可逆性认知衰弱（PRCF）的发生率分别为 15.6%和 2.0%，70～79 岁组老年人 RCF 和 PRCF 的发生率为 20.3%和 5.1%，80 岁及以上组老年人 RCF 和 PRCF 的发生率为 30.5%和 20.7%；随着年龄增长，老年人发生认知衰弱的发生率显著增加。也有学者使用 RCS 和 FRAIL 量表对医院老年患者进行认知衰弱评估，发现该人群的认知衰弱发生率为 43.1%；RCF 的发生率为 27.3%，PRCF 的发生率为 15.8%。

（2）优点和局限性

1）优点：①RCS 评估过程简单，耗时短；②RCS 适用于不同年龄和文化背景的老年人群。

2）局限性：①RCS 只能进行老年人认知功能初步筛查而不能进行诊断；②老年人可能对条目 4 存在理解和记忆困难，从而影响评估结果；③RCS 的有效性仍需要在大样本研究中进行进一步验证。

（六）简短精神状态问卷

1. 基本情况　简短精神状态问卷（short portable mental status questionnaire，SPMSQ）是由美国学者 Pfeiffer 等于 1975 年开发的一种评估老年人认知功能的快速筛查工具。该问卷已被翻译成多种语言版本，并在全球范围内得到广泛应用。1998 年，我国武汉大学医院郭晋武等学者对 SPMSQ 进行了翻译和跨文化调适，证实了该问卷在我国社区老年人群中的有效性和可靠性。SPMSQ 已被用于评估我国社区和养老机构老年人的认知功能状态。SPMSQ 因其简便性和有效性，目前已成为老年人认知功能评估的重要工具之一。

2. 评估内容和评估方法

（1）评估内容：SPMSQ 包含 10 个条目，涵盖了定向力、记忆力、注意力和计算能力等关键认知领域。具体评估内容见表 3-14。

表 3-14 简短精神状态问卷

条目	正确	错误
1. 今天的日期	1 分	0 分
2. 今天是周几	1 分	0 分
3. 这是什么地方	1 分	0 分
4a. 您的电话号码是多少	1 分	0 分
4b. 您住在什么地方		
5. 您多大年纪了	1 分	0 分
6. 您的出生年月日	1 分	0 分
7. 现任的国家主席是谁	1 分	0 分
8. 前任的国家主席是谁	1 分	0 分
9. 您的母亲叫什么名字	1 分	0 分
10. 从 20 减 3 开始算，一直减 3 减下去	1 分	0 分

（2）评估方法：SPMSQ 的每个条目回答正确计 1 分，回答错误计 0 分，总分为 0～10 分，得分越高表示老年人的认知功能越差。SPMSQ 需要结合被试者文化水平进行认知功能判定，若为初中学历，0～2 分为认知正常，3～4 分为 MCI，5～7 分为中度认知障碍，8～10 分为重度认知障碍；若为小学及以下学历，允许的条目回答错误数可再多 1 个；若为高中及以上学历，允许的条目回答错误数应减少 1 个。具体评估方法如下。

条目 1：询问老年人今天的日期是什么。年、月、日 3 项均正确才算回答正确，计 1 分；若有 1 项回答错误，计 0 分。

条目 2：询问老年人今天周几。回答正确计 1 分，回答错误计 0 分。

条目 3：询问老年人现在在什么地方。若老年人对所在地有任何描述都算正确（说“我的家”或正确说出城镇都可接受），计 1 分，否则计 0 分。

条目 4：询问老年人的电话号码是多少。经确认老年人所述电话号码无误即算正确，或在会谈时，能在 2 次间隔较长的时间内重复相同的号码即算正确，计 1 分，错误计 0 分。若老年人无法说出电话号码，则询问其居住地，回答正确计 1 分，错误计 0 分。

条目 5：询问老年人今年多少岁了。年龄与出生年月日相符才算正确，计 1 分，错误计 0 分。

条目 6：询问老年人的出生年月日。年、月、日回答都正确，计 1 分，错误计 0 分（可与条目 5 进行比较，验证老年人是否回答正确）。

条目 7：请老年人说出现任国家主席是谁。回答姓氏正确即可，计 1 分，错误计 0 分。

条目 8：请老年人说出前任国家主席是谁。回答姓氏正确即可，计 1 分，错误计 0 分。

条目 9：询问老年人母亲的名字。不需要特别证实，只需要说出一个与他不同的女性姓名即可，计 1 分；若无法说出名字，计 0 分。

条目 10：嘱老年人计算 20 减 3，然后得数再减 3，一直往下减。若全部回答正确，计 1 分；若出现任何错误或无法继续进行计算，计 0 分。

3. 测量学指标 美国 Pfeiffer 等开发了 SPMSQ，并在社区、医院及养老机构多个场所的老年人群中进行了验证，发现该量表的 ICC 值均在 0.820 以上，具有良好的重测信度，是筛查老年人认知功能的有效工具。有学者在社区老年人群中检验了西班牙语版 SPMSQ 的信效度，发现该量表的 Cronbach’s α 系数和 ICC 值分别为 0.820 和 0.925，提示内部一致性和重测信度良好；该量表的聚合效度为 0.740，判别效度为 0.230；SPMSQ 诊断认知障碍的 AUC 值为 0.890，敏感度和特异度分别为 85.7%和 79.3%。也有学者评估了 SPMSQ 对伊朗老年人认知障碍的诊断特性，发现该量表的 Cronbach’s α 系数为 0.880，内部一致性良好；以 SPMSQ 4 分为截断值时，该量表诊断文盲老年人认知障碍的敏感度和特异度分别为 86.4%和 88.2%；以 3 分为截断值时，该量表诊断非文盲老年人认知障碍的敏感度和特异度分别为 83.0%和 93.7%，表明 SPMSQ 具有良好的有效性和可靠性。

我国学者郭晋武等对 SPMSQ 进行了汉化，并在社区老年人群中检验了其信效度，发现中文版 SPMSQ 的分半信度系数较高（r=0.690）；以 MMSE 为效标时，中文版 SPMSQ 的效度系数为 0.560，表明该量表具有较好的信效度。山东的一项研究发现，中文版 SPMSQ 的 Cronbach’s α 系数为 0.689，提示该量表具有良好的内部一致性。四川有学者在社区老年人群中检验了中文版 SPMSQ 的信效度，发现 Cronbach’s α 系数为 0.490，提示内部一致性较差；难度系数为 0.880～0.960，区分度为 0.120～0.190，表明难度和区分度均较低，易导致天花板现象。

4. 评估注意事项

（1）在进行计算题测试时，评估者需要确保老年人完全理解任务要求后再开始；计算过程中应避免任何形式的提示或暗示，以确保测试结果的客观性；若老年人在计算过程中遇到困难，评估者应给予适当的鼓励和支持，帮助他们保持信心。

（2）评估者应控制好评估时间，避免耗时过长。

5. 应用现状

（1）应用场所和人群：SPMSQ 在国外的应用场所主要集中在社区和医院。在社区层面，西班牙有学者使用 FFP 和 SPMSQ 对社区老年人进行认知衰弱评估，发现该人群的认知衰弱发生率为 23.6%；高龄、生活质量差、营养不良和身体活动量下降的老年人发生认知衰弱的风险更高。在医院层面，García 等使用 SPMSQ 评估了老年充血性心力衰竭患者的认知功能，发现 14.0%的老年患者存在中度认知障碍，2.0%的老年患者存在重度认知障碍；高龄、男性、有卒中史的老年患者发生重度认知障碍的风险更高；与无认知障碍的老年患者相比，重度认知障碍的老年患者 1 年内发生死亡或再入院的风险更高。

在国内，SPMSQ 已被应用于社区及养老机构老年人群。在社区层面，有学者采用 FFP 和 SPMSQ 组合量表对社区老年人进行了认知衰弱筛查，发现该人群认知衰弱的发生率为 11.8%；睡眠时间长与认知衰弱呈正相关。也有学者应用 FFP 和 SPMSQ 组合量表对社区老年人进行了为期 4 年的随访研究，发现该人群认知衰弱的发生率为 8.6%；高龄、女性、较少运动、文化水平低、抑郁、共病的老年人发生认知衰弱的风险更高。也有研究使用 SPMSQ 评估我国西部社区老年人的认知功能，发现 17.3%、25.5%及 42.9%的老年人出现轻度、中度及重度认知障碍。在养老机构层面，有学者应用该量表对养老机构老年人进行认知功能评估，发现该人群 SPMSQ 平均得分为（9.38±1.14）分，表明认知障碍程度较重。

（2）优点和局限性

1）优点：①SPMSQ 条目简洁，耗时短，适合快速筛查老年人的认知功能；②SPMSQ

已被翻译成多种语言版本，适用于不同文化背景的老年人群。

2）局限性：①SPMSQ 只能作为老年人认知功能的初步筛查工具，无法进行诊断；②SPMSQ 对 MCI 的识别可能不如更详细的神经心理测试敏感。

三、认知衰弱评估常用量表组合

有学者总结了老年人认知衰弱评估的常用量表组合（表 3-15），其中，躯体衰弱评估常用 FFP、FRAIL 量表等，认知功能评估常用 MoCA、MMSE、CDR、RCS 等。

表 3-15　常用认知衰弱评估量表组合

常用量表组合	优点	缺点
FFP+MoCA	对 MCI 筛查准确性要求较高时推荐使用该组合量表。该组合量表操作简单，可用于大样本调查，且筛查 MCI 的敏感度和特异度均较理想	该组合量表漏诊率可能高于 FFP+MMSE 组合量表
FFP+MMSE	认知衰弱的常规筛查推荐使用该组合量表。该组合量表评估过程简便，耗时较短，在社区或医院均可使用，应用范围较广	有关该组合量表准确性的纵向研究较少，仍需要更多研究验证其诊断价值
FFP+CDR	对医院老年人认知衰弱筛查准确性较高，评估时间没有具体要求，评估者可灵活处理	评估复杂、耗时，不适用于大范围调查
FRAIL+RCS	适合进行认知衰弱的大样本筛查。该组合量表评估耗时短，无须使用专业仪器，且应答率高	该量表组合的特异度需要进一步确认

注：FFP. Fried 衰弱表型；MoCA. 蒙特利尔认知评估量表；MMSE. 简易智力状态检查量表；CDR. 临床痴呆评定量表；FRAIL. FRAIL 量表；RCS. 快速认知筛查量表。

四、典型应用实例

王先生，67 岁，身高 170cm，3 个月前测体重为 70kg，当前体重为 63kg；王先生自诉近期没有节食和减肥，也没有确诊任何疾病。进一步评估后发现，王先生最近 2 个月一直感觉很疲惫，无论做什么事情都觉得乏力（不影响日常生活），平常基本只外出买菜，每天晚饭后会在小区散步，时间约为 50 分钟。同时，王先生发现自己最近很难记住新认识的人的名字，常忘记与朋友约定的时间和地点，需要家人提醒才能记起。

请用 Fried 衰弱表型和蒙特利尔认知评估量表评估王先生是否存在认知衰弱？

（一）评估前准备

1. 用物准备　体重秤、握力器、计时器、软尺、粉笔、铅笔、橡皮擦、Fried 衰弱表型问卷、蒙特利尔认知评估量表及动物图片（命名维度中 3 个动物的高清放大版图片）。

2. 被试者准备

（1）应尽量确保被试者在评估当天有充足的休息时间，以最大程度保持清醒和集中注意力。

（2）如果被试者平时需要佩戴眼镜或助听器，评估时也应佩戴，以确保能正常完成视觉和听觉测试。

（3）被试者穿着舒适的服装和鞋子，以确保能完成步速测试。

（二）评估过程

1. 躯体衰弱评估

（1）体重：王先生 1 年前体重为 70kg，当前体重为 63kg，体重下降 7kg；询问王先生得知其无故意减重或手术干预等情况。符合 1 年内无诱因体重下降＞4.5kg，计 1 分。

（2）自觉疲惫：王先生自诉最近 2 个月一直感觉很疲惫，做每件事都感觉费力。符合 CES-D 中问题 1，即“感觉做每一件事都需要经过努力（≥3 天）”，计 1 分。

（3）握力：嘱王先生保持站立位，双足自然分开，双臂下垂，手心向内，不能触及衣服和身体，使用右手（惯用手）握住握力器，使出全力握紧，读取握力器数值，共测量 3 次，数值分别为 22.4kg、23.6kg 和 26.3kg，取平均值为 24.1kg。计算王先生的 BMI（BMI=63kg/1.7m^2×100%）为 21.8kg/m^2。符合其 BMI 对应的男性握力下降标准（即男性 BMI≤24kg/m^2 时，握力值≤29kg），计 1 分。

（4）步速：在平坦宽阔、无障碍物的平地上，用卷尺测量并使用粉笔标注出 4.57m 距离；嘱王先生从静止开始，以正常速度步行 4.57m，测其 2 次步行所需时间分别为 4.2 秒和 5.4 秒，平均时间为 4.8 秒。不符合其身高对应的男性步速减慢标准（即男性身高≤173cm 时，行走时间≥7 秒），计 0 分。

（5）躯体活动量：王先生自诉每天在小区散步 50 分钟，计算得到王先生活动总时间每周约为 5.8 小时。不符合男性躯体活动量降低标准（即男性躯体活动量＜383kcal/周，约每周散步 2.5 小时），计 0 分。

2. 认知功能评估

（1）视空间与执行功能

1）交替连线：王先生未按照正确顺序进行连线，计 0 分。

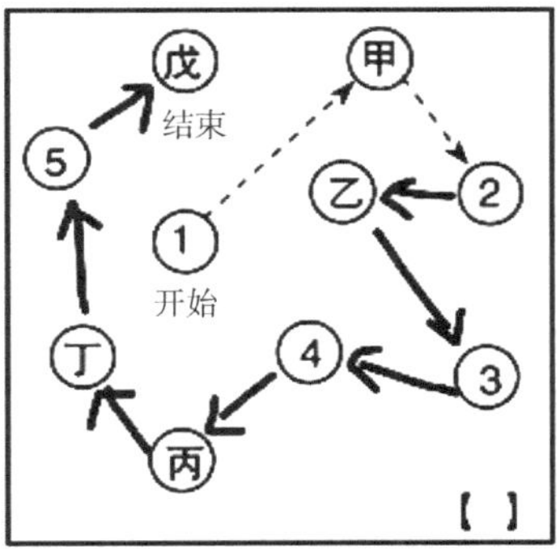

2）复制立方体：王先生画出的立方体各边不平行，长度不一致，计 0 分。

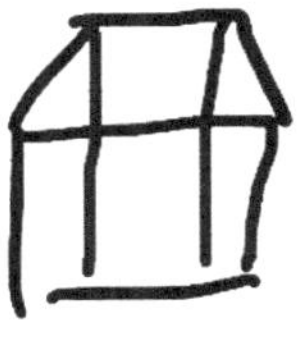

3）画钟表：王先生所画的钟表，大致为圆形，且无多余数字，但指针指向错误，计 2 分。

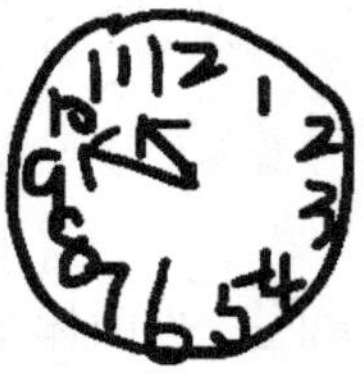

（2）命名：王先生正确说出了 3 个动物的名称（狮子、犀牛及骆驼），计 3 分。

（3）记忆：按照评分规则，这 2 次回忆不计分。

（4）注意

1）数字顺背和倒背：王先生对“21854”的顺序背诵，以及对“742”的倒序背诵，全部回答正确，计 3 分。

2）警觉性：王先生在听到“369”时错误地拍手，按照评分规则计 0 分。

3）计算：王先生计算“100 连续减 7”，全部回答正确，计 3 分。

（5）语言

1）句子复述：第一个句子王先生复述为“我只知道今天张亮来帮忙”，复述正确，计 1 分；第二个句子复述为“狗在房间的时候，猫在沙发下面”，复述错误，计 0 分。本题最终计 1 分。

2）词语流畅性：王先生在一分钟内说出“老虎、豹子、犀牛、大象、猴子、熊猫、鹦鹉、狗、猫、仓鼠、长颈鹿、龙”12 个动物的名字，计 1 分。

（6）抽象：王先生回答“火车和自行车都是运输工具”，回答正确，计 1 分；回答“手表和尺子都有数字”，回答错误，计 0 分。本题最终计 1 分。

（7）延迟回忆：王先生自行回忆起了“教堂”“红色”2 个词，计 2 分。

（8）定向：王先生回答“今天是 2024 年 10 月 13 日，周日，现在是在重庆市九龙坡区杨家坪社区医院”，回答均正确，计 6 分。

（三）评估结果

经评估，王先生 Fried 衰弱表型得分为 3 分，符合该量表的躯体衰弱标准（≥3 分为躯体衰弱）；蒙特利尔认知评估量表得分为 22 分，符合该量表的认知障碍标准（＜26 分表明可能存在认知障碍），因此判定王先生存在认知衰弱。

（邱　菊　吕　劼）

第三节　老年人社会衰弱评估工具及应用实例

有效的社会衰弱评估工具对早期识别和管理老年人的社会衰弱至关重要。目前，已有多种针对老年人社会衰弱的评估工具，这些评估工具各有优势。在实际应用中，需要结合研究目的、研究条件及老年人的具体情况，选择合适的社会衰弱评估工具。本节将介绍

HALFT 量表、社会脆弱性指数量表、社会衰弱指数量表、自陈式社会衰弱问卷等常用的社会衰弱评估工具，并介绍使用 HALFT 量表评估老年人社会衰弱状况的应用实例，旨在为相关专业人员开展老年人社会衰弱评估提供参考。

一、HALFT 量表

（一）基本情况

HALFT 量表是由我国首都医科大学学者于 2018 年编制的社会衰弱评估工具，旨在确定社区老年人社会衰弱与身体功能、认知、抑郁和死亡的相关性。该量表名称由“help”“activity”“loneliness”“financial”“talk”5 个单词的首字母组成。该量表有助于预测老年人躯体衰弱、失能、抑郁、认知障碍及死亡的发生风险。HALFT 量表基于我国社会文化背景编制，测量指标明确，操作简单易行，是目前国内应用最广泛的社会衰弱评估工具之一。

（二）评估内容和评估方法

1. 评估内容　HALFT 量表包括 5 个条目，即无法帮助他人、社会参与受限、孤独、经济困难和无人交谈。具体评估内容见表 3-16。

表 3-16　HALFT 量表

条目	是	否
1. 在过去 1 年内是否帮助别人做事（朋友、家人或邻居）	0 分	1 分
2. 在过去 1 年内是否参与社区服务、帮助邻里等社会公益活动，或经常进行闲暇活动	0 分	1 分
3. 在过去 1 周内是否感觉孤独	1 分	0 分
4. 过去 1 年的收入是否足以维持 1 年的生活支出	0 分	1 分
5. 是否有可以讲心里话的家人/朋友	0 分	1 分

2. 评估方法　HALFT 量表每个条目回答“是”或“否”，根据条目内容计 1 分或 0 分；总分范围为 0～5 分，0 分为非社会衰弱，1～2 分为社会衰弱前期，≥3 分为社会衰弱。具体评估方法如下。

条目 1：询问老年人在过去 1 年内是否帮助过别人，如朋友、家人或邻居等。回答“是”计 0 分，回答“否”计 1 分。

条目 2：询问老年人在过去 1 年内是否参与社会活动，如参与社区服务、帮助邻里等社会公益活动，或经常进行闲暇活动。回答“是”计 0 分，回答“否”计 1 分。

条目 3：询问老年人在过去 1 周内是否感到孤独。回答“是”计 1 分，回答“否”计 0 分。

条目 4：询问老年人过去 1 年的收入是否足以维持 1 年的生活支出。回答“是”计 0 分，回答“否”计 1 分。

条目 5：询问老年人有哪些可以讲心里话的家人/朋友。若老年人能回答出具体的家人或朋友判定为“是”，计 0 分，否则计 1 分。

（三）测量学指标

在 HALFT 量表开发的原始研究中，研究者在社区老年人中验证了 HALFT 量表的有效性，发现该量表具有良好的信效度，并能有效预测老年人的死亡风险。巴西学者 Damasceno 等对 HALFT 量表进行了跨文化调试，并验证了巴西版 HALFT 量表评估老年人社会衰弱的有效性，发现巴西版 HALFT 量表条目的 CVI 值为 0.850～1.000，表明该量表具有较好的内容效度。国内有学者使用 HALFT 量表评估社区老年人社会衰弱状况，发现该量表的 Cronbach's α 系数为 0.602，提示其具有较好的内部一致性。也有学者在我国农村空巢老年人中使用 HALFT 量表，测得该量表的 Cronbach's α 系数为 0.725。

（四）应用现状

1. 应用场所和人群 HALFT 量表在国内已被广泛应用于社区、医院和养老机构老年人的社会衰弱筛查。在社区老年人中，有学者使用 HALFT 量表评估北京社区老年人社会衰弱状况，发现该人群的社会衰弱发生率为 7.7%；社会衰弱能显著预测老年人 3 年内跌倒、失能和衰弱发生的风险。一项针对湖北省社区老年人的研究发现，使用 HALFT 量表测得的社会衰弱发生率为 10.8%；社会衰弱与抑郁具有中度相关性。有学者使用 HALFT 量表分析社区老年人睡眠障碍与社会衰弱的相关性，发现该人群社会衰弱发生率为 12.8%；睡眠障碍是该人群发生社会衰弱的独立危险因素。一项针对农村空巢老年人的研究显示，该人群社会衰弱平均得分为（2.02±1.58）分，社会衰弱发生率为 38.4%；家庭支持既可直接影响老年人的社会衰弱状况，又可通过自我感知老化间接影响老年人的社会衰弱状况。也有学者对湖南省社区老年人进行社会衰弱评估，发现该人群的 HALFT 量表平均得分为（0.23±0.26）分，社会衰弱和社会衰弱前期发生率分别为 15.7%和 41.2%；年龄、文化程度、婚姻状况、经济水平、家庭关怀度及生活掌控感是社区老年人发生社会衰弱的影响因素。

在医院的老年人中，使用 HALFT 量表评估的社会衰弱前期和社会衰弱发生率分别为 50.6%和 42.7%。有研究使用 HALFT 量表评估医院老年患者的社会衰弱状况，发现该人群社会衰弱前期和社会衰弱发生率分别为 69.2%和 12.0%；躯体衰弱是老年人发生社会衰弱的独立危险因素。在养老机构老年人中，一项前瞻性队列研究发现使用 HALFT 量表测得的养老机构老年人社会衰弱发生率为 36.6%；文化程度、婚姻状况、共病、抑郁、睡眠质量、日常活动能力及休闲活动频率是该人群社会衰弱的重要影响因素。

2. 优点和局限性

（1）优点：HALFT 量表是基于我国社会文化背景开发的，测量指标明确，简单易行，耗时较短，可用于大规模老年人群的社会衰弱筛查。

（2）局限性：HALFT 量表是自陈式社会衰弱评估工具，评估结果可能受老年人的主观判断影响。

二、社会脆弱性指数量表

（一）基本情况

2008 年，加拿大学者 Andre 等在加拿大健康与老龄化纵向研究中，首次编制了针对社区老年人的社会脆弱性指数量表（social vulnerability index，SVI）。该量表以累积缺陷模型（deficit accumulation model）为基础构建而成，认为老年人社会衰弱状况可通过累积缺陷的方法（即赤字累积法）进行计算。SVI 在关注社会因素的同时，还基于整体角度对老年人社会衰弱状况进行综合描述，具有多层次性。2022 年，山西中医药大学的白惠琼等对 SVI 进行汉化并检验其信效度，证实中文版 SVI 可作为评估我国老年人社会衰弱的有效工具。

（二）评估内容和评估方法

1. 评估内容　SVI 包括信息获取（2 个条目）、生活状况（2 个条目）、社会支持（10 个条目）、生活控制感（2 个条目）、活动情况（5 个条目）、生活满意度（8 个条目）及社会经济状况（3 个条目）7 个维度，共 32 个条目。具体评估内容见表 3-17。

表 3-17　社会脆弱性指数量表

维度	条目	计分方法
信息获取	1. 能阅读中文	是=0 分，否=1 分
	2. 能书写中文	
生活状况	3. 婚姻状况（已婚）	是=0 分，否=1 分
	4. 独居	是=1 分，否=0 分
社会支持	5. 如果我需要帮助或支持，有人可以帮助或支持我	5、7、9、11、13：是=0 分，部分是=0.5 分，否=1 分 6、8、10、12、14：是=1 分，部分是=0.5 分，否=0 分
	6. 我觉得我需要更多的帮助或支持	
	7. 如果我需要交通出行上的帮助，有人可以帮助我	
	8. 我需要有人经常带我去一些地方	
	9. 如果我需要家务上的帮助，有人可以帮助我	
	10. 在做家务上，我感觉需要更多的帮助	
	11. 如果我想要说话，有愿意倾听的人	
	12. 我想要更多的人和我说话	
	13. 我有可以寻求建议的人	
	14. 在重要的事情上，我感觉需要更多的建议	
生活控制感	15. 我用电话联络	是=0 分，否=1 分
	16. 我可以独自前往较远的地方	
活动情况	17. 我拜访朋友或亲戚	17、18、19：从不=1 分，有时=0.5 分，经常=0 分
	18. 我参加运动（如打太极、骑自行车等）、团体活动（如唱歌、跳舞等）或游戏（如棋牌等）	
	19. 我出门散步	
	20. 我能决定自己的生活方式	20、21：是=0 分，部分是=0.5 分，否=1 分
	21. 我有信任的朋友	

续表

维度	条目	计分方法
生活满意度	22. 我对自己的家庭关系感到满意	是=0 分，部分是=0.5 分，否=1 分
	23. 我对自己的友情状况感到满意	
	24. 我对自己的住房状况感到满意	
	25. 我对自己的经济状况感到满意	
	26. 我对自己的邻里状况感到满意	
	27. 我对自己的活动状况感到满意	
	28. 我对自己的日常交通感到满意	
	29. 我对自己的生活状况感到满意	
社会经济状况	30. 目前收入能满足日常需要	是=0 分，否=1 分
	31. 拥有住房	
	32. 接受过教育	

2. 评估方法 在 SVI 的评分体系中，对于二分类问题，有社会缺陷计 1 分，没有计 0 分；对于三分类问题，有社会缺陷计 1 分，没有计 0 分，中间值情况计 0.5 分。具体来说，SVI 中的信息获取、生活状况、生活控制感和社会经济状况 4 个维度采用二级评分法，即 0 分或 1 分；社会支持、活动情况和生活满意度 3 个维度采用三级评分法，即 0 分、0.5 分或 1 分。该量表总分为 0～32 分，得分越高表示社会衰弱程度越重。以指数表示时，需要计算各个条目的得分总和，然后除以总条目数，SVI 指数得分范围为 0～1 分。具体评估方法如下。

（1）信息获取：询问老年人是否能阅读中文、书写中文，上述任意 1 个条目老年人回答“否”计 1 分，回答“是”计 0 分。本维度总分为 0～2 分。

（2）生活状况：询问老年人是否结婚，老年人回答“否”计 1 分，回答“是”计 0 分；询问老年人是否独居，老年人回答“是”计 1 分，回答“否”计 0 分。本维度总分为 0～2 分。

（3）社会支持：根据老年人对本维度内 10 个条目（详见表 3-17）的回答情况予以评分。条目 5、7、9、11、13，老年人回答“否”计 1 分，回答“部分是”计 0.5 分，回答“是”计 0 分；条目 6、8、10、12、14，老年人回答“是”计 1 分，回答“部分是”计 0.5 分，回答“否”计 0 分。本维度总分为 0～10 分。

（4）生活控制感：询问老年人是否用电话联络、是否可以独自前往较远的地方。上述任意一个条目老年人回答“否”计 1 分，回答“是”计 0 分。本维度总分为 0～2 分。

（5）活动情况：根据老年人对本维度内 5 个条目（详见表 3-17）的回答情况予以评分。条目 17、18、19，老年人回答“从不”计 1 分，回答“有时”计 0.5 分，回答“经常”计 0 分；条目 20、21，老年人回答“否”计 1 分，回答“部分是”计 0.5 分，回答“是”计 0 分。本维度总分为 0～5 分。

（6）生活满意度：根据老年人对本维度内 8 个条目（见表 3-17）的回答情况予以评分，上述任意一个条目老年人回答“否”计 1 分，回答“部分是”计 0.5 分，回答“是”计 0 分。本维度总分为 0～8 分。

（7）社会经济状况：询问老年人目前的收入是否能满足日常需要、是否拥有住房、是否接受过教育。上述任意一个条目老年人回答“否”计 1 分，回答“是”计 0 分。本维度总分为 0～3 分。

（三）测量学指标

加拿大学者 Andre 等编制了 SVI，并将 SVI 应用于社区老年人群，发现 SVI 信效度较好，并能有效预测老年人的死亡风险。2017 年，Bunt 等学者对 SVI 进行了跨文化调试，将其改编成适用于荷兰语言和文化环境的荷兰版社会脆弱性指数量表（Dutch version of the social vulnerability index，SVI-D），并证明 SVI-D 在荷兰社区老年人群中具有较好的信效度。2019 年，加拿大学者 Nguyen 等对 SVI 进行了修订，形成了 6 个维度、19 个条目的 SVI 修订版本，测得其 Cronbach' s α 系数为 0.750，提示一致性较好。

我国学者白惠琼等以太原市 4 个社区的老年人为研究对象，对 SVI 进行了跨文化调试，形成了中文版 SVI，其包括 7 个维度，共 32 个条目；中文版 SVI 的 Cronbach' s α 系数为 0.826；I-CVI 值为 0.880～1.000，S-CVI 值为 0.960；探索性因子分析提取 4 个公因子，累积方差贡献率为 52.7%，提示中文版 SVI 具有良好的信效度，其可作为我国社区老年人社会衰弱的评估工具。

（四）应用现状

1. 应用场所和人群　在国外，SVI 已被应用于不同场所的老年人群。美国学者采用 SVI（32 个条目版本）对老年妇科肿瘤患者进行社会衰弱评估，发现非裔老年患者的 SVI 指数得分中位数为 0.71 分，提示社会衰弱水平较高；亚裔和西班牙裔老年患者的 SVI 指数得分中位数分别为 0.50 分和 0.41 分，提示社会衰弱处于中等水平。加拿大学者应用 SVI（19 个条目版本）评估老年共病患者的社会衰弱状况，发现老年患者的 SVI 指数平均得分为 0.16 分，表明该人群社会衰弱水平较低。法国一项针对 3777 名社区老年人的随访研究显示，应用 SVI（32 个条目版本）评估老年人 SVI 指数平均得分为（0.38±0.12）分，提示该人群社会衰弱处于中等水平；老年男性的 SVI 指数得分普遍低于女性；较高的 SVI 指数得分与老年人的死亡风险增加显著相关。加拿大的一项研究使用 SVI（32 个条目版本）对 1146 名医院老年患者进行社会衰弱评估，测得的 SVI 平均得分为（10.40±3.16）分，表明该人群处于轻度社会衰弱状态；SVI 每增加 0.1 个单位，患者住院时间延长 1.15 天。

国内学者白惠琼等使用中文版 SVI 评估老年膝关节骨性关节炎患者社会衰弱状况，发现该人群 SVI 平均得分为（9.90±4.90）分，SVI 指数平均得分为（0.31±0.15）分，表明该人群的社会衰弱处于中等偏下水平。也有学者使用中文版 SVI 评估医院老年心力衰竭患者社会衰弱状况，发现该人群 SVI 平均得分为 13.50 分，提示社会衰弱水平较高。

2. 优点和局限性

（1）优点：SVI 包含多个维度，可对老年人的社会衰弱状况进行全面量化评估。

（2）局限性：SVI 未进行验证性因子分析，量表结构的合理性有待进一步验证。

三、社会衰弱指数量表

（一）基本情况

社会衰弱指数量表（social frailty index，SFI）是由新加坡学者 Teo 等于 2017 年根据新加坡老龄化队列研究研发的单维度、自我报告式社会衰弱评估工具，囊括了社会行为、社会活动及社会资源等多方面内容。另外，Teo 等检验了社会衰弱和失能之间的关系，发现基于 SFI 评估的社会衰弱能显著预测老年人失能的发生风险。SFI 目前主要应用于亚洲人群，2023 年，我国成都中医药大学的张露露等学者对 SFI 进行了汉化和信效度检验，证明了中文版 SFI 在我国社区老年人群中具有良好的心理测量学属性。

（二）评估内容和评估方法

1. 评估内容　SFI 包括独居、未完成中学及以上学历、缺乏信任、不常与外界接触、不常参加社会活动、经济困难和住房受限 7 个条目。具体评估内容见表 3-18。

表 3-18　社会衰弱指数量表

条目	计分方法
1. 您是否独居	是=1 分，否=0 分
2. 您是否未完成中学及以上学历	是=1 分，否=0 分
3. 您是否没有可信任的人	是=1 分，否=0 分
4. 不频繁的社交活动：若老年人有任何 1 项符合，则被认为“是”	是=1 分，否=0 分
（1）每年拜访家人或朋友频率不超过 1 次	
（2）每年和家人或朋友电话联系的频率不超过 1 次	
（3）认为自己在需要帮助的时候几乎没有得到过帮助	
5. 不频繁的社会活动：若老年人表示以下 5 项活动均为很少或基本不参与，则被认为“是”	是=1 分，否=0 分
（1）参加了任何社会化活动	
（2）去电影院、参加体育赛事	
（3）旅行	
（4）棋牌类游戏	
（5）加入老年俱乐部	
6. 财政问题是否让您难以支付所有的医药费	是=1 分，否=0 分
7. 住房面积是否在一居室到两居室内	是=1 分，否=0 分

2. 评估方法　SFI 以老年人自我报告的方式进行评估，回答“是”计 1 分，回答“否”计 0 分；总分为 0～7 分，0 分为无社会衰弱，1 分为轻度社会衰弱，2～7 分为重度社会衰弱。具体评分方法如下。

条目 1：询问老年人是否独居。若老年人表示自己一个人居住，计 1 分，否则计 0 分。

条目 2：询问老年人的学历水平。若老年人表示自己的学历水平在中学以下，计 1 分，否则计 0 分。

条目 3：询问老年人有哪些可信任的人。若老年人表示没有人可以信任，计 1 分，否则计 0 分。

条目 4：询问老年人参与社交活动的频率，根据老年人对该条目内 3 个问题（详见表 3-18）的回答情况予以评分。若老年人表示上述任意一个问题符合，被认为回答“是”，计 1 分，否则计 0 分。

条目 5：询问老年人参与社会活动的频率。根据老年人对该条目内 5 个问题（详见表 3-18）的回答情况予以评分。若老年人表示上述 5 个活动均很少或基本不参与，被认为回答“是”，计 1 分，否则计 0 分。

条目 6：询问老年人在支付所有医药费时是否存在经济负担。若老年人表示目前因经济问题负担不起所有的医药费，计 1 分，否则计 0 分。

条目 7：询问老年人的住房是几居室。若老年人表示住房为一居室到两居室，计 1 分，否则计 0 分。

（三）测量学指标

在 SFI 开发的原始研究中，研究者发现 SFI 不仅具有良好的内容效度和结构效度，还能预测老年人的失能发生风险，其 AUC 值为 0.810。我国学者张露露等对 SFI 进行了跨文化调试，并在社区老年人群中检验其信效度，发现中文版 SFI 的 Cronbach’s α 系数为 0.840，分半信度为 0.767，重测信度为 0.963；I-CVI 值为 0.830～1.000，S-CVI 值为 0.902；探索性因子分析共提取 2 个公因子，累积方差贡献率为 44.1%。以上表明中文版 SFI 具有良好的信效度，其适用于评估我国社区老年人社会衰弱状况。

（四）应用现状

1. 应用场所和人群　SFI 目前主要应用于亚洲人群。Teo 等使用 SFI 对 2406 名社区老年人进行了为期 3 年的随访调查，发现约 18.4%的老年人存在社会衰弱；与无社会衰弱的老年人相比，轻度和重度社会衰弱老年人发生失能的风险增加了 1.30 倍和 2.40 倍。我国有学者使用中文版 SFI 评估养老机构老年人社会衰弱状况，发现 64.2%的老年人存在社会衰弱；与无社会衰弱的老年人相比，社会衰弱的老年人在 6 个月内发生跌倒、住院及死亡的风险更高。我国另一项研究使用中文版 SFI 对老年维持性血液透析患者进行社会衰弱调查，发现该人群的社会衰弱发生率为 28.6%。

2. 优点和局限性

（1）优点：SFI 条目内容简单，评估耗时较短。

（2）局限性：①SFI 是一种自我报告式社会衰弱评估工具，评估结果易受老年人的主观影响；②目前 SFI 的应用人群局限于亚洲地区，在其他国家和地区人群中的有效性有待于进一步验证。

四、自陈式社会衰弱问卷

（一）基本情况

自陈式社会衰弱问卷（self-reported social frailty scale，SSFS）是日本学者 Makizako 等于 2015 年开发的一种社会衰弱评估工具，旨在了解社区老年人社会衰弱与失能的相关性。该问卷已广泛应用于日本、韩国老年人的社会衰弱评估。SSFS 在设计之初考虑了亚洲老年人的社会环境特点，具有测量时间短的优点，对社区老年人的社会衰弱筛查具有重要的参考价值。2023 年，我国成都中医药大学张露露等学者对 SSFS 进行了汉化，发现中文版 SSFS 在我国养老机构老年人群中具有良好的信效度，其适合我国养老机构老年人的社会衰弱筛查。

（二）评估内容和评估方法

1. 评估内容 SSFS 包括日常社交活动、社会角色及社会关系 3 个维度，共 5 个条目；其中，社交活动维度包括独居、外出频率减少 2 个条目，社会角色维度包括拜访朋友、感觉自己对朋友或家人有帮助 2 个条目，社会关系维度包括每天与别人交谈 1 个条目。具体评估内容见表 3-19。

表 3-19 自陈式社会衰弱问卷

条目	是	否
1. 您是否独居	1 分	0 分
2. 您今年户外活动次数是否比去年少	1 分	0 分
3. 您是否经常拜访朋友	0 分	1 分
4. 您是否觉得自己对家人和朋友有帮助	0 分	1 分
5. 您是否每天与别人交谈	0 分	1 分

2. 评估方法 SSFS 的每个条目回答“是”或“否”，根据条目内容计 1 分或 0 分；总分范围为 0～5 分，0 分为非社会衰弱，1 分为社会衰弱前期，≥2 分为社会衰弱。具体评估方法如下。

条目 1：询问老年人是否独居。若老年人自己一个人居住，计 1 分，否则计 0 分。

条目 2：询问老年人与去年相比，外出次数是否减少。若老年人今年外出次数比去年少，计 1 分，否则计 0 分。

条目 3：询问老年人是否经常拜访朋友。若老年人经常拜访朋友，计 0 分，否则计 1 分。

条目 4：询问老年人是否帮助家人和朋友。若老年人表示有人需要帮助时，会给予帮助，计 0 分，否则计 1 分。

条目 5：询问老年人是否每天与别人交谈。若老年人表示每天都要与别人交谈，计 0 分，否则计 1 分。

（三）测量学指标

日本学者 Makizako 等在社区老年人群中验证了 SSFS 的信效度，发现 SSFS 具有良好的信效度，使用 SSFS 评估社会衰弱能够有效预测老年人失能的发生风险。韩国学者探究了社区老年人社会衰弱、躯体衰弱与失能的关系，发现 SSFS 评分与心血管健康研究（cardiovascular health study，CHS）量表评分呈正相关（r=0.420）；以 SSFS 总分 1 分为最佳截断值时，其预测失能的敏感度和特异度分别为 77.0%和 59.0%。

我国学者张露露等对SSFS进行了汉化，显示中文版SSFS的Cronbach's α系数为0.775，表明内部一致性较好；分半信度为 0.801，2 周后的重测信度为 0.862；SSFS 的 I-CVI 值为 0.830～1.000，S-CVI 值为 0.932，具有较好的内容效度；SSFS 各条目得分与总分的相关系数为 0.666～0.758；表明中文版 SSFS 具有良好的信度和效度，其可用于我国养老机构老年人社会衰弱评估。

（四）应用现状

1. 应用场所和人群　SSFS 在国外主要应用于社区及医院老年人群的社会衰弱筛查。日本学者针对社区老年人进行了一项为期 4 年的纵向研究，发现使用 SSFS 评估的社会衰弱发生率为 7.4%；配偶受伤和结交新朋友是老年人社会衰弱发生的影响因素。伊朗学者使用 SSFS 对 1246 名社区老年人进行社会衰弱评估，发现社会衰弱发生率为 15.8%；年龄、性别、受教育程度、婚姻状况是老年人社会衰弱发生的影响因素。韩国一项研究使用 SSFS 评估社区老年人社会衰弱状况，发现该人群的社会衰弱发生率为 51.3%。

我国学者陈瑛玮等使用 SSFS 探讨了社会衰弱与生活质量的相关性，发现老年人的社会衰弱发生率为 25.9%；社会衰弱与老年人生活质量呈负相关。张露露等使用中文版 SSFS 对养老机构老年人进行社会衰弱评估，发现该人群社会衰弱发生率为 55.9%；中文版 SSFS 能有效预测养老机构老年人 6 个月内跌倒、住院和死亡的发生风险。我国另一项针对 7732 名社区老年人的纵向研究发现，使用中文版 SSFS 评估的社会衰弱发生率为 21.5%。

2. 优点和局限性

（1）优点：①SSFS 条目简单，易于回答，评估耗时短，无须专业人员评估；②SSFS 条目的设置考虑了亚洲老年人的文化背景，对我国老年人的社会衰弱评估有一定的借鉴作用。

（2）局限性：①SSFS 是自陈式社会衰弱评估工具，老年人的自我报告可能对评估结果造成偏倚；②SSFS 在开发时未进行充分的信效度检验，在一定程度上限制了该问卷的应用和推广。

五、其他社会衰弱评估量表

国内外学者也使用社会衰弱表型、社会衰弱测量问卷和社会衰弱量表评估老年人社会衰弱状况，但目前局限于小范围人群的使用，缺乏相关的适用性研究。本部分将简要介绍上述 3 个社会衰弱评估量表。

（一）社会衰弱表型

社会衰弱表型（social frailty phenotype，SFP）是西班牙学者 Josep 等于 2013 年针对农村老年人编制的社会衰弱评估工具。SFP 包括独自生活、缺少提供帮助的人、很少与家人联系、很少与朋友和邻居联系、缺乏知己、日常生活缺乏帮助 6 个条目。条目回答“是”计 1 分，回答“否”计 0 分，总分范围为 0～6 分，≥2 分为社会衰弱，分数越高表明社会衰弱程度越严重。Josep 等的研究发现，使用 SFP 评估的农村老年人社会衰弱发生率为 8.9%；存在社会衰弱的老年人 4 年内的死亡风险高于无社会衰弱的老年人；社会衰弱能显著预测老年人死亡的发生风险。SFP 条目简单，对死亡具有良好的预测效度，但还有待于在更多国家和地区的人群中验证其可靠性和有效性。

（二）社会衰弱测量问卷

社会衰弱测量问卷（social frailty measurement questionnaire，SFMQ）由我国同济大学医学院的学者于 2021 年编制，用于探讨我国老年人社会衰弱与抑郁之间的相关性。该问卷包括家庭是否和睦、是否独居、是否有可以倾诉的人、过去 1 周内是否拜访过朋友、是否感到孤独和是否经济困难 6 个条目。每个条目回答“是”或“否”，根据条目内容计 1 分或 0 分；总分范围为 0～6 分，0～1 分为非社会衰弱，2～3 分为社会衰弱前期，≥4 分为社会衰弱。我国同济大学医学院的学者使用 SFMQ 评估了 1764 名社区老年人社会衰弱状况，发现社会衰弱前期和社会衰弱的发生率分别为 38.2%和 3.6%；社会衰弱是社区老年人抑郁的预测因子。SFMQ 条目的设置符合我国老年人的文化背景，评估内容简单，可为国内社区老年人社会衰弱大规模筛查提供一定参考，未来有待于在更广泛的老年人群中验证其信效度。

（三）社会衰弱量表

社会衰弱量表（social frailty scale，SFS）是韩国学者 Yoo 等于 2019 年在 SSFS 基础上改编的一种社会衰弱评估工具，旨在探究老年人听力损失与社会衰弱的相关性。SFS 包括 5 个条目，即参加邻居或社区聚会、与朋友见面或聊天次数、是否有人支持并展现出爱与感情、独居、有每天见面或电话聊天的人。该量表每个条目回答“是”或“否”，根据条目内容计 1 分或 0 分；总分范围为 0～5 分，0 分为非社会衰弱，1～2 分为社会衰弱前期，≥3 分为社会衰弱。韩国学者 Yoo 等使用 SFS 评估了社区老年人的社会衰弱状况，发现该人群社会衰弱前期和社会衰弱的发生率分别为 60.7%和 11.7%；与听力正常的老年人相比，中度至重度听力损失老年人的社会衰弱发生风险增加了 2.13 倍。目前 SFS 的使用有一定的地域局限性，需要在更多国家和地区的老年人群中进行信效度检验。

六、典型应用实例

李先生，78 岁，退休前是 1 名中学教师，于 1 年前入住“夕阳红”养老院。他的妻子在 5 年前去世，目前子女都在外地工作，很少有时间回家探望，他与朋友很少来往。

入住养老院以来，李先生的身体状况整体良好，但视力和听力都有所下降，参加晨练、园艺课和联谊会等集体活动时感到力不从心。近 2 个月来，李先生参加养老院的集体活动次数开始逐渐减少，并表示自己感到疲倦，对这些活动提不起兴趣。同时，李先生与室友的交流也逐渐减少，与人沟通变得困难，更多时间选择独自待在房间。此外，李先生的退休金无法完全负担医疗费用，同时他又不会使用电子设备和通讯软件，这使他在生活中遇到了更多困难。

请用 HALFT 量表评估李先生是否存在社会衰弱？

（一）评估前准备

1. 用物准备　HALFT 量表、纸、笔。

2. 被试者准备

（1）向被试者解释评估的目的、过程和可能的结果，获得被试者同意。

（2）确保评估环境安静、私密，被试者坐在舒适的位置。

（二）评估过程

（1）询问李先生在过去 1 年内帮助他人的情况。李先生回答：帮助朋友种过花。计 0 分。

（2）询问李先生在过去 1 年内参与社区服务、帮助邻里等社会公益活动或闲暇活动的情况。李先生回答：参加过养老院举办的一些集体活动，如参加晨练和联谊会。计 0 分。

（3）询问李先生在过去 1 周内是否感觉孤独。李先生回答：是的，喜欢待在房间，不喜欢和别人交流，经常感到孤独。计 1 分。

（4）询问李先生过去 1 年的收入是否足以维持 1 年的生活支出。李先生回答：退休金不够用，连过日子和看病的钱都不够。计 1 分。

（5）询问李先生是否有可以讲心里话的家人/朋友。李先生回答：子女在外上班，较少探望，自己不会使用智能手机，较少与人聊天，导致没有可以讲心里话的家人及朋友。计 1 分。

（三）评估结果

综合 5 个条目得分，李先生 HALFT 量表评分总分为 3 分。符合 HALFT 量表的社会衰弱评分标准（≥3 分为社会衰弱），表明李先生处于社会衰弱状态。

（罗　玲）

第四节　老年人口腔衰弱评估工具及应用实例

有效的口腔衰弱评估工具有助于准确识别老年人的口腔衰弱风险，帮助制订有针对性的预防和干预措施。目前常用的口腔衰弱评估工具在简便性、准确性和适用性方面各具特点。本节将介绍常用的口腔衰弱评估工具，并介绍使用口腔衰弱筛查指标-8 评估老年人口腔衰弱状况的应用实例，旨在为相关专业人员开展老年人口腔衰弱评估提供参考。

一、口腔衰弱筛查指标-8

（一）基本情况

口腔衰弱筛查指标-8（oral frailty index 8，OFI-8）是日本学者 Tanaka 等在 2021 年针对社区老年人开发的口腔衰弱筛查工具。OFI-8 是一种多维的口腔衰弱评估工具，将老年人的口腔状况、口腔健康行为和社会参与度结合在一起，不仅能反映随年龄增长口腔功能的衰退，还能体现老年人的口腔健康相关行为和社会特征，受到了日本牙科协会的推荐。2023 年，我国贵州中医药大学的陈宗梅等学者对 OFI-8 进行了翻译和跨文化调试，形成了中文版 OFI-8。中文版 OFI-8 在我国 60 岁及以上社区老年人群中显示出良好的信效度，是目前我国应用较广泛的口腔衰弱评估工具。

（二）评估内容和评估方法

1. 评估内容 OFI-8 涉及牙齿状况、咀嚼能力、吞咽功能、口腔健康相关行为及社会参与 5 个方面的评估，共 8 个条目。具体评估内容见表 3-20。

表 3-20 口腔衰弱筛查指标-8

维度	条目	是	否
牙齿状况	1. 您是否佩戴义齿	2 分	0 分
咀嚼能力	2. 与半年前相比，您现在吃硬的食物有困难吗	2 分	0 分
	3. 您是否能够吃硬的食物，如硬糖果或生红薯	0 分	1 分
吞咽功能	4. 您是否经常感觉口干舌燥	1 分	0 分
	5. 您最近吃东西有没有出现呛咳的情况	2 分	0 分
口腔健康相关行为	6. 您每天刷几次牙？（≥2 次/天）	0 分	1 分
	7. 您是否每年至少看 1 次牙医	0 分	1 分
社会参与	8. 与 1 年前相比，您出门的次数是否减少	1 分	0 分

2. 评估方法 OFI-8 的条目均回答“是”或“否”，不同条目的评分具有不同的权重；总分为 0～11 分，0～2 分为口腔衰弱低风险，3 分为口腔衰弱中风险，≥4 分为口腔衰弱高风险，得分越高，表明口腔衰弱程度越重。具体评分方法如下。

（1）牙齿状况：询问老年人是否佩戴义齿（包括全口义齿和局部义齿）。若老年人回答“是”计 2 分，回答“否”计 0 分。

（2）咀嚼能力：询问老年人以下问题。①与半年前相比，现在吃硬的食物是否有困难（水果如苹果、梨等；硬质蔬菜如黄瓜、生红薯等；硬质肉类如煮熟的猪肉及牛肉等）。若老年人回答“是”计 2 分，回答“否”计 0 分。②目前是否能够吃硬的食物。若老年人回答“是”计 0 分，回答“否”计 1 分。③是否经常感觉口干舌燥。若老年人回答“是”计

1分，回答“否”计0分。

（3）吞咽功能：询问老年人最近吃东西（如进食、喝茶或喝汤）有无发生呛咳的情况。若老年人回答“是”计2分，回答“否”计0分。

（4）口腔健康相关行为：询问老年人以下问题。①每天刷牙次数。若回答次数≥2次，勾选“是”，计0分；若回答次数<2次，勾选“否”，计1分。②每年看几次牙医。若老年人回答1次及以上，计0分，否则计1分。

（5）社会参与：询问老年人与1年前相比，外出次数（如出门买东西、参加社交活动等）是否减少。若老年人回答“是”计1分，回答“否”计0分。

（三）测量学指标

日本学者Tanaka等编制了OFI-8，并在2044名社区老年人群中对其进行验证，发现OFI-8的内部一致性在可接受范围内（Cronbach’s α系数=0.692）；OFI-8评估口腔衰弱的最佳截断值为4分，基线时的敏感度和特异度分别为80.0%和80.0%，AUC值为0.880；随访6年后的敏感度及特异度分别为63.0%和71.0%，AUC值为0.730，表明该量表具有较好的区分能力；基线时OFI-8评分≥4分的老年人6年后发生口腔衰弱的风险增加3.02倍，需要长期护理的风险增加1.41倍；OFI-8评分每增加1分，口腔衰弱的风险增加1.30倍，失能的风险增加1.10倍。

国内有学者在杭州市社区老年人中检验了OFI-8的信度和内容效度，结果显示，OFI-8的内部一致性在可接受范围内（Cronbach’s α系数=0.602），内容效度好（CVI=1.000）。也有学者在贵阳市社区老年人中对OFI-8进行了信效度检验，发现OFI-8的Cronbach’s α系数为0.949，各条目的Cronbach’s α系数为0.900～0.987，OFI-8的ICC值为0.786，各条目的ICC值为0.732～0.828，具有较好的内部一致性；OFI-8的I-CVI值为0.893～1.000，S-CVI值为0.934，内容效度佳；探索性因子分析共提取5个公因子，累积方差贡献率为88.9%；验证性因子分析中，近似误差均方根、比较拟合指数等模型拟合参数值均达到理想值，提示该量表的结构效度良好。

（四）应用现状

1. 应用场所和人群　OFI-8已被广泛应用于日本社区、医院和门诊等场所的老年人群。日本一项针对社区老年人口腔衰弱状况的研究显示，由OFI-8评估出的老年人口腔衰弱发生率为54.9%；口腔衰弱与老年人的跌倒风险显著相关。一项针对内科门诊老年人的研究显示，老年女性的OFI-8评分高于老年男性；在口腔衰弱高风险组（OFI-8评分≥4分）中，老年男性的血红蛋白水平、红细胞计数和血清白蛋白水平显著降低；口腔衰弱高风险老年人肌酐与胱抑素C的比值低于口腔衰弱低风险者（OFI-8评分≤2分）。另一项针对75岁及以上医院老年2型糖尿病患者的研究发现，约53.2%的老年患者存在口腔衰弱；糖尿病病程<15年和糖尿病病程≥15年的老年患者口腔衰弱发生率分别为32.4%和62.3%。

国内也有多项研究使用OFI-8评估社区、医院及养老机构老年人群的口腔衰弱状况。杭州的一项研究发现，社区老年人的口腔衰弱发生率为33.8%。一项关于泸州社区老年人的研究显示，59.2%的老年人是口腔衰弱高风险群体；老年人口腔衰弱评分与进食评估调查工具-10（eating assessment tool-10，EAT-10）得分显著正相关，与微型营养评定简表（mini-nutritional assessment short-form，MNA-SF）得分显著负相关，表明老年人口腔衰弱程度越严重，吞咽困难程度越高，营养状况越差。另一项针对医院癌症患者的研究显示，60 岁以下的癌症患者口腔衰弱发生率为 50.0%，60 岁及以上的癌症患者口腔衰弱发生率为 71.8%。此外，一项使用 OFI-8 评估养老机构老年人口腔衰弱状况的研究显示，该人群的口腔衰弱发生率为 25.2%；超过 2/3 的老年人口腔健康行为较差，未能保证每天刷牙次数达到 2 次以上。另一项针对农村 MCI 老年人的研究显示，使用 OFI-8 评估的口腔衰弱发生率为 60.4%；口腔衰弱老年人更易发生躯体衰弱。

2. 优点和局限性

（1）优点：①OFI-8 评估内容相对全面且耗时短，适用于大样本人群的口腔衰弱筛查；②OFI-8 操作简便，可供非牙科专业人员使用；③评估过程中无须使用专业的牙科检查设备设施，不会对老年人有侵入性操作的伤害。

（2）局限性：①OFI-8 为自评式问卷，评估结果的准确性可能会受老年人的主观影响；②OFI-8 仅为一种快速筛查问卷，对于存在吞咽困难及口腔功能障碍的老年人，需要进一步到专科医院进行详细检查以明确诊断。

二、口腔衰弱筛查指标-6

（一）基本情况

口腔衰弱筛查指标-6（oral frailty index 6，OFI-6）是日本学者 Tanaka 等于 2018 年开发的口腔衰弱评估工具，用于研究口腔衰弱对社区老年人躯体衰弱和失能风险的预测作用。OFI-6 通过主观指标和客观指标评估老年人口腔衰弱状况。OFI-6 是目前国外应用较广泛的口腔衰弱评估工具之一，已广泛应用于社区、农村和养老机构老年人群口腔衰弱筛查。

（二）评估内容和评估方法

1. 评估内容 OFI-6 包括 6 个条目，有 4 项客观指标和 2 项主观指标，具体评估内容见表 3-21。

表 3-21 口腔衰弱筛查指标-6

维度	条目	是	否
客观指标	1. 牙齿数量：＜20 颗	1 分	0 分
	2. 舌压：男性＜27.4kPa，女性＜26.5kPa	1 分	0 分
	3. 咀嚼能力：口香糖色差度	1 分	0 分
	4. 舌唇运动功能：男性＜5.2 次/秒，女性＜5.4 次/秒	1 分	0 分
主观指标	5. 主观咀嚼困难：与半年前相比，吃硬的东西是否比较困难	1 分	0 分
	6. 主观吞咽困难：喝茶或喝汤是否会发生呛咳	1 分	0 分

2. 评估方法 OFI-6包括6个条目，每个条目回答“是”计1分，回答“否”计0分；总分为0～6分，0分为非口腔衰弱，1～2分为口腔衰弱前期，≥3分为口腔衰弱，得分越高表明口腔衰弱程度越重。具体评估方法如下。

（1）条目1：检查老年人口腔内的天然牙数量。若＜20颗，则计1分，否则计0分。

（2）条目2：使用舌压测量仪测量老年人的舌压，共测量3次，取最大值。男性舌压＜27.4kPa或女性舌压＜26.5kPa，表明舌压降低，计1分，否则计0分。

（3）条目3：嘱老年人咀嚼变色口香糖60秒，口香糖与唾液混合由绿色变为红色后，使用光谱仪测量咀嚼后口香糖的红色吸光度，男性＜14.2或女性＜10.8，表明咀嚼能力降低，计1分，否则计0分。

（4）条目4：嘱老年人以最快速度发出/ta/这个音，利用口腔功能测量设备记录老年人5秒内发出的音节总数，并计算出每秒的平均发音次数。男性平均发音次数＜5.2次/秒或女性平均发音次数＜5.4次/秒，表明舌唇运动能力降低，计1分，否则计0分。

（5）条目5：询问老年人与半年前相比，吃硬的东西（如饼干、苹果等）是否比较困难，回答“是”计1分，回答“否”计0分。

（6）条目6：询问老年人饮茶或喝汤是否会发生呛咳，回答“是”计1分，回答“否”计0分。

（三）测量学指标

日本一项针对社区老年人的研究显示，OFI-6能显著预测躯体衰弱、肌少症、失能和死亡的风险，其OR值分别为2.40、2.20、2.03和2.20。韩国学者以社区老年人为研究对象，检验了OFI-6的诊断性能，发现以1分作为OFI-6的最佳截断值时，敏感度和特异度分别为87.8%和52.5%，AUC值为0.783。我国学者使用OFI-6评估社区老年人的口腔衰弱情况，发现OFI-6≥2分及≥3分均能有效预测老年人的抑郁风险，OR值分别为2.56和4.89。

（四）应用现状

1. 应用场所和人群 OFI-6目前主要应用于亚洲老年人群的口腔衰弱评估。日本一项纳入1054名社区老年人的研究发现，使用OFI-6评估的口腔衰弱发生率为20.4%；口腔衰弱老年人发生营养不良的风险显著高于非口腔衰弱老年人。另一项研究使用OFI-6评估农村老年人口腔衰弱状况，发现该人群口腔衰弱发生率为22.5%，老年男性和老年女性的口腔衰弱发生率分别为22.3%和22.7%。韩国一项针对养老机构老年人的研究显示，使用OFI-6评估口腔衰弱前期及口腔衰弱的发生率为64.0%。

国内学者使用OFI-6评估养老机构老年人口腔衰弱状况，发现该人群口腔衰弱发生率为31.0%；高龄、认知障碍及抑郁是养老机构老年人口腔衰弱的危险因素。另一项针对1100名社区老年人口腔衰弱状况的研究显示，使用OFI-6评估的口腔衰弱发生率为20.7%；口腔衰弱的程度越严重，老年人发生抑郁的风险越高。

2. 优点和局限性

（1）优点：OFI-6既有主观指标，也有客观指标，能较为准确地反映老年人口腔衰弱状况。

（2）局限性：①OFI-6 需要专业人员进行评估，部分评估条目较为复杂；②OFI-6 需要借助专业的口腔评估设备，不适用于大样本人群口腔衰弱调查；③OFI-6 的信效度有待于在更多国家和地区的老年人群中进行验证。

三、其他口腔衰弱评估工具

国内外有学者也使用口腔衰弱颌面指数、KAGD 口腔衰弱筛查问卷及口腔衰弱筛查工具评估老年人口腔衰弱状况，但这些评估工具目前都局限于小范围人群应用，缺乏相关的适应性研究。本部分将简要介绍这些评估工具。

（一）口腔衰弱颌面指数

口腔衰弱颌面指数（oral and maxillofacial frailty index，OMFI）是由韩国学者 Choi 等在 2019 年开发的口腔衰弱评估工具，旨在筛查老年人口腔及颌面衰弱情况。OMFI 包括咀嚼困难、进食干硬食物时需要饮水、下颌及舌运动困难、语音障碍和不能做面部表情 5 个条目。每个条目采用 4 级评分法，其中 1 分表示从不出现该问题，2 分表示偶尔出现该问题，3 分表示经常出现该问题，4 分表示频繁出现该问题。OMFI 的总分为 5～20 分，得分越高表明口腔及颌面衰弱情况越严重。OMFI 在韩国 50 岁及以上社区人群中的信效度检验结果显示，该量表的 Cronbach' s α 系数为 0.704，各条目的 Cronbach' s α 系数为 0.660～0.700，各条目的重测信度为 0.700～1.000，提示该指数具有良好的内部一致性和重测信度；OMFI 各条目与老年人自我报告的口腔健康状况、口腔修复治疗需求、未满足的牙科保健需求及日常口腔卫生护理具有显著相关性。OMFI 可通过电话访谈收集相关资料，具有操作简便的优点，但 OMFI 有待于在不同国家、场所及人群中进行验证和推广。

（二）KAGD 口腔衰弱筛查问卷

韩国老年牙科协会（Korean Academy of Geriatric Dentistry，KAGD）在 2023 年编制了口腔衰弱筛查问卷，用于筛查口腔衰弱高风险人群。KAGD 制定的口腔衰弱筛查问卷内容包括躯体状况、咀嚼能力、吞咽困难、口干及舌和口唇运动功能等多方面，共 11 个条目。每个条目分别回答“是”或“否”，不同条目有不同的评分权重；总分为 0～15 分，得分≥1 分时，需要对老年人进行进一步的口腔衰弱诊断检查；得分越高表明口腔衰弱程度越重。韩国学者 Kang 等在社区老年人中检验了 KAGD 口腔衰弱筛查问卷的诊断性能，发现最佳截断值为 1 分时，敏感度和特异度分别为 87.8%和 52.5%，AUC 值为 0.783；KAGD 口腔衰弱筛查问卷总分≥1 分时所评估出的老年人口腔衰弱发生率为 64.0%。KAGD 口腔衰弱筛查问卷简便易操作，可供非牙科专业人员使用，且无须借助牙科专业设备，有助于快速识别口腔衰弱高风险人群。然而，该问卷仅作为口腔衰弱的初步筛查工具，应进一步开展该问卷的跨文化适应性研究，并验证其在不同国家和地区的老年人群中应用的信效度。

（三）口腔衰弱筛查工具

口腔衰弱筛查工具（screening tool for oral frailty，STOF）是我国上海交通大学学者在

2024 年根据口腔功能恶化的 4 个阶段开发的一种自评式口腔衰弱评估工具。STOF 的评估内容包括牙齿数量减少、吞咽困难、咀嚼困难、口腔运动困难、口干和口腔疼痛 6 个条目。每个条目回答“是”计 1 分，回答“否”计 0 分。总分为 0～6 分，得分≥2 分判定为口腔衰弱，得分越高表明口腔衰弱程度越重。

我国学者在社区老年人群中检验了 STOF 的信效度，发现 STOF 的条目区分度和条目代表性较好，内部一致性较低（KR-20=0.494），2 周后的重测信度较高（ICC=0.856），内容效度较好（S-CVI 值和 I-CVI 值均为 1.000）；以 FRAIL 量表为校标时，STOF 预测衰弱的最佳截断值为 2 分，AUC 值为 0.710；以肌少症筛查量表为校标时，STOF 预测肌少症的最佳截断值为 3 分，AUC 值为 0.710，提示 STOF 对衰弱和肌少症具有一定的预测价值；STOF 总分≥2 分所评估出的口腔衰弱发生率为 49.2%，STOF 总分≥3 分所评估出的口腔衰弱发生率为 26.7%。STOF 基于我国文化背景开发，评估具有简便性和快捷性。STOF 确定口腔衰弱的标准是基于该量表对衰弱的预测能力而初步设定的。未来应基于客观测量指标评估 STOF 的敏感度和特异度，确定其判断口腔衰弱的最佳截断值，提升其有效性和可靠性。此外，需要在不同环境和老年人群中进行外部验证和完善，以增强其临床适用性。

（四）口腔衰弱 5 项检查表

口腔衰弱 5 项检查表（oral frailty five-item checklist，OF-5）是日本学者 Tanaka 等于 2023 年基于 OFI-6 和 OFI-8 编制的口腔衰弱快速筛查工具。OF-5 包括牙齿减少、口腔发音技能减退、咀嚼困难、吞咽困难、口干 5 个条目。每个条目回答“是”计 1 分，回答“否”计 0 分；总分为 0～5 分，得分≥2 分为口腔衰弱，得分越高表明口腔衰弱程度越重。日本一项针对门诊老年人的研究显示，以日本老年牙科协会提出的口腔功能减退（oral hypofunction，OHF）为校标时，OF-5 筛查出的口腔衰弱发生率为 46.0%，OF-5 与 OHF 诊断的口腔衰弱发生率一致性为 70.2%；当 OF-5 的最佳截断值为 2 分时，敏感度和特异度分别为 67.2%和 72.7%，AUC 值为 0.724。日本一项研究使用 OF-5 对 1206 名社区老年人进行口腔衰弱筛查，发现口腔衰弱的发生率为 36.7%；年龄越大，老年人口腔衰弱的发生率越高。OF-5 评估无须借助口腔评估设备，适合在社区老年人群中使用；但 OF-5 的有效性和可靠性有待于在不同国家和地区的老年人群中进行验证。

四、典型应用实例

张爷爷，男，79 岁，自述口干及口臭症状严重，近期咀嚼和吞咽食物费力，遂入院诊治。口腔临床检查结果如下：剩余牙齿 11 颗；左上颌及左下颌均佩戴局部义齿；牙龈散在出血，龋齿 3 颗，口腔黏膜干燥。进一步询问张爷爷病情后，得知张爷爷近一年来咀嚼肉及水果等硬质食物困难，且因门牙脱落、口齿不清、存在口臭等原因拒绝参加社交活动，每天仅晨起刷牙 1 次，3 个月前张爷爷曾到医院进行洗牙和龋齿填充。

请用口腔衰弱筛查指标-8 评估张爷爷是否存在口腔衰弱？

（一）评估前准备

1. 用物准备 口腔衰弱筛查指标-8问卷、纸、笔。

2. 被试者准备

（1）向被试者解释评估的目的和方式，获得被试者同意。

（2）确保评估环境安静，隐私性好。

（二）评估过程

（1）询问张爷爷是否佩戴义齿。张爷爷回答：4年前左侧上下牙都掉了，就去医院安装了义齿。计2分。

（2）询问张爷爷与半年前相比，现在吃苹果、生黄瓜、猪瘦肉等较硬食物是否有困难。张爷爷回答：半年前还能啃整个苹果、吃凉拌黄瓜和盐煎肉，现在觉得嚼不动了。计2分。

（3）询问张爷爷目前条目2中所提到的硬质食物吃起来是否存在困难。张爷爷回答：现在吃苹果尽量切成小块，吃黄瓜或红薯等需要煮至软烂，瘦肉需要炖烂或者剁成肉末。计1分。

（4）询问张爷爷是否经常有口干舌燥的感觉。张爷爷回答：是的，经常感觉口干。计1分。

（5）询问张爷爷最近喝水、喝茶或喝汤时有没有发生呛咳的情况。张爷爷回答：没有发生呛咳的情况。计0分。

（6）询问张爷爷每天刷牙的次数。张爷爷回答：每天早上起来后刷牙1次。计1分。

（7）询问张爷爷每年看几次牙医。张爷爷回答：我每年都要到医院检查义齿，3个月前还在医院洗了牙和修补了龋齿。计0分。

（8）询问张爷爷与1年前相比，出门的次数增加了还是减少了。张爷爷回答：这一年都没怎么出门喝茶、打麻将和逛公园，没有以前参加社交活动多了。计1分。

（三）评估结果

张爷爷的口腔衰弱筛查指标-8的总得分为8分，符合该量表口腔衰弱的评估标准（≥4分为口腔衰弱），表明张爷爷处于口腔衰弱状态。

（杨　君）

第五节　老年人综合衰弱评估工具及应用实例

综合衰弱评估工具可通过身体、心理和社会等多维度的评估，全面了解老年人的健康状况和功能状态。目前，国内外学者已开发出多种综合衰弱评估工具，在实际应用时，应综合考虑研究目的、研究条件及研究人群，选择合适的综合衰弱评估工具。本节将介绍常用的综合衰弱评估工具，并介绍使用蒂尔堡衰弱量表评估老年人综合衰弱状况的应用实例，旨在为相关专业人员开展老年人综合衰弱评估提供参考。

一、衰弱指数

（一）基本情况

衰弱指数（frailty index，FI）是加拿大 Rockwood 教授在 2002 年基于累积缺陷模型开发的衰弱评估工具，涉及症状、体征、功能损害、实验室检查及社会资源等多个领域的健康缺陷。FI 是一个广泛使用的衰弱评估工具，但目前尚无统一版本，不同研究可能会采用不同的变量集合和评分方法。FI 的构建可以根据 Rockwood 等提出的程序进行自由构建，纳入疾病、症状及身体测量指标等变量，并对这些变量赋值。目前，各学者根据研究目的构建了多种 FI 版本。2020 年，北京大学公共卫生学院基于中国慢性病前瞻性研究数据构建了北京版 FI。

（二）评估内容和评估方法

1. 评估内容　北京版 FI 包括慢性疾病、症状及身体测量指标 3 个维度，共 28 个条目。具体评估内容见表 3-22。

2. 评估方法　北京版 FI 每个条目计 0～1 分，最终得分为“条目累计得分/28”，FI≤0.10 为健康，0.10<FI<0.25 为衰弱前期，FI≥0.25 为衰弱；得分越高，衰弱程度越重。具体评估方法如下。

（1）慢性疾病（条目 1～14）：分别询问老年人是否患有相应的 14 种疾病。每患 1 种疾病，计 1 分。本维度总分为 0～14 分。

（2）症状（条目 15～24）：询问老年人是否有相应的 10 个症状，根据老年人的回答计 0～1 分。本维度总分为 0～10 分。

（3）身体测量指标（条目 25～28）：对老年人进行身体测量，根据测量结果计 0～1 分。本维度总分为 0～4 分。

表 3-22　北京版衰弱指数

维度	条目	评分标准
慢性疾病	您是否被诊断患有以下疾病中的任意一种：	是=1 分
	1. 高血压	否=0 分
	2. 心脏病	
	3. 脑卒中或短暂性脑缺血发作	
	4. 肺气肿或慢性支气管炎	
	5. 结核病	
	6. 哮喘	
	7. 消化性溃疡	
	8. 胆石症伴或不伴胆囊炎	
	9. 类风湿关节炎	
	10. 骨折	
	11. 神经衰弱	
	12. 糖尿病	
	13. 癌症	
	14. 慢性肾脏疾病	

续表

维度	条目	评分标准
症状	15. 和其他同龄的健康人平地行走，您会因为胸部不适而呼吸急促或减速吗	是=1 分 否=0 分
	16. 过去 1 个月内，是否每周超过 3 天有以下情况：睡前或半夜醒来后，需要超过 30 分钟入睡；早起、无法入睡；工作、吃饭或白天与人见面时很难保持警惕	是=1 分 否=0 分
	17. 您每周排便是否<3 次	是=1 分，否=0 分
	18. 过去 12 个月内，身体是否有持续 3 个月的疼痛或不适，影响了您的生活	是=1 分 否=0 分
	19. 过去 12 个月内，您是否经常咳嗽	是（时间≥3 个月）=1 分 部分是（<3 个月）=0.5 分 否=0 分
	20. 是否很少或从不刷牙，还是有义齿	是=1 分，否=0 分
	21. 过去 12 个月的体育活动与周围人相比（包括活动类型和持续时间）	较周围人较低者=1 分 其他=0 分
	22. 在过去的 12 个月内，您有没有无缘由体重减轻（≥2.5kg）	是=1 分 否=0 分
	23. 过去 12 个月内，您是否感到比平常更悲伤或者更沮丧，持续超过 2 周时间	是=1 分 否=0 分
	24. 您目前的一般健康状况如何	很差=1 分，一般=0.5 分， 良好=0.25 分，优秀=0 分
身体测量指标	25. 体重指数（BMI）	BMI<18.5kg/m² 或≥28kg/m²=1 分 24kg/m²≤BMI≤28kg/m²=0.5 分 18.5kg/m²≤BMI≤24kg/m²=0 分
	26. 腰臀比	男≥0.95 或女≥0.90=1 分 0.90≤男<0.95=0.5 分 0.85≤女<0.90=0.5 分 男<0.90 或女<0.85=0 分
	27. 心率	<60 次/分或>100 次/分=1 分 60～100 次/分=0 分
	28. 第一秒用力呼气量占用力肺活量百分率<70%	是=1 分，否=0 分

（三）测量学指标

加拿大 Rockwood 教授的研究显示 FI 是预测衰弱不良健康结局的有效工具，FI 既可以作为分类变量，也可以作为连续变量，当 FI 作为连续变量使用时，敏感度更高。奥地利学者构建了包含 49 个条目的 FI 版本，并在社区老年人中进行了信效度检验，发现该 FI 版本的 Cronbach' s α 系数为 0.810，ICC 值为 0.880，具有良好的内部一致性和重测信度。美国学者构建了包含 67 个条目的 FI 版本，并在社区老年人中进行了应用，发现该 FI 版本对失能具有较好的预测能力，其 AUC 值为 0.820。一项纳入了 8 项研究的系统评价显示，FI 得分作为连续变量和分类变量时，其预测不良健康结局的 AUC 值分别为 0.660～0.840 和 0.600～0.800。

我国学者基于不同的研究目的和研究人群也构建了多个版本 FI。有学者在一项纳入了 50 万成年人的前瞻性队列研究中，构建了 28 个条目的 FI 版本，发现该 FI 版本能有效预测死亡风险。也有学者基于常规实验室数据构建了包含 30 个条目的 FI 版本，发现该 FI 版本能有效预测老年社区获得性肺炎患者发生脓毒症和脓毒性休克的风险，其 AUC 值分别为 0.870 和 0.800，敏感度分别为 83.0%和 73.8%，特异度分别为 74.1%和 79.8%，阳性似然比分别为 3.200 和 3.650，阴性似然比分别为 0.230 和 0.330。另有学者针对老年创伤患者构建了 15 个条目的 FI 版本并进行了信效度检验，显示该 FI 版本具有良好的内部一致性（Cronbach' s α 系数=0.860）和折半信度（量表折半信度系数为 0.659，各条目折半信度系数为 0.762～0.896）；探索性因子共提取 4 个公因子，累积方差贡献率为 67.3%，提示结构效度良好。

（四）评估注意事项

（1）FI 的构建应确保所有测量指标都遵循统一的标准化程序，以提高评估的准确性。

（2）FI 的评估应由具有相关专业知识和经验的医务人员完成，以确保评估的准确性和可靠性。

（3）FI 的评估内容可能涉及医学、心理学、社会学等多个学科的指标，必要时需要跨学科合作，以提供全面评估和干预。

（五）应用现状

1. 应用场所和人群　FI 在国外已被广泛应用于社区、医院和门诊等场所老年人群的衰弱评估。希腊学者使用 FI 评估社区老年人衰弱状况，发现该人群衰弱发生率为 20.0%。韩国学者在 9015 名癌症患者中使用 FI 评估衰弱，发现 FI 评分增加与住院时间延长、术后 25 天内再入院率增加、ICU 入住率增加和死亡率增加相关。新加坡学者在一项针对门诊老年人的衰弱研究中发现，使用 FI 评估的衰弱发生率为 87.1%；FI 是住院死亡率的独立预测因子。

在我国，FI 同样在社区、医院等场所被广泛应用。袁音等使用 FI 对 2044 名老年人进行衰弱评估，发现该人群衰弱发生率为 13.2%，衰弱前期发生率为 66.53%。顾朝阳等采用 FI 评估老年胃肠道择期手术患者的衰弱状况，发现 FI 评分是术后 30 天并发症发生率的独立预测因素。北京一项老龄化纵向研究显示，FI 评分与老年人失能和较高死亡率相关。

2. 优点和局限性

（1）优点：①FI 是一种全面的、个性化的衰弱评估工具；②FI 能够动态监测个体健康状况的变化，预测不良健康结局；③评估者可以根据实际情况构建 FI，有助于制订针对性衰弱管理方案。

（2）局限性：①FI 评估内容繁杂，耗时较长，不适合作为衰弱初步筛查工具；②在不同研究中，FI 使用的变量数和诊断标准不一，影响了研究间的横向对比。

二、蒂尔堡衰弱量表

（一）基本情况

蒂尔堡衰弱量表（Tilburg frailty indicator，TFI）是荷兰学者 Gobbens 等于 2010 年基于衰弱整合模型（integral model of frailty）开发的自陈式衰弱评估量表。TFI 侧重对老年人躯体、心理和社会衰弱的多维度评估，操作简便，耗时较短，测量方式较为灵活，可全面评估老年人的健康状况。目前，TFI 经过文化调适，已经形成了多种语言版本，在国外社区及养老机构老年人群中均具有良好的信效度，对老年人不良健康结局有较好的预测能力。

（二）评估内容和评估方法

1. 评估内容　TFI 包含躯体、心理、社会 3 个维度，共 15 个条目。

（1）躯体维度：包含身体健康状况自评、体重下降、行走困难、平衡状况、听力问题、视力问题、握力、疲劳感 8 个条目。

（2）心理维度：包含记忆力、抑郁、焦虑、应对能力 4 个条目。

（3）社会维度：包含独居、社会关系、社会支持 3 个条目。

TFI 的具体评估内容见表 3-23。

表 3-23　蒂尔堡衰弱量表

维度	条目	是	有时	否
躯体	1. 您觉得自己身体健康吗	0 分	—	1 分
	2. 您的体重是否下降了很多	1 分	—	0 分
	3. 是否由于行走困难影响了您的正常生活	1 分	—	0 分
	4. 是否由于保持平衡困难影响了您的正常生活	1 分	—	0 分
	5. 是否由于听力差影响了您的正常生活	1 分	—	0 分
	6. 是否由于视力不好影响了您的正常生活	1 分	—	0 分
	7. 是否由于双手无力影响了您的正常生活	1 分	—	0 分
	8. 是否由于身体疲乏影响了您的正常生活	1 分	—	0 分
心理	9. 您记忆力有没有问题	1 分	0 分	0 分
	10. 您最近 1 个月有没有感到情绪低落	1 分	1 分	0 分
	11. 您最近 1 个月有没有感到紧张或焦虑	1 分	1 分	0 分
	12. 您能很好地处理遇到的问题吗	0 分	—	1 分
社会	13. 您是否独居	1 分	—	0 分
	14. 您是否有时候会希望有人陪伴在您身边	1 分	1 分	0 分
	15. 您是否可以从他人那里得到足够的帮助	0 分	—	1 分

注：“—”表示不计分。

2. 评估方法　TFI 包括 15 个条目，根据条目内容计 0 分或 1 分；总分范围为 0～15 分，5 分及以上为衰弱，得分越高，衰弱程度越重。具体评估方法如下。

（1）躯体维度：①询问老年人觉得自己的身体是否健康。回答“是”计 0 分，回答“否”计 1 分。②询问老年人体重下降情况。在排除刻意减轻体重的情况下，若最近 6 个月体重下降达 6kg 及以上或最近 1 个月体重下降达 3kg 及以上，即为回答“是”，计 1 分；不存在上述情况则为回答“否”，计 0 分。③询问老年人是否因为行走困难、保持平衡困难、听力差、视力不好、双手无力和身体疲乏而影响了正常生活。上述任意一个问题回答“是”计 1 分，回答“否”计 0 分。

（2）心理维度：①询问老年人记忆力是否存在问题。回答“是”计 1 分，回答“有时”或“否”计 0 分。②询问老年人最近 1 个月有无感到情绪低落或感到紧张、焦虑。上述 2 个条目任意 1 个回答“是”或“有时”计 1 分，回答“否”计 0 分。③询问老年人是否能很好地处理遇到的问题。回答“是”计 0 分，回答“否”计 1 分。

（3）社会维度：①询问老年人是否独居。回答“是”计 1 分，回答“否”计 0 分。②询问老年人是否有时会希望有人陪伴在身边。回答“是”或“有时”计 1 分，回答“否”计 0 分。③询问老年人是否可以从他人那里得到足够的帮助。回答“是”计 0 分，回答“否”计 1 分。

（三）测量学指标

Gobbens 等在开发 TFI 时进行了信效度验证，结果显示该量表的 Cronbach’ s α 系数为 0.730，内部一致性较好；TFI 总分与世界卫生组织生存质量测定量表简表（World Health Organization quality of life questionnaire-brief version，WHOQOL-BREF）各维度得分的相关系数为 0.400～0.710，表明结构效度良好。波兰学者 Uchmanowiz 等在原始 TFI 版本的基础上编制了波兰版 TFI，并在老年患者中进行应用，发现波兰版 TFI 的 Cronbach’ s α 系数为 0.680～0.720，各条目与量表总分的相关系数为 0.120～0.520，表明波兰版 TFI 的内部一致性和效度良好。

2013 年，北京大学奚兴等对英文版 TFI 进行了汉化，并在 60 岁及以上医院慢性疾病患者中检验了中文版 TFI 的信效度，结果显示中文版 TFI 的 Cronbach’ s α 系数为 0.686；除独居条目与量表总分不相关外，其余条目与量表总分的 Spearman 相关系数为 0.205～0.620，各维度与量表总分的 Spearman 相关系数为 0.422～0.889，表明中文版 TFI 具有良好的信度和效度。2017 年，青岛大学李菲等对英文版 TFI 进行了汉化并检验其信效度，结果显示中文版 TFI 的 Cronbach’ s α 系数为 0.846，分半信度为 0.871；I-CVI 值为 0.800～1.000，S-CVI 值为 0.950，表明内部一致性和内容效度良好。同年，山东大学董莉娟等也对英文版 TFI 进行了汉化，并检验了该量表的信效度，结果显示中文版 TFI 的 Cronbach’ s α 系数为 0.710，重测信度为 0.880；当 TFI 的最佳截断值为 4 分时，其诊断衰弱的敏感度和特异度分别为 73.8% 和 84.9%，AUC 值为 0.870，表明该量表具有良好的信效度。

（四）评估注意事项

TFI 的评估依赖于老年人的自我报告结果，评估结果可能受个体认知偏差的影响。此外，在实际应用中不应仅凭 TFI 得分高低判断老年人衰弱状态，需要结合老年人的具体健康状况进行综合判断。

（五）应用现状

1. 应用场所和人群 在国外，TFI 已被广泛应用于社区和医院老年人群的衰弱评估。埃塞俄比亚一项针对社区老年人的调查显示，使用 TFI 测量该人群的衰弱发生率为 39.0%。沙特阿拉伯学者使用 TFI 评估社区老年人衰弱状况，发现该人群衰弱发生率为 28.0%。波兰学者使用 TFI 对老年类风湿关节炎患者进行调查，发现该人群衰弱发生率为 34.9%；老年女性和老年男性的衰弱发生率分别为 36.1%和 25.9%；TFI 平均得分为（4.11±2.05）分，其中，躯体维度平均得分为（3.39±1.66）分，心理维度平均得分为（0.41±0.55）分，社会维度平均得分为（0.31±0.48）分。

在国内，TFI 已被应用于不同场所老年人群的衰弱评估。一项针对社区老年人的研究显示，使用 TFI 评估的衰弱发生率为 49.0%；年龄、婚姻状态、收入水平及文化程度是老年人衰弱的影响因素。有学者使用 TFI 对长沙市 6 所养老机构老年人进行衰弱评估，发现该人群衰弱发生率为 68.5%，TFI 平均得分为（6.23±3.03）分。北京的一项研究使用 TFI 评估医院老年慢性肾脏病非肾脏替代治疗患者的衰弱现状，发现该人群衰弱发生率为 58.8%，TFI 平均得分为（5.19±2.76）分。也有研究使用 TFI 对老年维持性血液透析患者进行衰弱评估，发现该人群衰弱发生率为 67.3%；TFI 平均得分为（6.48±3.33）分，躯体维度、心理维度和社会维度的平均得分分别为（3.79±2.26）分、（1.47±1.14）分和（1.21±0.64）分。山东一项针对医院老年糖尿病患者的研究发现，该人群 TFI 总分为（7.79±3.92）分，衰弱发生率为 68.8%；中医养生保健素养、年龄、心理痛苦和医疗费用支付方式是老年患者衰弱的影响因素。

2. 优点和局限性

（1）优点：TFI 是一个自我报告式问卷，评估全面，耗时较短，使用灵活，可供老年人自行填写。

（2）局限性：TFI 的评估结果易受老年人主观感受的影响。

三、埃德蒙顿衰弱量表

（一）基本情况

埃德蒙顿衰弱量表（Edmonton frailty scale，EFS）是由加拿大学者 Rolfson 等于 2006 年基于门诊和医院老年患者开发的综合衰弱评估量表。EFS 已被翻译为中文、土耳其语、泰语、西班牙语、波斯语等多种语言版本。《亚太区老年衰弱管理临床实践指南》推荐 EFS 作为老年人衰弱的快速评估工具。2016 年，我国皖南医学院的杨柳等学者首次对英文版 EFS 进行翻译和文化调试，证实中文版 EFS 在社区老年人群中显示出良好的信效度。随后，我国多位学者对 EFS 进行了汉化和信效度检验，证实了中文版 EFS 是评估我国老年人综合衰弱状况的有效工具。

（二）评估内容和评估方法

1. 评估内容 EFS 包括认知能力（1 个条目）、一般健康状态（2 个条目）、功能独立性（1个条目）、社会支持（1个条目）、药物使用（2个条目）、营养（1个条目）、情绪（1个条目）、控制力（1个条目）和功能表现（1个条目）9个维度，共11个条目。EFS具体评估内容见表3-24。

表3-24　中文版埃德蒙顿衰弱量表

维度	条目	评分
认知能力	1. 请将这个已经画好的圆想象成1个钟面，标出数字的正确位置，并画出11：10的时针和分针位置	没有错误=0分 有些错误=1分 完全错误=2分
一般健康状态	2. 过去1年内，您曾经去过几次医院	0次=0分 1次～2次=1分 ≥3次=2分
	3. 您认为过去1年您的健康状况怎么样	身体很好=0分 身体一般=1分 身体很差=2分
功能独立性	4. 下列活动中，有几项您需要别人的帮助：做饭、购物、打电话、打扫房间、洗衣、开车、理财、服药	0～1项=0分 2～4项=1分 5～8项=2分
社会支持	5. 当您需要帮助时，您所能依靠的人愿意并且能够满足您的需求吗	一直=0分 有时候=1分 从不=2分
药物使用	6. 您是否经常服用5种及以上处方药	否=0分，是=1分
	7. 您是否有时忘记服用处方药	否=0分，是=1分
营养	8. 您近来体重是否下降，衣服是否变得宽松	否=0分，是=1分
情绪	9. 您是否经常感觉悲哀或沮丧	否=0分，是=1分
控制力	10. 您有过控制不住小便的问题吗	无=0分，有=1分
功能表现	11. 我希望您能够坐在椅子上，背部及手臂放松。然后，当我说“开始”的时候，立即站起来，以自然放松的步伐走向地上附有标记的地方，随后回到椅子处坐下	0～10秒=0分 11～20秒=1分 >20秒=2分

2. 评估方法　EFS总分为0～17分，≤4分为健康，5～6分为轻度衰弱，7～8分为中度衰弱，≥9分为重度衰弱，分数越高表明衰弱程度越重。EFS具体评估方法如下。

（1）认知能力：评估者在纸上画1个圆，嘱老年人将其想象成1个钟面，将数字1～12标记在正确位置，并画出11：10的时针和分针位置。若表盘上包括全部12个正确的数字、数字位置正确、指针长短正确且安放在正确的位置，计0分；若部分正确，计1分；若完全错误，计2分。

（2）一般健康状态：①询问老年人过去1年内去过几次医院。若老年人没有去过，计0分；去过1～2次，计1分；去过3次及以上，计2分。②询问老年人认为自己过去1年的健康状况怎么样。若老年人认为自己身体很健康，计0分；身体状况一般，计1分；身体状况很差，计 2 分。本维度总分为 0～4 分。

（3）功能独立性：询问老年人在完成做饭、购物、打电话、打扫房间、洗衣、开车、理财、服药的日常活动时，有几项需要别人的帮助。若老年人回答有 0～1 项需要帮助，计 0 分；若老年人回答有 2～4 项需要帮助，计 1 分；若老年人回答有 5～8 项需要帮助，计 2 分。

（4）社会支持：询问老年人在需要帮助时，是否所能依靠的人愿意并且能够满足老年人的需求。若老年人认为所能依靠的人能一直提供帮助且满足需求，计 0 分；认为有时候，计 1 分；认为从不，计 2 分。

（5）药物使用：①询问老年人是否经常服用 5 种及以上处方药。若老年人回答经常服用 5 种及以上处方药，计 1 分，否则计 0 分。②询问老年人是否有忘记服处方药的情况。若老年人有忘记服处方药的情况，计 1 分，否则计 0 分。本维度总分为 0～2 分。

（6）营养：询问老年人近来体重是否下降，衣服是否变得宽松。若老年人回答近来体重下降并且衣服变得宽松，计 1 分，否则计 0 分。

（7）情绪：询问老年人是否经常感觉悲哀或沮丧。若老年人回答经常感觉悲哀或沮丧，计 1 分，否则计 0 分。

（8）控制力：询问老年人是否有过控制不住小便的问题。若老年人回答有过控制不住小便的情况，计 1 分，否则计 0 分。

（9）功能表现：嘱老年人坐在椅子上，背部及手臂放松，当评估者说“开始”的时候，老年人应立即站起来，以自然放松的步伐走向地上附有标记的地方（大概 3m 远），随后回到椅子处坐下。从评估者说“开始”的时候计时，回到椅子处坐下时停止计时，用时 0～10 秒，计 0 分；11～20 秒，计 1 分；＞20 秒（在老年人不情愿或寻求帮助情况下），计 2 分。

（三）测量学指标

加拿大 Rolfson 等开发了 EFS 并在医院老年人群中进行验证，结果显示该量表的 Cronbach's α 系数为 0.620，κ 值为 0.770，表明 EFS 具有良好的信度；EFS 得分与年龄（r=0.270）及用药数量（r=0.340）显著相关。土耳其学者在养老机构老年人群中对土耳其版 EFS 进行了信效度检验，结果显示该量表的 Cronbach' s α 系数为 0.750，κ 值为 0.950～1.000，表明土耳其版 EFS 具有良好的内部一致性和重测信度。泰国学者对 EFS 进行跨文化调试，结果显示泰国版 EFS 的 I-CVI 值为 0.970，S-CVI 值为 0.920，提示内容效度良好。西班牙学者开发了 EFS 短表（Edmonton frailty scale short form，EFS-SF），并在老年足部疾病患者中检验了 EFS-SF 的信效度，结果显示 EFS-SF 的内部一致性良好（Cronbach' s α 系数=0.864）；以 8 分为 EFS-SF 的最佳截断值时，其敏感度和特异度分别为 50.0%和 84.4%；探索性因子分析提取 3 个公因子，累积方差贡献率为 73.0%，表明 EFS-SF 具有良好的信效度。伊朗学者将 EFS 翻译为波斯语并在老年心力衰竭患者中进行了信效度检验，结果显示波斯语版 EFS 的 Cronbach' s α 系数为 0.711，ICC 值为 0.693，提示具有良好的内部一致性和重测信度。

杨柳等于2016年首次对EFS进行了汉化，并在社区老年人群中进行了验证，中文版EFS的Cronbach’s α系数为0.780；探索性因子分析提取3个公因子，累积方差贡献率为54.2%，表明中文版EFS有良好的内部一致性和结构效度。随后，葛晓红对EFS进行汉化，并在医院老年糖尿病患者中检验其信效度，发现中文版EFS的Cronbach’s α系数为0.599，ICC值为0.822；以6分为最佳截断值时，中文版EFS评估衰弱的敏感度和特异度分别为77.6%和94.7%，AUC值为0.924，表明中文版EFS具有良好的信效度。有学者使用中文版EFS对上海市1625名社区高龄老年人进行衰弱筛查，以日常生活能力评定量表作为校标时，中文版EFS与日常生活能力评定量表的效标关联效度为0.653；以3.5分为最佳截断值时，中文版EFS评估衰弱的敏感度和特异度分别为73.2%和68.8%。也有学者使用杨柳翻译的中文版EFS对养老机构老年人进行衰弱评估，发现以4.5分为最佳截断值时，中文版EFS评估衰弱的敏感度和特异度分别为71.1%和76.4%，AUC值为0.805，表明中文版EFS适用于养老机构老年人的衰弱筛查。

（四）评估注意事项

（1）在评估老年人的功能表现时，需要保证老年人安全。

（2）评估者可以询问老年人及其家属或照护者，以获取更全面的评估信息。

（3）应考虑老年人是否有听力障碍、视力障碍，以免影响测试结果。

（五）应用现状

1. 应用场所和人群　EFS在国外已被广泛应用于社区、医院和养老机构等场所老年人群的衰弱评估。塞浦路斯学者使用EFS评估社区老年人的衰弱状况，发现该人群衰弱发生率为25.1%；女性、受教育水平较低、每天使用3种以上药物、肌肉质量较低是衰弱的影响因素。英国学者使用EFS对养老机构高龄老年人的衰弱状况进行评估，发现该人群衰弱发生率为96.4%；33.4%的老年人同时存在衰弱、营养不良和失能3种问题。波兰一项针对医院老年患者的研究显示，使用EFS评估的衰弱发生率为41.1%；年龄、受教育程度、躯体活动量、服药物数量和共病是老年患者衰弱的影响因素。

在我国，EFS同样被用于评估社区、医院和养老机构等场所老年人群的衰弱状况。有研究使用中文版EFS评估了1735名社区老年人的衰弱状况，发现该人群的衰弱发生率为30.3%；抑郁、身体活动、共病是老年人衰弱的影响因素。另有研究使用中文版EFS对医院老年患者进行衰弱评估，发现该人群的衰弱发生率为48.0%。有学者使用中文版EFS对养老机构老年人进行调查，发现该人群的衰弱发生率为60.9%；老年人4m步行用时与EFS评分相关。

2. 优点及局限性

（1）优点：EFS操作简单，非专业人员也可使用，可用于社区、医院及养老机构等不同场所老年人的衰弱筛查。

（2）局限性：EFS的信效度和最佳截断值有待在不同国家和地区的老年人群中进行验证。

四、格罗宁根衰弱指标

（一）基本情况

格罗宁根衰弱指标（GFI）是由荷兰大学的 Steverink 等于 2001 年开发的一种用于评估老年人综合衰弱状况的工具。GFI 已被广泛应用于社区、医院和养老机构等不同老年人群的衰弱评估，具有较好的信效度。2019 年，吉林大学相玮等将 GFI 引入国内并进行汉化，初步证明了中文版 GFI 的有效性和可靠性。随后，国内多位学者将其应用于不同老年人群的衰弱评估，进一步促进了 GFI 在我国老年人综合衰弱评估领域的推广和应用。

（二）评估内容和评估方法

1. 评估内容 GFI 包含躯体、认知、社会和心理 4 个维度，共 15 个条目。GFI 具体评估内容见表 3-25。

表 3-25 格罗宁根衰弱指标

维度	条目	评分标准
躯体	在没有其他人帮助的情况下，能独立完成下列任务	是=0 分
	1. 购物或打麻将、打牌	否=1 分
	2. 室外散步（在家附近或去邻居家）	
	3. 穿、脱衣服	
	4. 如厕	
	5. 假如总分是 10 分，您给自己的身体素质打几分	7～10=0 分
		0～6=1 分
	6. 您的日常生活是否因为视力下降受到影响	否=0 分
	7. 您是否由于听力减退影响到日常生活	是=1 分
	8. 在过去 6 个月内，您是否没有刻意减肥却体重急剧下降	
	9. 您是否服用 4 种以上不同类型的药物	
认知	10. 您是否抱怨过自己记忆力差	否/有时=0 分
		是=1 分
社会	11. 您与家人相处时，您是否认为自己是他们中的一员	经常=0 分
	12. 有没有人关心您	从不/有时/一直=1 分
	13. 是否有人在您需要帮助的时候帮助您	
心理	14. 过去 4 周，您是否感到沮丧或情绪低落	从不/偶尔=0 分
		有时/经常/总是/一直=1 分
	15. 过去 4 周，您是否感到平静而放松	总是/一直=0 分
		从不/偶尔/有时/经常=1 分

2. 评估方法 GFI 每个条目根据回答计 0 分或 1 分，0 分表示该条目不存在问题，1 分表示存在问题。总分范围为 0～15 分，≥4 分为衰弱，得分越高表明衰弱程度越重。GFI

具体评估方法如下。

（1）躯体维度

1）条目 1～4：询问老年人在没有其他人帮助的情况下，是否能独立完成（可使用拐杖、助行器或轮椅等辅助器械）以下任务。①购物或打麻将、打牌；②去室外散步；③自己穿衣服、脱衣服；④如厕。每个条目回答“是”计 0 分，回答“否”计 1 分。

2）条目 5：询问老年人如果满分为 10 分，给自己的健康水平打几分。若老年人回答的分数为 7～10 分，计 0 分；若为 0～6 分，计 1 分。

3）条目 6～9：询问老年人在日常生活中，是否有以下情况。①因为视力问题而影响生活；②因为听力减退而影响日常生活；③在过去 6 个月内，没有刻意减肥而体重却急剧下降（1 个月体重下降≥3kg 或 2 个月下降≥6kg）；④服用 4 种以上不同类型的药物。每个条目回答“否”计 0 分，回答“是”计 1 分。

（2）认知维度：条目 10。询问老年人在日常生活中，是否因为认知能力下降（如记忆力减退等）而遇到困难。回答“否/有时”计 0 分，回答“是”计 1 分。

（3）社会维度：条目 11～13。询问老年人是否：①认为自己是家庭成员中的一员；②有人关心您；③有人在您需要帮助的时候帮助您。每个条目回答“经常”计 0 分，回答“从不/有时/一直”计 1 分。

（4）心理维度

1）条目 14：询问老年人在过去 4 周内，是否感到沮丧或情绪低落。回答“从不/偶尔”计 0 分，回答“有时/经常/总是/一直”计 1 分。

2）条目 15：询问老年人在过去 4 周内，是否感到平静而放松。回答“总是/一直”，计 0 分，回答“从不/偶尔/有时/经常”计 1 分。

（三）测量学指标

荷兰 Steverink 等在开发 GFI 时对其信效度进行了验证，发现该量表具有良好的内部一致性和结构效度，适合评估社区老年人的衰弱状况。另一荷兰学者在社区和养老机构老年人群中检验了 GFI 的信效度，结果显示 GFI 的 Cronbach’s α 系数为 0.680，具有良好的内部一致性；以 4 分为衰弱截断值时，GFI 能有效区分衰弱与无衰弱的老年人。土耳其学者评估了 GFI 在门诊老年人群中应用的信效度，结果显示 GFI 的 Cronbach’s α 系数为 0.990，具有良好的内部一致性；GFI 与 FFP 之间存在显著一致性（κ=0.415）；以 4 分为衰弱截断值时，GFI 的敏感度和特异度分别为 79.7%和 63.5%；以 5 分为衰弱截断值时，GFI 的敏感度和特异度分别为 63.8%和 81.2%。

相玮等在养老机构老年人群中对英文版 GFI 进行了汉化和信效度检验，结果显示中文版 GFI 的 Cronbach’s α 系数为 0.712，ICC 值为 0.939，具有良好的内部一致性和重测信度；S-CVI 值为 0.966，具有良好的内容效度；以 FFP 为效标，AUC 值为 0.823，具有良好的效标效度。我国香港有研究者在社区老年人群中评估了中文版 GFI 的信效度，结果显示中文版 GFI 具有良好的内部一致性（Cronbach’s α 系数=0.870）和重测信度（ICC=0.870）；效度分析显示中文版 GFI 与 FFP 有中等程度的相关性（r=0.760）；以 2 分作为衰弱前期最佳截断值时，其敏感度和特异度分别为 71.5%和 84.7%；以 3 分作为衰弱的最佳截断值时，其敏感度和特异度分别为 88.2%和 79.6%。也有学者以 FI 作为校标在医院老年患者中比较了 GFI、FFP、FRAIL 量表和 TFI 的衰弱诊断性能及其对不良健康结局的预测效度，结果显示 GFI 识别衰弱的 AUC 值为 0.713，显著低于 FFP（AUC=0.823）、FRAIL 量表（AUC=0.853）、TFI（AUC=0.830）；GFI 识别衰弱最佳截断值为 5 分时，其敏感度和特异度分别为 78.6%和 73.2%；GFI 预测跌倒、失能及死亡风险的 AUC 值分别为 0.683、0.556 及 0.656。

（四）评估注意事项

（1）GFI 的评估依赖于老年人的自我报告结果，可能受个体认知偏差的影响。

（2）需要根据研究对象和研究目的选取合适的 GFI 总分截断值作为判断衰弱的标准。

（3）GFI 的评估和后续干预通常需要多学科团队合作，以确保老年人的需求得到满足。

（五）应用现状

1. 应用场所和人群 GFI 已在国外社区、医院和养老机构等场所的老年人衰弱评估中得到广泛应用。希腊学者使用 GFI 对社区老年人进行衰弱评估，发现 31.3%的老年人存在衰弱；GFI 评分与睡眠质量显著相关。荷兰学者开展了一项前瞻性队列研究，结果显示使用 GFI 评估的医院老年人术前衰弱发生率为 28.6%；术前 GFI 评分可有效预测该人群的死亡风险。也有荷兰学者使用 GFI 评估了养老机构老年人的衰弱水平，发现 76.3%的老年人存在衰弱。

目前 GFI 在国内主要用于养老机构和医院老年人群的衰弱评估。一项针对养老机构老年人衰弱状况的研究发现，该人群的 GFI 平均得分为（4.60±2.90）分，衰弱前期和衰弱发生率分别为 10.5%和 61.6%。另一项关于养老机构老年人的研究显示，使用 GFI 评估的衰弱发生率为 43.1%。此外，我国学者使用 GFI 对接受胃癌和结直肠癌手术的医院老年患者进行衰弱评估，结果发现该人群衰弱发生率为 43.8%；年龄较大、握力低、没有规律运动习惯及 MNA-SF 得分低的老年人，其 GFI 评分更高。一项针对我国老年肺癌患者的研究显示，使用 GFI 评估的术前衰弱发生率为 33.9%；GFI 平均得分为（3.32±1.35）分，躯体衰弱维度得分为（1.31±0.74）分，心理衰弱维度得分为（0.72±0.31）分，社会衰弱维度得分为（0.68±0.35）分，认知衰弱维度得分为（0.61±0.30）分。

2. 优点和局限性

（1）优点：GFI 简单易用，评估内容多维且全面，有助于早期发现衰弱高风险人群。

（2）局限性：GFI 为自我评估式问卷，易受个体主观因素的影响，不适用于认知能力较差或有语言功能障碍的老年人。

五、Kihon 清单

（一）基本情况

Kihon 清单（Kihon checklist，KCL）是 2006 年日本卫生劳动福利部在实施长期护理保险制度（long-term care insurance system，LTCI）时开发的一个简单自我报告量表，用于识别衰弱和护理依赖高风险的老年人群。KCL 已被翻译成英语、巴西葡萄牙语、土耳其语、西班牙语、韩语及泰语等多种语言版本，在不同国家的老年人群中均具有良好的信效度。2020 年，深圳大学学者对英语版 KCL 进行了翻译和跨文化调试，形成了中文简体版 KCL（Kihon checklist simplified Chinese，KCL-SC）。2022 年，该团队在我国社区老年人中对 KCL-SC 的信效度进行了检验，结果证明 KCL-SC 是识别我国社区老年人衰弱的有效工具。2022 年，山西医科大学王志燕等对日语版 KCL 进行了汉化，该中文版 KCL 在社区老年人的衰弱评估中显示出良好的信效度。

（二）评估内容和评估方法

1. 评估内容 KCL-SC 包括日常生活（5 个条目）、体力活动（5 个条目）、营养状况（2 个条目）、口腔功能（3 个条目）、社交隔离（2 个条目）、认知状况（3 个条目）及情绪状态（5 个条目）7 个维度，共 25 个条目。KCL-SC 具体评估内容见表 3-26。

表 3-26 中文简体版 Kihon 清单

维度	条目	是	否
日常生活	1. 您是否自己乘坐公交或地铁外出	0 分	1 分
	2. 您是否自己去购买日用品	0 分	1 分
	3. 您是否自己存款和取款	0 分	1 分
	4. 您是否会时常拜访朋友	0 分	1 分
	5. 您是否会向家人或朋友征求建议	0 分	1 分
体力活动	6. 通常情况下，您爬楼梯是否不用扶手或扶墙壁	0 分	1 分
	7. 通常情况下，您从椅子上站起来是否不用借助任何帮助	0 分	1 分
	8. 通常情况下，您是否能持续行走 15 分钟	0 分	1 分
	9. 在过去 1 年中，您是否跌倒过	1 分	0 分
	10. 您在行走时，是否害怕跌倒	1 分	0 分
营养状况	11. 您在过去半年中，体重是否下降 2kg 或更多	1 分	0 分
	12. 身高：_____cm；体重：_____kg；BMI：_____kg/m^2	1 分	0 分
口腔功能	13. 与半年前相比，您吃硬的食物是否有困难	1 分	0 分
	14. 最近您是否被茶或汤呛到过	1 分	0 分
	15. 您是否经常感觉口干	1 分	0 分
社交隔离	16. 您是否 1 周至少外出 1 次	0 分	1 分
	17. 与去年相比，您是否外出频率减少	1 分	0 分
认知状况	18. 您的家人或朋友是否有说您健忘	1 分	0 分
	19. 您是否自己查找号码拨打电话	0 分	1 分
	20. 您是否发现自己不知道今天的日期	1 分	0 分
情绪状态	21. 最近 2 周，您在日常生活中是否缺乏充实感	1 分	0 分
	22. 最近 2 周，您在做以前喜欢的事情时是否感到缺乏乐趣	1 分	0 分
	23. 最近 2 周，您在做以前可以轻松做的事时感到困难	1 分	0 分
	24. 最近 2 周，您是否感到自己无用	1 分	0 分
	25. 最近 2 周，您是否无缘无故感到疲倦	1 分	0 分

2. 评估方法 KCL-SC 各条目采用二分类计分法，每个条目回答“是”或“否”，根据条目内容计 0 分或 1 分；总分为 0～25 分，≥11 分为衰弱，得分越高表明衰弱越严重。KCL-SC 具体评估方法如下。

（1）日常生活：询问老年人是否有以下情况。①自己乘坐公交或地铁外出；②自己去购买日用品；③自己存款和取款；④会时常拜访朋友；⑤会向家人或朋友征求建议。以上任意 1 个问题回答“是”计 0 分，回答“否”计 1 分，本维度总分为 0～5 分。

（2）体力活动：询问老年人在一般情况下是否①爬楼梯不用扶手或扶墙壁；②从椅子上站起来不用借助任何帮助；③能持续行走 15 分钟。①、②和③回答“不扶/不借助/是”计 0 分，回答“要扶/要借助/否”计 1 分。询问老年人④在过去 1 年中，是否跌倒过；⑤在行走时，是否害怕跌倒。④和⑤回答“是”计 1 分，回答“否”计 0 分，本维度总分为 0～5 分。

（3）营养状况：①询问老年人在过去半年中，体重是否下降 2kg 或更多。回答“是”计 1 分，回答“否”计 0 分。②计算老年人的 BMI，若 BMI＜18.5kg/m^2 计 1 分，反之计 0 分。本维度总分为 0～2 分。

（4）口腔功能：询问老年人是否①与半年前相比，现在吃硬的食物有困难；②最近被茶或汤呛到过；③经常感觉口干。以上任意 1 个问题回答“是”计 1 分，回答“否”计 0 分。本维度总分为 0～3 分。

（5）社交隔离：①询问老年人是否 1 周至少外出一次，回答“是”计 0 分，回答“否”计 1 分；②询问老年人是否与去年相比，外出频率减少，回答“是”计 1 分，回答“否”计 0 分。本维度总分为 0～2 分。

（6）认知：询问老年人是否①有家人或朋友说您健忘（如重复问相同的问题）；②自己查找号码拨打电话；③发现自己不知道今天的日期。①和③回答“是”计 1 分，回答“否”计 0 分；②回答“是”计 0 分，回答“否”计 1 分。本维度总分为 0～3 分。

（7）情绪：询问老年人最近 2 周内是否①在日常生活中缺乏充实感；②在做以前喜欢的事情时，感到缺乏乐趣；③在做以前可以轻松做的事时感到困难；④感到自己无用；⑤无缘无故感到疲倦。以上任意 1 个问题回答“是”计 1 分，回答“否”计 0 分。本维度总分为 0～5 分。

（三）测量学指标

日本有学者以门诊老年人为研究对象检验 KCL 筛查衰弱的有效性，发现 KCL 与 FFP 评估出的衰弱得分显著相关（r=0.655）；KCL 诊断衰弱的最佳截断值为 7 分或 8 分时，敏感度和特异度分别为 89.5%和 80.7%，AUC 值为 0.920；KCL 诊断衰弱前期的最佳截断值为 3 分或 4 分时，敏感度和特异度分别为 70.3%和 78.3%，AUC 值为 0.810。针对西班牙语版 KCL 的信效度研究显示，KCL 的内部一致性良好（KR-20=0.710）；KCL 与 FFP、EFS、TFI 和 FRAIL 量表呈正相关，其相关系数分别为 0.420、0.513、0.535 和 0.358；以 FFP 为校标时，KCL 诊断衰弱的最佳截断值为 3 分或 4 分，AUC 值为 0.857，提示此量表具有较好的区分能力。泰语版 KCL 的 I-CVI 值和 S-CVI 值均为 1.000，显示出较好的内容效度。针对意大利版 KCL 的信效度研究结果显示，KCL 的最佳截断值为 7 分时，敏感度和特异度分别为 93.3%和 90.8%；以心血管健康研究标准量表为校标时，KCL 筛查衰弱的准确率＞80.0%。目前，KCL 在不同国家老年人中均显示出较好的可靠性，其 Cronbach' s α 系数为 0.787～0.882，证实了 KCL 在衰弱评估方面具有良好的心理测量学特性。

深圳大学有学者对英文版 KCL 进行汉化，并在社区老年人群中检验了中文版 KCL 的信效度，发现 KCL 内部一致性较好（Cronbach' s α 系数=0.827）、重测信度佳（ICC=0.974）、内容效度好（CVI=0.960）；KCL 得分与 FRAIL 量表得分显著相关（r=0.645），日常生活维度得分与 Katz 日常生活活动能力指数（Katz ADL）得分呈负相关（r=−0.480），情绪状态维度得分与老年抑郁评估量表-5（geriatric depression scale-5，GDS-5）得分显著相关（r=0.592），表明具有较好的聚合效度；验证性因子分析共识别 7 个公因子，累积方差贡献率为 56.4%，提示结构效度较好；KCL 识别衰弱前期的最佳截断值为 5 分，其区分健康/衰弱前期的 AUC 值为 0.758；KCL 识别衰弱的最佳截断值为 11 分，其区分无衰弱/衰弱的 AUC 值为 0.925，区分衰弱前期/衰弱的 AUC 值为 0.880。山西医科大学王志燕等对日语版 KCL 进行汉化，并在社区老年人群中检验中文版 KCL 的信效度，结果显示 KCL 具有较好的内部一致性（量表 Cronbach' s α 系数=0.882，各维度 Cronbach' s α 系数=0.733～0.856）、重测信度（量表 ICC=0.944，各维度 ICC=0.902～0.979）和内容效度（S-CVI 值=0.989，I-CVI 值=0.857～1.000）；验证性因子分析提取了 7 个公因子，累积方差贡献率为 69.2%，提示结构效度较好。

（四）应用现状

1. 应用场所和人群 KCL 在国外被广泛用于评估社区、门诊及医院老年人的衰弱风险。日本一项针对 2920 名社区老年人的队列研究显示，使用 KCL 评估的衰弱前期和衰弱发生率分别为 34.5%和 29.7%；在 2 年随访期间，衰弱老年人的住院风险相较于健康老年人增加 1.38 倍。另一项针对 65 岁及以上日本社区老年人群的纵向研究显示，该人群的 KCL 得分中位数在 5 年内由 2 分增加到 3 分，衰弱的发生率从 8.0%上升至 12.3%。土耳其一项针对门诊老年人的衰弱研究显示，老年人衰弱前期和衰弱的 KCL 平均得分分别为（6.27±4.91）分和（12.25±4.82）分；KCL 总分与共病指数得分、MMSE 得分、IADL 得分、MNA 评分及 BMI 均显著相关。日本一项关于医院老年主动脉瓣植入术患者的前瞻性队列研究显示，老年人衰弱发生率为 34.2%；KCL 总分与老年人 3 年内全因死亡率独立相关。

在国内，中文版 KCL 也被应用于评估社区和医院老年人的衰弱状况。山西太原市一项有关社区老年人的研究显示，使用 KCL 评估的衰弱发生率为 36.3%。另一项针对深圳社区老年人的研究发现，老年人的 KCL 平均得分为（6.02±4.60）分；KCL 得分与 FRAIL 量表得分显著相关。一项针对台湾社区老年人的调查发现，KCL 评估的老年人衰弱前期和衰弱发生率分别为 47.1%和 16.9%；2.44m 椅子起坐绕物测试与衰弱显著相关。也有学者使用 KCL 对医院老年患者进行衰弱评估，发现 48.0%的老年人存在衰弱；KCL 得分与 MMSE 得分、ADL 得分和 IADL 得分显著相关；KCL 得分越高，老年人的营养状态越差，合并疾病数量越多。

2. 优点和局限性

（1）优点：①KCL 评估内容涵盖多个维度，能全面评估老年人的衰弱状况；②KCL 填写简便快捷，方便医护人员使用；③KCL 评估时无须特殊设备，评估成本低。

（2）缺点：①KCL 缺乏客观指标，主要依靠老年人的自我报告，评估结果可能存在一定偏差；②目前相关研究对 KCL 部分维度的划分和 KCL 的截断值不同，缺乏统一的标准。

六、衰弱综合评估工具

（一）基本情况

衰弱综合评估工具（comprehensive frailty assessment instrument，CFAI）是由比利时 De Witte 等于 2013 年开发的自我报告式综合衰弱评估工具。该工具在 Gobbens 等提出的衰弱整合理论模型（integral conceptual model of frailty）基础上，首次将环境纳入衰弱评估，共包括躯体衰弱、心理衰弱、环境衰弱与社会衰弱 4 个方面。2017 年，华北理工大学王坤等采用 Brislin 翻译模型对 CFAI 进行了汉化，并证明了中文版 CFAI 在内容、格式语义上达到与原量表的对等性，具有较好的信度和效度。

（二）评估内容与评估方法

1. 评估内容 CFAI 包括心理衰弱、社会衰弱、躯体衰弱和环境衰弱 4 个维度，共 23 个条目。其中，心理衰弱包括心情评估（5 个条目）和情感评估（3 个条目）；社会衰弱包括社会关系评估（3 个条目）和社会支持评估（3 个条目）；躯体衰弱包括身体评估（4 个条目）；环境衰弱包括环境评估（5 个条目）。CFAI 具体评估内容见表 3-27。

表 3-27 衰弱综合评估工具

维度		条目	计分方法
心理衰弱	心情评估	过去几周，下面哪种程度您比较赞同	一点也没有=1 分
		1. 感到不高兴或压抑	少于平时=2 分
		2. 觉得丧失自信	多于平时=3 分
		3. 应对问题能力下降	远远多于平时=4 分
		4. 总觉得有压力	
		5. 觉得自己没有价值	
	情感评估	下面哪种程度您比较赞同	非常不同意=1 分
		1. 感到空虚	不同意=2 分
		2. 希望有人陪伴	不知道=3 分
		3. 经常感到被排斥	同意=4 分
			非常同意=5 分
社会衰弱	社会关系评估	下面描述的哪种程度您比较赞同	非常不同意=1 分
		1. 遇到困难时有足够可以依靠的人	不同意=2 分
		2. 有很多可以完全信任的人	不知道=3 分
		3. 有很多关系密切的朋友	同意=4 分
			非常同意=5 分

续表

维度		条目	计分方法
社会衰弱	社会支持评估	假如有一段时间您不能从事家务活动，可以向谁求助（多选）	总分 0～10 分，每缺失 1 个选项计 1 分
		1. 配偶；儿子；儿媳	
		2. 女儿；女婿；孙辈	
		3. 兄妹；其他亲戚；邻居；朋友	
躯体衰弱	身体评估	您的健康状况是否限制了下面的活动？如果限制了，限制多长时间	没有限制=1 分；3 个月及以下=2 分；超过 3 个月=3 分
		1. 如拎购物包等活动量低的活动	
		2. 爬山或上楼	
		3. 弯腰或提举物品	
		4. 散步	
环境衰弱	环境评估	下面描述的哪种程度符合您的房屋情况	
		1. 房屋条件差或保养不好	非常不符合=1 分；有点不符合=2 分；不知道=3 分；有点符合=4 分；完全符合=5 分
		2. 房屋环境不是很舒适	
		3. 取暖困难	
		4. 住得不舒服	
		5. 不喜欢我居住的社区	

2. 评估方法　CFAI 总分范围为 20～97 分，其中 20～40 分为轻度衰弱，41～50 分为中度衰弱，51～97 分为重度衰弱，得分越高表明衰弱程度越重，具体评估方法如下。

（1）心理衰弱维度的心情评估部分，请老年人回想在过去几周，对以下情况的赞同程度：①感到不高兴或压抑；②觉得丧失自信；③应对问题能力下降；④总觉得有压力；⑤觉得自己没有价值。上述任意 1 个条目回答“一点也没有”计 1 分，“少于平时”计 2 分，“多于平时”计 3 分，“远远多于平时”计 4 分。本部分总分为 5～20 分。

（2）心理衰弱维度的情感评估部分，询问老年人对以下情况的赞同程度：①感到空虚；②希望有人陪伴；③经常感到被排斥。上述任意 1 个条目回答“非常不同意”计 1 分，“不同意”计 2 分，“不知道”计 3 分，“同意”计 4 分，“非常同意”计 5 分。本部分总分为 3～15 分。

（3）社会衰弱维度的社会关系评估部分，询问老年人对以下情况的赞同程度：①遇到困难时有足够可以依靠的人；②有很多可以完全信任的人；③有很多关系密切的朋友。上述任意 1 个条目回答“非常不同意”计 1 分，“不同意”计 2 分，“不知道”计 3 分，“同意”计 4 分，“非常同意”计 5 分。本部分总分为 3～15 分。

（4）社会衰弱维度的社会支持评估部分，询问老年人假如有一段时间不能从事家务活动，可以向谁去求助：①配偶、儿子、儿媳；②女儿、女婿、孙辈；③兄妹、其他亲戚、邻居、朋友。上述每个条目缺失一个选项计 1 分，可多选。本部分总分为 0～10 分。

（5）躯体衰弱维度的身体评估部分，询问老年人的健康状况是否限制了以下的活动；如果限制了，限制多长时间。①如拎购物包等活动量低的活动；②爬山或上楼；③弯腰或提举物品；④散步。上述任意 1 个条目回答“没有限制”计 1 分，回答“限制≤3 个月”

计 2 分，回答“限制≥3 个月”计 3 分。本维度总分为 4～12 分。

（6）环境衰弱维度的环境评估部分，询问老年人的房屋情况符合以下哪种描述：①房屋条件差或保养不好；②房屋环境不是很舒适；③取暖困难；④住得不舒服；⑤不喜欢自己居住的社区。上述任意 1 个条目回答“非常不符合”计 1 分，“有点不符合”计 2 分，“不知道”计 3 分，“有点符合”计 4 分，“完全符合”计 5 分。本维度总分为 5～25 分。

（三）测量学指标

2013 年，De Witte 等使用 CFAI 对比利时 33 629 名社区老年人进行衰弱评估，证明该量表的有效性和可靠性，其 Cronbach' s α 系数为 0.812。2018 年，De Roeck 等基于衰弱整合理论模型编制出综合衰弱评估量表修订版（comprehensive frailty assessment instrument plus，CFAI-Plus），在 CFAI 的基础上增加了认知维度，其 Cronbach' α 系数为 0.767，具有较好的信效度。

王坤等对英文版 CFAI 进行了汉化，并在社区老年人中进行了中文版 CFAI 的信效度检验，发现中文版 CFAI 的 CVI 为 0.782；因子分析提取 6 个公因子，累积方差贡献率为 64.5%；中文版 CFAI 总分与世界卫生组织生存质量测定量表简表总分呈中度负相关；中文版 CFAI 的 Cronbach' s α 系数为 0.837，重测相关系数为 0.604～0.941。以上表明中文版 CFAI 具有较好的信度和效度，可用于我国社区老年人的综合衰弱评估。

（四）评估注意事项

CFAI 的评估应由包括医生、护士及社会工作者等的多学科团队进行，以确保评估的全面性和准确性。

（五）应用现状

1. 应用场所和人群 比利时学者 Van 等使用 CFAI 对比利时社区老年人进行调查，发现 44.3%的老年人为无衰弱或轻度衰弱状态，37.6%的老年人为中度衰弱状态，18.1%的老年人为重度衰弱状态。也有学者使用 CFAI 评估了 1329 名比利时社区老年人的衰弱程度与牙科就诊率之间的相关性，发现 73.0%的轻度衰弱老年人在过去 12 个月内看过牙医，中度和重度衰弱老年人的牙科就诊率分别为 62.0%和 54.0%。

在国内，CFAI 已被应用于不同场所老年人群的衰弱筛查。一项针对医院老年慢性阻塞性肺疾病患者衰弱状况的研究发现，老年患者的 CFAI 平均得分为（54.04±9.53）分，其中，躯体衰弱、心理衰弱、社会衰弱和环境衰弱的平均得分分别为（8.62±1.30）分、（19.64±4.79）分、（13.95±1.85）分和（11.83±3.02）分，表明该人群的衰弱水平总体较高。有学者调查了南昌市 3 个社区居家老年人的衰弱状况，发现该人群 CFAI 平均得分为（44.03±11.76）分，其中，躯体衰弱、心理衰弱、社会衰弱和环境衰弱 4 个维度的平均得分分别为（5.75±1.74）分、（15.30±3.83）分、（13.10±5.29）分和（9.89±4.02）分，提示该人群的衰弱状态处于中等偏上水平。另有学者应用中文版 CFAI 调查了养老机构老年高血压患者的衰弱现状，发现 8.9%的老年患者为轻度衰弱，23.1%的老年患者为中度衰弱，68.0%的老年患者为重度衰弱。

2. 优点和局限性

（1）优点：①CFAI 首次将环境评估纳入衰弱评估的范畴；②CFAI 可通过邮件、电话或面对面的方式进行评估，不受空间限制，具有便捷性。

（2）局限性：①CFAI 的评估结果在一定程度上依赖于老年人的主观判断，可能存在个人偏见或理解差异；②CFAI 的评估内容包含多个方面，需要经过培训的专业人员完成。

七、老年综合评估

（一）基本情况

老年综合评估（CGA）是通过多学科合作，对老年人进行生理躯体功能、精神和心理、社会支持与需求等多维度的评估，以维持和改善老年人自我照顾能力、提高生活质量为目标的持续、动态的健康管理过程。CGA 强调综合评估，关注老年人群目前存在的多种潜在临床问题，有助于全面评估老年人衰弱状况，对提高衰弱老年人的生活质量有重要意义。《初级保健机构中衰弱筛查和管理：国际衰弱和肌肉减少症研究会议工作组指南》推荐 CGA 作为老年人衰弱的筛查工具。

（二）评估内容

CGA 包括一般情况、躯体功能、营养状态、精神心理状态、衰弱、肌少症、疼痛、共病、多重用药、睡眠障碍、视力障碍、听力障碍、口腔问题、尿失禁、压疮、社会支持、居家环境 17 项评估内容。CGA 的具体评估内容及评估工具见表 3-28。

（三）应用现状

在国外，CGA 已经广泛应用于老年衰弱患者的评估和干预。法国学者使用 CGA 对门诊老年癌症患者进行衰弱评估，发现该人群衰弱前期和衰弱发生率分别为 55.0%和 37.1%。瑞典学者针对门诊老年衰弱患者实施了基于 CGA 的动态评估及多学科团队的个体化干预，在 24 个月后，干预组老年患者从衰弱状态转变成衰弱前期或无衰弱的人数显著多于对照组，表明基于 CGA 的动态评估及多学科团队的个体化干预有助于改善门诊老年衰弱患者的衰弱状态。

表 3-28　老年综合评估内容及评估工具

评估内容	评估工具
一般情况	姓名、性别、年龄、婚姻状况、文化程度、职业状况、身高、体重、吸烟、饮酒、业余爱好等
躯体功能	（1）日常生活活动（activity of daily living，ADL）能力
	1）基本日常生活活动（basic activity of daily living，BADL）能力
	2）工具性日常生活活动（instrumental activity of daily living，IADL）能力
	（2）平衡与步态评估
	1）计时起立-行走测试（time up and go test，TUG）
	2）Tinetti 量表（Tinetti assessment tool）
	（3）老年住院患者跌倒风险评估：Morse 跌倒评估量表

续表

评估内容	评估工具
营养状态	（1）营养风险筛查 2022（nutrition risk screen 2002，NRS 2002） （2）微型营养评价（mini nutritional assessment，MNA）
精神心理状态	（1）认知障碍 1）简易智力状态检查量表（mini-mental state examination，MMSE） 2）简易智力状态评估量表（mini Cog） （2）谵妄：意识障碍评估法（confusion assessment method，CAM） （3）抑郁：老年抑郁量表 15（geriatric depression scale-15，GDS-15） （4）焦虑：焦虑自评量表（self-rating anxiety scale，SAS）
衰弱	（1）衰弱指数（frailty index，FI） （2）FRAIL 量表 （3）临床衰弱量表（clinical frailty scale，CFS）
肌少症	（1）应用双能 X 射线吸收法（dual energy X-ray absorptiometry，DXA） （2）生物电阻抗分析法（bioelectrical impedance analysis，BIA）
疼痛	（1）视觉模拟评分法（visual analogue scale，VAS） （2）数字分级评分法（numerical rating scale，NRS）
共病	老年累积疾病评估量表（cumulative illness rating scale-geriatric，CIRS-G）
多重用药	（1）美国版老年人不恰当用药 Beers 标准（2015 年） （2）老年人不恰当用药目录
睡眠障碍	（1）匹兹堡睡眠质量指数量表（Pittsburgh sleep quality index，PSQI） （2）阿森斯失眠量表（Athens insomnia scale，AIS）
视力障碍	Snellen 视力表
听力障碍	评估者站在被试者后方约 15cm，用气音说出几个字，若被试者不能重复说出一半以上的字，表示可能存在听力问题
口腔问题	检查老年人牙齿脱落、义齿、缺牙等情况
尿失禁	尿失禁问卷简表（incontinence questionnaire short form，ICI-Q-SF）
压疮	Braden 量表
社会支持	社会支持评定量表（social support rating scale，SSRS）
居家环境	居家环境评估表

在国内，CGA 已经广泛应用于医院衰弱患者的干预研究。有学者针对医院老年衰弱患者实施了基于 CGA 的个体化干预，干预 90 天后，发现对照组患者平均住院时间和计时起立-行走测试时间缩短，握力和六分钟步行试验距离显著增加，衰弱状态得到显著改善，表明基于 CGA 的个体化干预能够明显提高老年衰弱患者的照护质量。有研究利用微信公众号及医院网站构建了基于 CGA 的新型干预平台，并将其应用于老年衰弱患者住院期间的管理与出院后的随访，干预 3 个月后，发现老年患者的衰弱指数降低，生活质量总分显著增加，表明基于 CGA 的干预平台可有效降低老年衰弱患者的衰弱状况，提高其生活质量。

八、典型应用实例

王女士，65 岁，半年前被诊断为乳腺癌，身高 160cm，自确诊后体重从 55kg 下降至 50kg。半年来，王女士接受了周期性化疗，化疗后出现恶心、呕吐、食欲减退、脱发及白细胞计数下降等情况；自述时常感到情绪低落，对未来的治疗结果感到担忧。

请用蒂尔堡衰弱量表评估王女士是否存在衰弱？

（一）评估前准备

1. 用物准备　蒂尔堡衰弱量表问卷、纸、笔。

2. 被试者准备　向王女士解释评估的目的、过程，获得其知情同意。

（二）评估过程

（1）询问王女士觉得自己身体是否健康。王女士回答：自患乳腺癌以来，健康状况较差，计 1 分。

（2）询问王女士在过去 6 个月内体重是否下降？王女士回答：最近 1 个月下降了 5kg。经询问发现王女士无故意减重或手术干预的情况，符合最近 1 个月体重下降达 3kg 及以上，计 1 分。

（3）询问王女士是否存在行走困难；如果存在行走困难，是否影响到了正常生活。王女士回答：我的身体变得比从前虚弱，走路速度明显变慢，但不影响正常生活，计 0 分。

（4）询问王女士是否身体很难保持平衡，并且影响了正常生活。王女士回答：没有，计 0 分。

（5）询问王女士是否听力较差，并且影响了正常生活。王女士回答：没有，计 0 分。

（6）询问王女士是否视力较差，并且影响了正常生活。王女士回答：没有，计 0 分。

（7）询问王女士是否双手无力；如果双手无力，是否影响了正常生活。王女士回答：是的，我感觉双手无力，甚至拎不起重东西，出去买菜都需要家人陪同，计 1 分。

（8）询问王女士是否身体疲乏，并且影响了正常生活。王女士回答：是的，我感觉很累，不想参加任何活动，也不想见任何人，计 1 分。

（9）询问王女士是否记忆力有问题。王女士回答：是的，我经常忘记自己刚刚说过的话，做过的事，计 1 分。

（10）询问王女士过去 1 个月内，是否感到情绪低落。王女士回答：是的，得病后，我感觉很压抑，对未来感到非常迷茫，计 1 分。

（11）询问王女士过去 1 个月内，是否感到紧张或焦虑。王女士回答：是的，我很担心我的病情，很担心治疗效果不好，计 1 分。

（12）询问王女士是否能很好地处理遇到的问题。王女士回答：大多数时候可以，计 0 分。

（13）询问王女士是否独居。王女士回答：是的，计 1 分。

（14）询问王女士有时候是否会希望有人陪伴在身边。王女士回答：是的，我希望在化疗的时候，有人可以陪在我身边，计 1 分。

（15）询问王女士是否可以从他人那里得到足够的帮助。王女士回答：是的，虽然我自己住，但有事的时候我的女儿、亲戚、朋友都能帮助我，计 0 分。

（三）评估结果

王女士的蒂尔堡衰弱量表的总得分为 9 分，符合该量表衰弱的评分标准（≥5 分为衰弱），表明王女士处于衰弱状态。

（于海霞　于　燕　李　鹏）

参 考 文 献

白惠琼，韦萍萍，郭晋荣，等，2023. 社区老年膝关节骨性关节炎病人社会衰弱现状及影响因素[J]. 循证护理，9（6）：1095-1100.

陈超，徐率轩，马爽，等，2024. 临床衰弱量表与 Fried 表型 Edmonton 量表在北京养老机构人群中的应用[J]. 中华老年医学杂志，43（4）：472-477.

陈明芬，范雪梅，刘颖，等，2022. 术前衰弱评估与老年结直肠癌患者术后并发症相关性[J]. 中国老年学杂志，42（20）：5133-5136.

陈木欣，梁好，赵怡迪，等，2024. 不同衰弱评估工具在老年术前衰弱筛查中的应用效果比较研究[J]. 中国全科医学，27（30）：3790-3796.

陈文秀，蒋茜，李奇，等，2024. Kihon 老年衰弱筛查量表评估老年住院病人衰弱的有效性[J]. 实用老年医学，38（1）：90-93.

陈旭娇，严静，王建业，等，2017. 中国老年综合评估技术应用专家共识[J]. 中华老年病研究电子杂志，4（2）：1-6.

陈瑛玮，黄星辉，蒲玉红，等，2022. 社区老年人社会衰弱与生活质量的关系[J]. 老年医学与保健，28（1）：30-34.

陈雨萍，张先庚，曹俊，等，2022. 社区老年高血压患者衰弱现状及影响因素[J]. 中国老年学杂志，42（2）：459-462.

陈宗梅，谭莹，梁远俊，等，2023. 老年人口腔衰弱筛查量表的汉化及信效度检验[J]. 护理研究，37（21）：3808-3812.

崔雪莲，谢凡，谈笑，等，2022. 中文版快速认知筛查在急性期卒中患者中的初步研究[J]. 神经病学与神经康复学杂志，18（3）：104-111.

戴朦，王静，程翠，2024.《老年人认知障碍评估中国专家共识（2022）》要点解读[J]. 中国临床保健杂志，27（3）：413-418.

董冰茹，顾杰，2021. 社区老年人衰弱评估方法的研究进展[J]. 中国全科医学，24（10）：1302-1308.

段子才，刘勇，张太平，等，2019. 老年人 4m 步行速度与躯体虚弱状态的相关研究[J]. 阜阳师范学院学报（自然科学版），36（1）：99-102.

方云华，陈善佳，周小炫，等，2014. MoCA、MMSE、NCSE 等 6 个脑卒中认知康复评价工具的使用现状调查[J]. 中国康复，29（1）：40-42.

高鹏，王亮，王宏宇，等，2024. 衰弱量表评分及衰弱指数与老年患者髋关节置换术后康复效果的相关性分析[J]. 中国康复医学杂志，39（4）：529-534.

葛凤，刘民辉，鲁永锦，等，2019. FRAIL-NH 量表和 Tilburg 衰弱量表对养老机构老年人衰弱评估比较[J]. 中国护理管理，19（4）：513-517.
葛晓红，2020. 埃德蒙顿衰弱量表（EFS）的汉化及老年糖尿病患者的衰弱现状研究[D]. 沈阳：中国医科大学.
郭晋武，1998. 老年人认知障碍简易测定方法的初步研究[J]. 中国心理卫生杂志（5）：9，13-14.
韩君，王君俏，谢博钦，等，2021. Fried 衰弱表型和 FRAIL 量表及埃德蒙顿衰弱评估量表在社区高龄老年人衰弱筛查中一致性和适用性的比较研究[J]. 中国全科医学，24（21）：2669-2675.
郝秋奎，李峻，董碧蓉，等，2017. 老年患者衰弱评估与干预中国专家共识[J]. 中华老年医学杂志，36（3）：251-256.
侯晓琳，高静，吴晨曦，等，2018. 养老机构老年人衰弱现状及分析[J]. 中华护理杂志，53（1）：88-93.
胡重蝶，刘艳丽，刘小菲，等，2024. 非侵入性传感器在衰弱老年人中应用的研究进展[J]. 护理研究，38（11）：1943-1948.
焦凌梅，李文，李萍，等，2023. 机构养老者口腔衰弱现状及影响因素研究[J]. 中国老年保健医学，21（6）：47-50，57.
金雅茹，2019. 社区老年人衰弱与抑郁：社会支持的中介及调节作用[D]. 济南：山东大学.
康琳，2015. 老年人冠心病与衰弱相关性的单中心研究[D]. 北京：北京协和医学院.
孔令磷，赵慧敏，刘玥婷，等，2020. 社区老年 2 型糖尿病患者认知衰弱现状及影响因素[J]. 护理学杂志，35（7）：89-92.
李菲，刘慧松，查龙肖，等，2017. 中文版老年人衰弱评估量表的修订和信效度评价[J]. 护理学杂志，32（7）：18-20，27.
李格，沈渔邨，陈昌惠，等，1989. 简易精神状态检查表在不同人群中的试测研究[J]. 中国心理卫生杂志，（4）：148-151.
李梦颖，李剑瑶，樊清珍，等，2023. 脆弱老年人调查量表老年问卷 8 项在老年恶性血液病患者脆弱筛查中的应用研究[J]. 基层医学论坛，27（23）：50-52.
李晓乾，2017. Tilburg 衰弱评估量表在老年衰弱评价中的应用[J]. 护理研究，31（33）：4186-4189.
李修英，杨湘英，吴清清，等，2022. 杭州市社区老年 2 型糖尿病患者认知衰弱相关因素分析[J]. 中华全科医学，20（2）：274-277.
李阳，张立萍，罗洋，2018. 哈尔滨市社区老年人衰弱现状及其影响因素调查[J]. 护理研究，32（2）：224-228.
李易，张紫嫣，邹炎铃，等，2024. 住院癌症患者口腔衰弱现状及影响因素分析[J]. 护理学杂志，39（3）：49-52.
刘健，2023. 住院老年慢性心力衰竭患者认知衰弱现状及风险预测模型的构建[D]. 济南：山东大学.
刘倩倩，安稳，杜娜，等，2023. 医养结合机构高龄住院共病老年患者衰弱状态分布及其影响因素[J]. 吉林大学学报（医学版），49（1）：173-179.
刘泳秀，韩婷，余莉，等，2021. 老年 2 型糖尿病患者认知衰弱现状及影响因素研究[J]. 中国慢性病预防与控制，29（6）：426-431.
龙国玉，2023. 门诊老年 2 型糖尿病患者合并衰弱综合征情况及影响因素分析[J]. 中国老年保健医学，21（3）：58-61，66.
孟新玲，么冬爱，刘婷，等，2012. 哈萨克文版简易智能精神状态检查量表的应用[J]. 中国心理卫生杂志，26（12）：941-942.
庞乐，张绍敏，郑融融，等，2017. 衰弱量表在老年冠心病患者衰弱评估中的应用及其影响因素分析[J]. 现代生物医学进展，17（25）：4860-4863.

彭心雨，宋明方，张婉，等，2021. 社区老年人社会衰弱现状及影响因素[J]. 护理研究，35（19）：3401-3406.
乔玉凤，2017. 基于照护者的老年患者综合评估的衰弱指数问卷汉化及初步应用研究[D]. 太原：山西医科大学.
任燕，2022. 实验室数据构建衰弱指数预测老年 CAP 住院患者并发脓毒症的风险研究[D]. 南充：川北医学院.
上海交通大学医学院附属仁济医院神经科血管性认知功能损害专家共识组，2007. 血管性认知功能损害的专家共识[J]. 中华内科杂志，46（12）：1052-1055.
司华新，2019. 衰弱筛查工具在机构老年人中诊断性能及对健康结局预测效度比较[D]. 济南：山东大学.
宋歌，王颖，高欢玲，等，2022. 社区老年人睡眠障碍与社会衰弱的相关性[J]. 实用老年医学，36（8）：813-817.
孙丽莹，2024. Edmonton 虚弱筛查在老年住院患者中的应用[C]//南京康复医学会，第七届全国康复与临床药学学术交流会议论文集（一）.贵州：通用医疗贵阳三 00 医院：91-94.
孙明楠，孙晓峰，王海涛，等，2024. 老年糖尿病病人衰弱现状及影响因素[J]. 护理研究，38（2）：280-286.
田金洲，解恒革，王鲁宁，等，2021. 中国阿尔茨海默病痴呆诊疗指南（2020 年版）[J]. 中华老年医学杂志，40（3）：269-283.
屠杭佳，张书怡，方雨慧，等，2023. 社区老年人口腔衰弱现状及影响因素分析[J]. 中华护理杂志，58（11）：1351-1356.
王斗，郝玉芳，李怡，等，2019. 老年衰弱评估工具在国内的应用进展[J]. 中华现代护理杂志，25（10）：1205-1208.
王姣锋，纪雪莹，崔月，等，2019. 老年住院患者躯体衰弱和认知衰弱状况及其影响因素研究[J]. 老年医学与保健，25（4）：451-455，459.
王坤，陈长香，李淑杏，2017. 衰弱综合评估工具的汉化及信效度检验[J]. 中国康复理论与实践，23（1）：72-76.
王琳，鞠梅，王婷，等，2023. 社区老年人口腔衰弱风险现状及影响因素分析[J]. 护理学杂志，38（18）：112-116.
王帅，霍晓鹏，王晓晶，等，2020. 新型老年综合评估平台的构建及对老年衰弱患者衰弱程度和生活质量的影响[J]. 现代临床护理，19（8）：20-26.
王炜，刘丹丹，高中宝，等，2010. 蒙特利尔认知评估量表（中文版）在驻京军队离退休干部中界值划分的初步研究[J]. 中华保健医学杂志，12（4）：271-273.
王炜，王鲁宁，2007. “蒙特利尔认知评估量表”在轻度认知损伤患者筛查中的应用[J]. 中华内科杂志，46（5）：414-416.
王悦，王君俏，谢博钦，2020. 上海市徐汇区老年人衰弱的现状及影响因素分析[J]. 老年医学与保健，26（4）：528-531，541.
王志燕，2021. 老年衰弱筛查 Kihon Checklist（KCL）量表的汉化及应用[D]. 太原：山西医科大学.
王志燕，高欢玲，张红梅，等，2021. Kihon 老年衰弱筛查量表的汉化及信效度检验[J]. 护理学杂志，36（3）：10-13.
韦靖怡，赵秋艳，黄维，等，2024. 养老机构老年人口腔衰弱发生情况及影响因素分析[J]. 四川大学学报（医学版），55（4）：947-957.
卫尹，曹艳佩，杨晓莉，等，2018. 老年住院患者衰弱风险筛查工具的汉化及信效度研究[J]. 中国实用护理杂志，34（20）：1526-1530.
魏晓蕾，沈晨，麻盛淼，等，2023. 基于医疗大数据的电子化衰弱评估工具的研究进展[J]. 中国护理管理，

23（8）：1215-1219.
问芳芳，程苗苗，赵翠芬，等，2021. 老年稳定性冠心病患者认知衰弱风险预测模型的建立[J]. 护理学杂志，36（10）：21-26.
吴和梅，陶明，陈玉，等，2024. 老年心力衰竭患者社会衰弱现状及影响因素研究[J]. 护理学杂志，39（3）：82-87.
吴军，冯婷，寇蓓，等，2019. 中文版老人衰弱调查问卷（VES-13）的信效度检验[J]. 现代预防医学，46（22）：4158-4161，4184.
吴杏尧，曹慧娇，2022. 老年肺癌患者术前衰弱风险列线图预测模型构建与评估[J]. 中国老年学杂志，42（12）：3098-3102.
吴珍珍，2021. 衰弱筛查工具对老年住院患者的衰弱测量性能及结局预测效度比较[D]. 银川：宁夏医科大学.
奚兴，郭桂芳，2014. 社区老年人衰弱现状及其影响因素研究[J]. 中国护理管理，14（12）：1315-1319.
奚兴，郭桂芳，孙静，2013. 中文版 Tilburg 衰弱评估量表的信效度研究[J]. 护理学报，20（16）：1-5.
鲜圆圆，2023. 养老机构老年人社会衰弱风险预测模型的构建与验证[D]. 成都：成都中医药大学.
相玮，2019. 格列宁根衰弱指标量表的信效度分析及应用[D]. 长春：吉林大学.
徐萍，刘燕玲，2022. 南昌市社区居家老年人衰弱现状与家庭主要照顾者负担的相关性研究[J]. 护理研究，36（10）：1791-1797.
杨淦，李小明，曹星琦，等，2023. 我国老年人群衰弱不同测量方法的比较分析：基于江苏省如皋市某镇 2021 年调查[J]. 中国医学前沿杂志（电子版），15（10）：49-60，5.
杨柳，鲍立华，周全，等，2016. 中文版 Edmonton 虚弱评估量表的信效度研究[J]. 国际老年医学杂志，37（3）：135-137.
杨柳，周昌明，赵苇苇，等，2023. 电子衰弱指数与结直肠癌手术患者长期预后的关系[J]. 复旦学报（医学版），50（4）：540-548.
杨楠楠，汪桂青，赵美英，等，2020. 基于老年综合评估的急性期快速恢复病房照护模式对老年衰弱患者恢复的效果分析[J]. 国际老年医学杂志，41（4）：256-258.
杨青建，辛小林，张敏敏，等，2023. 自我感知老化在农村空巢老年人家庭支持和社会衰弱间的中介效应[J]. 现代预防医学，50（18）：3378-3382，3437.
杨玉洁，2022. 社区老年人认知功能状况及影响因素研究[D]. 成都：成都医学院.
杨臻，郭桂芳，2022. 慢性肾脏病非肾脏替代治疗住院患者衰弱现状及其影响因素[J]. 中国护理管理，22（6）：868-873.
姚梦，蒙丽君，周翠，等，2022. 睡眠质量对社区老年人认知衰弱影响的归因分析[J]. 实用预防医学，29（10）：1177-1181.
叶丽，徐娜，2021. 创伤特异性衰弱指数的汉化及信效度检验[J]. 现代医药卫生，37（13）：2179-2182.
袁音，2021. 基于综合健康评估的老年衰弱实证研究[D]. 福州：福建医科大学.
张慧嫔，张海林，周晓敏，等，2022. 消化系统肿瘤患者衰弱现状及影响因素[J]. 护理学杂志，37（8）：11-15.
张立秀，刘雪琴，2007. 蒙特利尔认知评估量表中文版的信效度研究[J]. 护理研究，21（31）：2906-2907.
张立秀，刘雪琴，2008. 蒙特利尔认知评估量表中文版广州市老人院人群划界分探讨[J]. 中国心理卫生杂志，22（2）：123-125，151.
张露露，2023. 不同社会衰弱评估工具对养老机构老年人不良结局预测效能比较[D]. 成都：成都中医药大学.
张露露，高静，吴晨曦，等，2023. 社会衰弱指数量表的汉化及信效度检验[J]. 护理学杂志，38（8）：102-105.
张宁，刘晓红，朱鸣雷，等，2023. 老年 2 型糖尿病住院患者合并衰弱的患病情况及影响因素研究[J]. 中国实用内科杂志，43（5）：384-389.
张琴，於茗，王慧，等，2023. 4 种衰弱识别工具在老年癌症患者中的应用比较[J]. 护理学杂志，38（15）：92-96.
张思然，金煜，徐珊瑚，等，2020. 简易认知量表和 8 条目痴呆筛查问卷在高龄老年人群早期认知功能下降筛查中的应用[J]. 中华老年病研究电子杂志，7（2）：17-21.
张文，刘林峰，曹俊，等，2024. 老年慢性阻塞性肺疾病患者病耻感与衰弱的相关性研究[J]. 中国慢性病预防与控制，32（3）：216-220.
张文，张先庚，孙坤，等，2021. 成都市养老机构老年高血压患者衰弱与社会支持的相关性及其影响因素[J]. 医学与社会，34（5）：30-34.
张文雅，范俊瑶，王甜颖，等，2021. 湖北省社区老年人社会衰弱与抑郁的相关性[J]. 实用老年医学，35（5）：491-494.
张玉莲，牛亚琦，王丹，等，2020. 2019 年 ICFSR 国际临床实践指南解读及对我国老年人衰弱识别及管理的启示[J]. 护理研究，34（14）：2433-2436.
赵欧，李耘，张亚欣，等，2021. 住院患者社会衰弱情况及影响因素分析[J]. 北京医学，43（8）：730-734.
中国防治认知功能障碍专家共识专家组，2006. 中国防治认知功能障碍专家共识[J]. 中华内科杂志（2）：171-173.
中华医学会神经病学分会痴呆与认知障碍学组，2024. 阿尔茨海默病源性轻度认知障碍诊疗中国专家共识 2024[J]. 中华神经科杂志，57（7）：715-737.
周巧学，周建荣，库敏，等，2020. 养老机构老年人认知衰弱现状及影响因素分析[J]. 护理学杂志，35（9）：88-92.
周晟宇,2023. 常用衰弱测量工具的测量性能及对不良健康结局的预测-基于 CHARLS 数据的比较研究[D]. 济南：山东大学.
周小炫，谢敏，陶静，等，2016. 简易智能精神状态检查量表的研究和应用[J]. 中国康复医学杂志，31（6）：694-696，706.
朱莲莲，许虹波，董爱淑，等，2022. Edmonton 衰弱量表和 Groningen 衰弱指标在养老机构老年人衰弱评估中应用的比较[J]. 中国护理管理，22（1）：83-87.
朱珠，王欣欣，李萍，等，2024. 维持性血液透析老年病人衰弱现状及影响因素[J]. 护理研究，38（3）：495-500.
Abellan van Kan G，Rolland Y，Bergman H，et al.，2008. The I.A.N.A Task Force on frailty assessment of older people in clinical practice[J]. J Nutr Health Aging，12（1）：29-37.
Alaei H，Vakhshoori M，Heidarpour M，et al.，2023. Translation，cultural adaptation，validation and reliability of Persian version of Edmonton frailty score questionnaire among Iranian heart failure individuals[J]. Caspian J Intern Med，14（1）：53-59.
Alqahtani B A，Abdelbasset W K，Alenazi A M，2020. Psychometric analysis of the Arabic（Saudi）Tilburg Frailty Indicator among Saudi community-dwelling older adults[J]. Arch Gerontol Geriatr，90：104128.
Alqahtani B A，Nasser T A，2019. Assessment of frailty in Saudi community-dwelling older adults：validation of measurements[J]. Ann Saudi Med，39（3）：197-204.
Assantachai P，Muangpaisan W，Intalapaporn S，et al.，2021. Kihon checklist：Thai version[J]. Geriatr Gerontol Int，21（8）：749-752.
Aygör H E，Fadıloğlu Ç，Şahin S，et al.，2018. Validation of Edmonton frail scale into elderly Turkish population[J]. Arch Gerontol Geriatr，76：133-137.

Bąk E，Młynarska A，Marcisz C，et al.，2020. Factors that affect the assessment of the quality of life of rheumatoid arthritis patients depending on the prevalence of frailty syndrome[J]. Health Qual Life Outcomes，18（1）：216.

Balomenos V，Ntanasi E，Anastasiou C A，et al.，2021. Association between sleep disturbances and frailty：evidence from a population-based study[J]. J Am Med Dir Assoc，22（3）：551-558.e1.

Banning L B D，El Moumni M，Visser L，et al.，2021. Frailty leads to poor long-term survival in patients undergoing elective vascular surgery[J]. J Vasc Surg，73（6）：2132-2139.e2.

Bian C，Ye B，Mihailidis A，2022. The development and concurrent validity of a multi-sensor-based frailty toolkit for in-home frailty assessment[J]. Sensors，22（9）：3532.

Bongue B，Buisson A，Dupre C，et al.，2017. Predictive performance of four frailty screening tools in community-dwelling elderly[J]. BMC Geriatr，17（1）：262.

Braun T，Grüneberg C，Thiel C，2018. German translation，cross-cultural adaptation and diagnostic test accuracy of three frailty screening tools：PRISMA-7，FRAIL scale and Groningen Frailty Indicator[J]. Z Gerontol Geriatr，51（3）：282-292.

Bréchemier D，Sourdet S，Girard P，et al.，2019. Use of comprehensive geriatric assessment（CGA）to define frailty in geriatric oncology：searching for the best threshold. cross-sectional study of 418 old patients with cancer evaluated in the geriatric frailty clinic（G.F.C.）of Toulouse（France）[J]. J Geriatr Oncol，10（6）：944-950.

Bruno D，Jauregi-Zinkunegi A，Bock J R，2024. Predicting CDR status over 36 months with a recall-based digital cognitive biomarker[J]. Alzheimers Dement，20（10）：7274-7280.

Buckinx F，Reginster J Y，Gillain S，et al.，2017. Prevalence of frailty in nursing home residents according to various diagnostic tools[J]. J Frailty Aging，6（3）：122-128.

Buta B J，Walston J D，Godino J G，et al.，2016. Frailty assessment instruments：Systematic characterization of the uses and contexts of highly-cited instruments[J]. Ageing Res Rev，26：53-61.

Chan D D，Tsou H H，Yang R S，et al.，2012. A pilot randomized controlled trial to improve geriatric frailty[J]. BMC Geriatr，12：58.

Chehrehgosha M，Sharifi A，Meftah A M，et al.，2024. Demographic and biological factors in interrelationships between physical，cognitive，psychological，and social frailty in community-dwelling older adults：data from the birjand longitudinal aging study（BLAS）[J]. Maturitas，181：107905.

Chen Z，Jiang X，Shi G，et al.，2021. Social frailty and longitudinal risk of depressive symptoms in a Chinese population：the Rugao longevity and aging study[J]. Psychogeriatrics，21（4）：483-490.

Choi J H，Kang J H，Koh S B，et al.，2020. Development of an oral and maxillofacial frailty index：a preliminary study[J]. J Oral Rehabil，47（2）：187-195.

Choi S，Ko H，2022. Social frailty among community-dwelling older adults during the COVID-19 pandemic in Korea：a cross-sectional study[J]. Int J Environ Res Public Health，19（19）：11963.

Chong E，Ho E，Baldevarona-Llego J，et al.，2018. Frailty in hospitalized older adults：comparing different frailty measures in predicting short- and long-term patient outcomes[J]. J Am Med Dir Assoc，19（5）：450-457.e3.

Chou Y C，Tsou H H，Chan D D，et al.，2022. Validation of clinical frailty scale in Chinese translation[J]. BMC Geriatr，22（1）：604.

Church S，Rogers E，Rockwood K，et al.，2020. A scoping review of the clinical frailty scale[J]. BMC Geriatr，20（1）：393.

Chye L，Wei K，Nyunt M S Z，et al.，2018. Strong relationship between malnutrition and cognitive frailty in the

Singapore longitudinal ageing studies（SLAS-1 and SLAS-2）[J]. J Prev Alzheimers Dis，5（2）：142-148.

Clegg A，Bates C，Young J，et al.，2018. Development and validation of an electronic frailty index using routine primary care electronic health record data[J]. Age Ageing，47（2）：319.

Corral-Pérez J，Casals C，Ávila-Cabeza-de-Vaca L，et al.，2023. Health factors associated with cognitive frailty in older adults living in the community[J]. Front Aging Neurosci，15：1232460.

Daderwal M C，Sreeraj V S，Suhas S，et al.，2022. Montreal Cognitive Assessment（MoCA）and Digit Symbol Substitution Test（DSST）as a screening tool for evaluation of cognitive deficits in schizophrenia[J]. Psychiatry Res，316：114731.

Damasceno V A M，Zazzetta M S，Orlandi F S，2023. Translation，adaptation，and reliability of a social frailty scale for the Brazilian context：a methodological study[J]. Sao Paulo Med J，141（1）：45-50.

Darvall J N，Loth J，Bose T，et al.，2020. Accuracy of the clinical frailty scale for perioperative frailty screening：a prospective observational study[J]. Can J Anaesth，67（6）：694-705.

De Roeck E E，Dury S，De Witte N，et al.，2018. CFAI-Plus：Adding cognitive frailty as a new domain to the comprehensive frailty assessment instrument[J]. Int J Geriatr Psychiatry，33（7）：941-947.

De Witte N，Gobbens R，De Donder L，et al.，2013. The comprehensive frailty assessment instrument：development，validity and reliability[J]. Geriatr Nurs，34（4）：274-281.

Dent E，Lien C，Lim W S，et al.，2017. The Asia-Pacific clinical practice guidelines for the management of frailty[J]. J Am Med Dir Assoc，18（7）：564-575.

Dodds L，Brayne C，Siette J，2024. Associations between social networks，cognitive function，and quality of life among older adults in long-term care[J]. BMC Geriatr，24（1）：221.

Dong L，Liu N，Tian X，et al.，2017. Reliability and validity of the Tilburg Frailty Indicator（TFI）among Chinese community-dwelling older people[J]. Arch Gerontol Geriatr，73：21-28.

Ensrud K E，Ewing S K，Taylor B C，et al.，2007. Frailty and risk of falls，fracture，and mortality in older women：the study of osteoporotic fractures[J]. J Gerontol A Biol Sci Med Sci，62（7）：744-751.

Esenkaya M E，Dokuzlar O，Soysal P，et al.，2019. Validity of the Kihon Checklist for evaluating frailty status in Turkish older adults[J]. Geriatr Gerontol Int，19（7）：616-621.

Fashho E，Ahmed T，Garden G，et al.，2020. Investigating the prevalence of malnutrition，frailty and physical disability and the association between them amongst older care home residents[J]. Clin NutrESPEN，40：231-236.

Folstein M F，Folstein S E，McHugh P R，1975. "Mini-mental state" A practical method for grading the cognitive state of patients for the clinician[J]. J Psychiatr Res，12（3）：189-198.

Fried L P，Tangen C M，Walston J，et al.，2001. Frailty in older adults：evidence for a phenotype[J]. J Gerontol A Biol Sci Med Sci，56（3）：M146-M156.

Fujiwara Y，Suzuki H，Yasunaga M，et al.，2010. Brief screening tool for mild cognitive impairment in older Japanese：validation of the Japanese version of the Montreal cognitive assessment[J]. Geriatr Gerontol Int，10（3）：225-232.

Gallagher J，Rick J，Xie S X，et al.，2021. Psychometric properties of the clinical dementia rating scale sum of boxes in Parkinson's disease[J]. J Parkinsons Dis，11（2）：737-745.

García Bruñén J M，Povar Echeverria M，Díez-Manglano J，et al.，2021. Cognitive impairment in patients hospitalized for congestive heart failure：data from the RICA registry[J]. Intern Emerg Med，16（1）：141-148.

Garre-Olmo J，Calvó-Perxas L，López-Pousa S，et al.，2013. Prevalence of frailty phenotypes and risk of mortality in a community-dwelling elderly cohort[J]. Age Ageing，42（1）：46-51.

Ghafar M Z A A, Miptah H N, O'Caoimh R, 2019. Cognitive screening instruments to identify vascular cognitive impairment：a systematic review[J]. Int J Geriatr Psychiatry，34（8）：1114-1127.

Gilbert T，Neuburger J，Kraindler J，et al.，2018. Development and validation of a hospital frailty risk score focusing on older people in acute care settings using electronic hospital records：an observational study[J]. Lancet，391（10132）：1775-1782.

Gobbens R J, van Assen M A, Luijkx K G, et al., 2010. The Tilburg frailty indicator：psychometric properties[J]. J Am Med Dir Assoc，11（5）：344-355.

Gobbens R J，van Assen M A，Luijkx K G，et al.，2012. The predictive validity of the Tilburg frailty indicator：disability, health care utilization, and quality of life in a population at risk[J]. Gerontologist, 52（5）：619-631.

Gregorevic K J，Hubbard R E，Lim W K，et al.，2016. The clinical frailty scale predicts functional decline and mortality when used by junior medical staff：a prospective cohort study[J]. BMC Geriatr，16：117.

Grober E，Qi Q，Kuo L，et al.，2021. Stages of objective memory impairment predict Alzheimer's disease neuropathology：comparison with the clinical dementia rating scale–sum of boxes[J]. J Alzheimers Dis，80（1）：185-195.

Gu C，Lu A，Lei C，et al.，2022. Frailty index is useful for predicting postoperative morbidity in older patients undergoing gastrointestinal surgery：a prospective cohort study[J]. BMC Surg，22（1）：57.

Guler S A，Marinescu D C，Cox G，et al.，2024. The clinical frailty scale for risk stratification in patients with fibrotic interstitial lung disease[J]. Chest，166（3）：517-527.

Güner M，Ceylan S，Okyar Baş A，et al.，2023. Turkish translation，cross-cultural adaptation and reliability of the Groningen Frailty Indicator[J]. BMC Geriatr，23（1）：753.

Güngör Başaran A Y，Akal Yıldız E，2022. Nutrition status，muscle mass，and frailty in older people：a cross-sectional study conducted in Cyprus[J]. J Am Nutr Assoc，41（3）：318-324.

Hall D E，Arya S，Schmid K K，et al.，2017. Development and initial validation of the risk analysis index for measuring frailty in surgical populations[J]. JAMA Surg，152（2）：175-182.

Han C，Jo S A，Jo I，et al.，2008. An adaptation of the Korean mini-mental state examination（K-MMSE）in elderly koreans：demographic influence and population-based norms（the AGE study）[J]. Arch Gerontol Geriatr，47（3）：302-310.

Hax V，Tessari J，Pena E，et al.，2022. Physical frailty in patients with systemic sclerosis[J]. Semin Arthritis Rheum，56：152077.

Hoffmann S，Wiben A，Kruse M，et al.，2020. Predictive validity of PRISMA-7 as a screening instrument for frailty in a hospital setting[J]. BMJ Open，10（10）：e038768.

Huang E Y Z，Cheung J，Liu J Y W，et al.，2022. Groningen frailty indicator–Chinese（GFI-C）for pre-frailty and frailty assessment among older people living in communities：psychometric properties and diagnostic accuracy[J]. BMC Geriatr，22（1）：788.

Huang H C，Tseng Y M，Chen Y C，et al.，2021. Diagnostic accuracy of the clinical dementia rating scale for detecting mild cognitive impairment and dementia：a bivariate meta-analysis[J]. Int J Geriatr Psychiatry，36（2）：239-251.

Hudon C，Potvin O，Turcotte M C，et al.，2009. Normative date for the Mini-Mental State Examination（MMSE）in a sample of community dwelling French speaking residents from Quebec aged 65 and older[J]. Can J Aging，28（4）：347-357.

Hughes C P，Berg L，Danziger W，et al.，1982. A new clinical scale for the staging of dementia[J]. Br J Psychiatry，140（6）：566-572.

Ishii M，Yamaguchi Y，Hamaya H，et al.，2022. Influence of oral health on frailty in patients with type 2 diabetes aged 75 years or older[J]. BMC Geriatr，22（1）：145.

Ishikawa K M，Davis J，Chen J J，et al.，2022. The prevalence of mild cognitive impairment by aspects of social isolation[J]. PLoS One，17（6）：e0269795.

Iwasaki M，Motokawa K，Watanabe Y，et al.，2020. Association between oral frailty and nutritional status among community-dwelling older adults：the takashimadaira study[J]. J Nutr Health Aging，24（9）：1003-1010.

Iwasaki M，Shirobe M，Motokawa K，et al.，2024. Prevalence of oral frailty and its association with dietary variety，social engagement，and physical frailty：results from the oral frailty 5-item checklist[J]. Geriatr Gerontol Int，24（4）：371-377.

Jankowska-Polańska B，Uchmanowicz B，Kujawska-Danecka H，et al.，2019. Assessment of frailty syndrome using Edmonton frailty scale in Polish elderly sample[J]. Aging Male，22（3）：177-186.

Janssens B，Tsakos G，De Visschere L，et al.，2023. Frailty as a determinant of dental attendance among community-dwelling older adults[J]. Gerodontology，40（3）：363-371.

Joosten E，Demuynck M，Detroyer E，et al.，2014. Prevalence of frailty and its ability to predict in hospital delirium，falls，and 6-month mortality in hospitalized older patients[J]. BMC Geriatr，14：1.

Kamide N，Ando M，Murakami T，et al.，2024. The association of oral frailty with fall risk in community-dwelling older adults：a cross-sectional，observational study[J]. Eur Geriatr Med，15（1）：279-283.

Kang J H，Park S C，Jung H I，et al.，2023. Validation of the Korean Academy of Geriatric Dentistry screening questionnaire and oral frailty diagnostic criteria in community-dwelling older adults[J]. Epidemiol Health，46：e2024008.

Kim D J，Massa M S，Potter C M，et al.，2022. Systematic review of the utility of the frailty index and frailty phenotype to predict all-cause mortality in older people[J]. Syst Rev，11（1）：187.

Kim Y，Song K，Kang C M，et al.，2022. Impact of preoperative laboratory frailty index on mortality and clinical outcomes in older surgical patients with cancer[J]. Sci Rep，12（1）：9200.

Klein C B，McQuaid G A，Charlton R A，et al.，2023. Self-reported cognitive decline among middle and older age autistic adults[J]. Autism Res，16（3）：605-616.

Koc Okudur S，Dokuzlar O，Usarel C，et al.，2019. Validity and reliability of rapid cognitive screening test for Turkish older adults[J]. J Nutr Health Aging，23（1）：68-72.

kojaie-Bidgoli A，Fadayevatan R，Sharifi F，et al.，2022. Applicability of SPMSQ in illiterate outpatients in clinics：the validity and reliability of the short portable mental status questionnaire[J]. Appl Neuropsychol Adult，29（4）：591-597.

Koyama S，Otobe Y，Suzuki M，et al.，2022. Relationship between the Kihon Checklist and all-cause hospitalization among community-dwelling older adults[J]. Geriatr Gerontol Int，22（2）：132-137.

Kugimiya Y，Watanabe Y，Ueda T，et al.，2020. Rate of oral frailty and oral hypofunction in rural community-dwelling older Japanese individuals[J]. Gerodontology，37（4）：342-352.

Kure Y，Okai T，Izumiya Y，et al.，2022. Kihon checklist is useful for predicting outcomes in patients undergoing transcatheter aortic valve implantation[J]. J Cardiol，79（2）：299-305.

Kusunoki H，Ekawa K，Kato N，et al.，2023. Association between oral frailty and cystatin C-related indices—a questionnaire（OFI-8）study in general internal medicine practice[J]. PLoS One，18（4）：e0283803.

Li G, Shen Y C, Chen C H, et al., 1989. An epidemiological survey of age-related dementia in an urban area of Beijing[J]. Acta Psychiatr Scand, 79（6）: 557-563.

Lin Y C, Huang S S, Yen C W, et al., 2022. Physical frailty and oral frailty associated with late-life depression in community-dwelling older adults[J]. J Pers Med, 12（3）: 459.

Liu X, Xia X, Hu F, et al., 2021. Nutrition status mediates the association between cognitive decline and sarcopenia[J]. Aging（Albany NY）, 13（6）: 8599-8610.

Luciani A, Biganzoli L, Colloca G, et al., 2015. Estimating the risk of chemotherapy toxicity in older patients with cancer: the role of the vulnerable Elders survey-13（VES-13）[J]. J Geriatr Oncol, 6（4）: 272-279.

Luciani A, Dottorini L, Battisti N, et al., 2013. Screening elderly cancer patients for disabilities: evaluation of study of osteoporotic fractures（SOF）index and comprehensive geriatric assessment（CGA）[J]. Ann Oncol, 24（2）: 469-474.

Luz L L, Santiago L M, Santos da Silva J F, et al., 2015. Psychometric properties of the Brazilian version of the vulnerable Elders survey-13（VES-13）[J]. Cad Saude Publica, 31（3）: 507-515.

Ma L, Sun F, Tang Z, 2018. Social frailty is associated with physical functioning, cognition, and depression, and predicts mortality[J]. J Nutr Health Aging, 22（8）: 989-995.

Makino K, Doi T, Tsutsumimoto K, et al., 2024. Impacts of negative and positive life events on development of social frailty among community-dwelling older adults[J]. J Am Med Dir Assoc, 25（4）: 690-696.e1.

Makizako H, Shimada H, Tsutsumimoto K, et al., 2015. Social frailty in community-dwelling older adults as a risk factor for disability[J]. J Am Med Dir Assoc, 16（11）: 1003.e7-1003.e11.

Makwana N R, Ram R V, Yogesh M, 2024. Screening of hospitalized elderly patients for frailty and associated co-morbid conditions in western gujarat in India[J]. J Family Med Prim Care, 13（3）: 890-895.

Malmstrom T K, Voss V B, Cruz-Oliver D M, et al., 2015. The rapid cognitive screen（RCS）: a point-of-care screening for dementia and mild cognitive impairment[J]. J Nutr Health Aging, 19（7）: 741-744.

Martínez de la Iglesia J, Dueñas Herrero R, Onís Vilches M C, et al., 2001. Spanish language adaptation and validation of the Pfeiffer's questionnaire（SPMSQ）to detect cognitive deterioration in people over 65 years of age[J]. Med Clin（Barc）, 117（4）: 129-134.

Maseda A, Lorenzo-López L, López-López R, et al., 2017. Spanish translation of the Kihon Checklist（frailty index）[J]. Geriatr Gerontol Int, 17（3）: 515-517.

Mazya A L, Garvin P, Ekdahl A W, 2019. Outpatient comprehensive geriatric assessment: effects on frailty and mortality in old people with multimorbidity and high health care utilization[J]. Aging Clin Exp Res, 31（4）: 519-525.

McAuley H J C, Evans R A, Bolton C E, et al., 2023. Prevalence of physical frailty, including risk factors, up to 1 year after hospitalisation for COVID-19 in the UK: a multicentre, longitudinal cohort study[J]. EClinicalMedicine, 57: 101896.

Metzelthin S F, Daniëls R, van Rossum E, et al., 2010. The psychometric properties of three self-report screening instruments for identifying frail older people in the community[J]. BMC Public Health, 10: 176.

Mijnarends D M, Schols J M, Meijers J M, et al., 2015. Instruments to assess sarcopenia and physical frailty in older people living in a community（care）setting: similarities and discrepancies[J]. J Am Med Dir Assoc, 16（4）: 301-308.

Miyahara S, Maeda K, Kawamura K, et al., 2024. Concordance in oral frailty five-item checklist and oral hypofunction: examining their respective characteristics[J]. Arch Gerontol Geriatr, 118: 105305.

Molina-Garrido M J，Guillen-Ponce C，2011. Comparison of two frailty screening tools in older women with early breast cancer[J]. Crit Rev Oncol Hematol，79（1）：51-64.

Morley J E，Malmstrom T K，Miller D K，2012. A simple frailty questionnaire（FRAIL）predicts outcomes in middle aged African Americans[J]. J Nutr Health Aging，16（7）：601-608.

Nasreddine Z S，Phillips N A，Bédirian V，et al.，2005. The Montreal cognitive assessment，MoCA：a brief screening tool for mild cognitive impairment[J]. J Am Geriatr Soc，53（4）：695-699.

Navarro-Flores E，de Bengoa Vallejo R B，Losa-Iglesias M E，et al.，2020. The reliability，validity，and sensitivity of the Edmonton Frail Scale（EFS）in older adults with foot disorders[J]. Aging（Albany NY），12（24）：24623-24632.

Nguyen H T，Nguyen A H，Le P T M，2022. Sex differences in frailty of geriatric outpatients with type 2 diabetes mellitus：a multicentre cross-sectional study[J]. Sci Rep，12（1）：16122.

Nozaki K，Kamiya K，Hamazaki N，et al.，2021. Validity and utility of the questionnaire-based FRAIL scale in elderly patients with heart failure：findings from the FRAGILE-HF[J]. J Am Med Dir Assoc，22（8）：1621-1626.e2.

Nunes D P，Duarte Y A，Santos J L，et al.，2015. Screening for frailty in older adults using a self-reported instrument[J]. Rev Saude Publica，49：2.

Park H，Jang I Y，Lee H Y，et al.，2019. Screening value of social frailty and its association with physical frailty and disability in community-dwelling older koreans：aging study of PyeongChang rural area[J]. Int J Environ Res Public Health，16（16）：2809.

Pereira Pinto M，Martins S，Mesquita E，et al.，2021. European Portuguese version of the clinical frailty scale：translation，cultural adaptation and validation study[J]. Acta Med Port，34（11）：749-760.

Peters L L，Boter H，Buskens E，et al.，2012. Measurement properties of the Groningen frailty indicator in home-dwelling and institutionalized elderly people[J]. J Am Med Dir Assoc，13（6）：546-551.

Pfeiffer E，1975. A short portable mental status questionnaire for the assessment of organic brain deficit in elderly patients[J]. J Am Geriatr Soc，23（10）：433-441.

Raîche M，Hébert R，Dubois M F，2008. PRISMA-7：a case-finding tool to identify older adults with moderate to severe disabilities[J]. Arch Gerontol Geriatr，47（1）：9-18.

Rass V，Beer R，Schiefecker A J，et al.，2022. Neurological outcomes 1 year after COVID-19 diagnosis：a prospective longitudinal cohort study[J]. Eur J Neurol，29（6）：1685-1696.

Rockwood K，Mitnitski A，2007. Frailty in relation to the accumulation of deficits[J]. J Gerontol A Biol Sci Med Sci，62（7）：722-727.

Rolfson D B，Majumdar S R，Tsuyuki R T，et al.，2006. Validity and reliability of the Edmonton frail scale[J]. Age Ageing，35（5）：526-529.

Roopsawang I，Thompson H，Zaslavsky O，et al.，2020. The reported Edmonton frail scale-Thai version：development and validation of a culturally-sensitive instrument[J]. Nurs Health Sci，22（3）：685-693.

Ruan Q，Xiao F，Gong K，et al.，2020. Prevalence of cognitive frailty phenotypes and associated factors in a community-dwelling elderly population[J]. J Nutr Health Aging，24（2）：172-180.

Ryan J，Espinoza S，Ernst M E，et al.，2022. Validation of a deficit-accumulation frailty index in the ASPirin in reducing events in the elderly study and its predictive capacity for disability-free survival[J]. J Gerontol A Biol Sci Med Sci，77（1）：19-26.

Salaffi F，Farah S，Di Carlo M，2022. Kihon checklist validation in patients with rheumatoid arthritis：Italian translation, cross-cultural adaptation, and evaluation of the validity in comparison to two frailty screening tools based on the fried phenotype and deficit accumulation model[J]. Clin Exp Rheumatol, 41（7）：1528-1536.

Saliba D, Elliott M, Rubenstein L Z, et al., 2001. The vulnerable Elders survey: a tool for identifying vulnerable older people in the community[J]. J Am Geriatr Soc, 49（12）：1691-1699.

Salminen M, Viljanen A, Eloranta S, et al., 2020. Frailty and mortality: an 18-year follow-up study among Finnish community-dwelling older people[J]. Aging Clin Exp Res, 32（10）：2013-2019.

Sanford A M, Morley J E, Berg-Weger M, et al., 2020. High prevalence of geriatric syndromes in older adults[J]. PLoS One, 15（6）：e0233857.

Santos-Eggimann B, Cuenoud P, Spagnoli J, et al., 2009. Prevalence of frailty in middle-aged and older community-dwelling Europeans living in 10 countries[J]. J Gerontol A Biol Sci Med Sci, 64（6）：675-681.

Satake S, Senda K, Hong Y J, et al., 2016. Validity of the Kihon Checklist for assessing frailty status[J]. Geriatr Gerontol Int, 16（6）：709-715.

Seesen M, Sirikul W, Ruangsuriya J, et al., 2021. Cognitive frailty in Thai community-dwelling elderly: prevalence and its association with malnutrition[J]. Nutrients, 13（12）：4239.

Sentandreu-Mañó T, Cezón-Serrano N, Cebrià i Iranzo M A, et al., 2021. Kihon checklist to assess frailty in older adults: some evidence on the internal consistency and validity of the Spanish version[J]. Geriatr Gerontol Int, 21（2）：262-267.

Sewo Sampaio P Y, Sampaio R A, Yamada M, et al., 2016. Systematic review of the kihon checklist: is it a reliable assessment of frailty[J]. Geriatr Gerontol Int, 16（8）：893-902.

Si H, Jin Y, Qiao X, et al., 2021. Comparison of 6 frailty screening tools in diagnostic properties among Chinese community-dwelling older people[J]. Geriatr Nurs, 42（1）：276-282.

Soong J T Y, Kaubryte J, Liew D, et al., 2019. Dr foster global frailty score: an international retrospective observational study developing and validating a risk prediction model for hospitalised older persons from administrative data sets[J]. BMJ Open, 9（6）：e026759.

Su Y, Yuki M, Huang H, et al., 2024. Development of a screening tool for oral frailty in community-dwelling older adults: a cross-sectional study[J]. J Am Med Dir Assoc, 25（9）：105171.

Surkan M, Rajabali N, Bagshaw S M, et al., 2020. Interrater reliability of the clinical frailty scale by geriatrician and intensivist in patients admitted to the intensive care unit[J]. Can Geriatr J, 23（3）：235-241.

Takele M D, Sany K, Getie K, et al., 2023. Prevalence and associated factors of frailty among community dweller older adults living in Gondar Town, northwest, Ethiopia: a community based cross-sectional study[J]. BMC Public Health, 23（1）：1309.

Tanaka T, Hirano H, Ikebe K, et al., 2023. Oral frailty five-item checklist to predict adverse health outcomes in community-dwelling older adults: a Kashiwa cohort study[J]. Geriatr Gerontol Int, 23（9）：651-659.

Tanaka T, Hirano H, Ohara Y, et al., 2021. Oral Frailty Index-8 in the risk assessment of new-onset oral frailty and functional disability among community-dwelling older adults[J]. Arch Gerontol Geriatr, 94: 104340.

Tanaka T, Takahashi K, Hirano H, et al., 2018. Oral frailty as a risk factor for physical frailty and mortality in community-dwelling elderly[J]. J Gerontol A Biol Sci Med Sci, 73（12）：1661-1667.

Tao A, Zhang Y, Qiu X, et al., 2020. Simplified Chinese translation of the Kihon checklist[J]. Geriatr Gerontol Int, 20（6）：643-644.

Thompson A, Gida S, Nassif Y, et al., 2022. The impact of frailty on trauma outcomes using the Clinical Frailty Scale[J]. Eur J Trauma Emerg Surg, 48（2）：1271-1276.

Tran J, Nimojan T, Saripella A, et al., 2022. Rapid cognitive assessment tools for screening of mild cognitive impairment in the preoperative setting: a systematic review and meta-analysis[J]. J Clin Anesth, 78: 110682.

Tuna F, Üstündağ A, Başak Can H, et al., 2019. Rapid geriatric assessment, physical activity, and sleep quality in adults aged more than 65 years: a preliminary study[J]. J Nutr Health Aging, 23 (7): 617-622.

Uchmanowicz I, Jankowska-Polańska B, Łoboz-Rudnicka M, et al., 2014. Cross-cultural adaptation and reliability testing of the Tilburg Frailty Indicator for optimizing care of Polish patients with frailty syndrome[J]. Clin Interv Aging, 9: 997-1001.

Van der Elst M C J, Schoenmakers B, Op het Veld L P M, et al., 2019. Concordances and differences between a unidimensional and multidimensional assessment of frailty: a cross-sectional study[J]. BMC Geriatr, 19 (1): 346.

van Gils P, van Heugten C, Hofmeijer J, et al., 2022. The Montreal Cognitive Assessment is a valid cognitive screening tool for cardiac arrest survivors[J]. Resuscitation, 172: 130-136.

Varan H D, Denİz O, Çötelİ S, et al., 2022. Validity and reliability of Fried frailty phenotype in Turkish population[J]. Turk J Med Sci, 52 (2): 524-527.

Vargas-Torres-Young D A, Salazar-Talla L, Cuba-Ruiz S, et al., 2022. Cognitive frailty as a predictor of mortality in older adults: a longitudinal study in Peru[J]. Front Med (Lausanne), 9: 910005.

Vernon T L, Rice A N, Titch J F, et al., 2019. Implementation of vulnerable Elders survey-13 frailty tool to identify at-risk geriatric surgical patients[J]. J Perianesth Nurs, 34 (5): 911-918.e2.

Wang G Q, Gao Y L, Deng P, 2023. Validation of a seven-question tool (PRISMA-7) in predicting prognosis of older adults in the emergency department: a prospective study[J]. Am J Emerg Med, 73: 131-136.

Wang Q, Tao A, Zhang Y, et al., 2023. Psychometric properties of the simplified Chinese version of Kihon Checklist in the Chinese older people[J]. Int J Older People Nurs, 18 (2): e12524.

Won C W, Lee Y, Kim S, et al., 2018. Modified criteria for diagnosing "cognitive frailty"[J]. Psychiatry Investig, 15 (9): 839-842.

Yang Y W, Hsu K C, Wei C Y, et al., 2021. Operational determination of subjective cognitive decline, mild cognitive impairment, and dementia using sum of boxes of the clinical dementia rating scale[J]. Front Aging Neurosci, 13: 705782.

Ye B, Li Y, Wang Y, et al., 2024. A modified frailty phenotype used for identifying frailty in health care practice: validation among Chinese older adults[J]. J Am Med Dir Assoc, 25 (7): 105016.

Yeung M T, Gan Y, Teo S Q, et al., 2024. The Chinese translation and cross-cultural adaptation of PRISMA-7 questionnaire: an observational study to establish the accuracy, reliability and validity[J]. BMC Geriatr, 24 (1): 204.

Yoo M, Kim S, Kim B S, et al., 2019. Moderate hearing loss is related with social frailty in a community-dwelling older adults: the Korean frailty and aging cohort study (KFACS)[J]. Arch Gerontol Geriat, 83: 126-130.

Zhang H, Hu Z, Jiang S, et al., 2024. Social frailty and the incidence of motoric cognitive risk syndrome in older adults[J]. Alzheimers Dement, 20 (4): 2329-2339.

Zhang Q, Zhang M, Hu S, et al., 2022. Prevalence and risk factors of preoperative frailty in Chinese elderly inpatients with gastric and colorectal cancer undergoing surgery: a single-center cross-sectional study using the Groningen frailty indicator[J]. Support Care Cancer, 30 (1): 677-686.

Zhao F, Tang B, Liu X, et al., 2022. Development and validation of the geriatric trauma frailty index for geriatric trauma patients based on electronic hospital records[J]. Age Ageing，51（1）：afab186.

Zhao Y，Lu Y，Zhao W，et al.，2021. Long sleep duration is associated with cognitive frailty among older community-dwelling adults：results from West China health and aging trend study[J]. BMC Geriatr，21（1）：608.

Zheng Z, Guan S, Ding H, et al., 2016. Prevalence and incidence of frailty in community-dwelling older people：Beijing longitudinal study of aging II[J]. J Am Geriatr Soc，64（6）：1281-1286.

第四章　老年人衰弱预防与干预措施

衰弱是一个动态发展、潜在可逆的过程，采取有效的预防和干预措施对延缓衰弱发生、改善衰弱状态和不良健康结局具有重要意义。目前，非药物干预是改善老年人衰弱状态的主要干预手段，包括运动锻炼、营养补充、认知训练和社会支持等。本章将介绍躯体衰弱、认知衰弱、社会衰弱和口腔衰弱的常见预防和干预措施，并介绍了有关老年人衰弱干预方案构建的研究实例，可为相关专业人员开展老年人衰弱预防和干预提供参考，以改善老年人的衰弱状态，提高老年人的生活质量。

第一节　老年人躯体衰弱预防与干预措施

躯体衰弱的预防和干预已成为公共卫生和老年照护领域的研究热点。本节将介绍躯体衰弱的预防措施，以及运动、营养和心理社会支持等常见的衰弱干预方法，为相关专业人员开展老年人躯体衰弱预防和干预提供参考。

一、常见的老年人躯体衰弱预防措施

1. 开展健康教育　健康教育在预防老年人躯体衰弱方面具有积极作用。可通过宣传体育锻炼、膳食营养、戒烟限酒、心理健康、合理用药和定期体检等健康知识，增强老年人的主动健康意识，改善其不良生活习惯，促进自我管理。此外，应充分利用以社区为主的预防保健网络，提供躯体衰弱预防和保健的健康教育资源（包括印刷资料和音像资料），设置健康教育宣传栏，开展公众健康咨询活动，举办健康知识讲座，加强老年人对躯体衰弱的认识及关注，预防躯体衰弱发生。

2. 提高社会支持　良好的社会支持是预防老年人躯体衰弱发生的重要措施。应早期识别社会支持不足的老年人群，并给予针对性干预措施。在家庭层面，应鼓励家庭成员关心和支持老年人，提高照护者的照护技能，为老年人提供情感上的慰藉和专业的照护服务，促进老年人的心理健康和躯体健康，预防躯体衰弱发生。在社会层面，通过家庭医生签约服务，对老年人进行定期躯体衰弱筛查，早期识别躯体衰弱高风险人群并给予及时干预；利用互联网、大数据、人工智能等技术，发展智慧养老服务，如远程医疗、健康监测、紧急救援等，提升老年人获取医疗服务的可及性和便利性，有助于改善老年人的健康状况。此外，还可通过开展志愿服务、发展老年教育等措施为老年人构建一个全方位的社会支持网络。通过上述措施，老年人能够更充分地利用社会支持资源，增强应对躯体衰弱的能力，

从而有效预防躯体衰弱发生和发展。

3. 定期进行老年综合评估　老年综合评估（CGA）是预防老年人发生躯体衰弱的重要手段。CGA 是指应用多学科方法评估老年人的躯体情况、功能状态、精神心理和社会环境状况，并据此制订个性化治疗和护理计划，以维持和改善老年人的健康状态，提高老年人的生活质量。应对存在躯体衰弱风险的老年人实施全面的 CGA，包括一般情况、躯体功能状态、营养状况、心理健康、疼痛状况、共病情况、用药情况及睡眠质量等，以识别老年人在生理、认知、心理情绪及社会适应等方面的问题和需求。根据 CGA 的评估结果，制订具体、可量化的干预目标，如改善营养状况、增强肌肉力量及提高社会参与度等。此外，可组建包括医生、护士、康复治疗师、营养师、社会工作者等在内的多学科团队，共同施行预防措施，以提升老年人的健康水平。

4. 合理饮食　有助于改善老年人的营养状况，预防躯体衰弱发生。合理饮食包括食物营养均衡、粗细适当组合搭配、食物质地松软及易于消化吸收，以满足老年人的特殊营养需求。应从多方面保证老年人的饮食质量，营造良好的进餐环境，关注老年人的进餐情绪，确保老年人以健康的心态和愉快的心情摄食，这些方式有助于刺激老年人的食欲、增加营养摄入、保持肌肉质量和维持躯体功能。《老年人衰弱预防中国专家共识（2022）》推荐老年人的能量摄入目标量为 20～30kcal/（kg·d）；肾功能正常的老年人蛋白质摄入目标量为 1.0～1.5g/（kg·d），且要求优质蛋白质（如鱼、瘦肉、牛奶、蛋类及豆类等）占50.0%以上；健康老年人还可口服微生态制剂（如益生菌、双歧杆菌三联活菌制剂等）以改善肠道健康。

5. 认知筛查与训练　有助于预防老年人发生躯体衰弱。建议定期对 60 岁及以上的老年人进行认知功能筛查。对于筛查结果为阳性的老年人，需要给予就医指导并加强随访，鼓励他们进行认知训练，包括手工制作、情景记忆训练、数字迷宫任务、推理训练等，以防止其认知能力下降。对于筛查结果为阴性的老年人，应进行健康宣教，帮助他们了解维护认知功能的重要性，并鼓励他们通过日常活动保持大脑活力。

6. 保持心理健康　良好的心理健康状态有助于提高老年人对心理疾病的识别及应对能力，维持积极的生活态度，减少发生躯体衰弱的风险。定期评估老年人的心理健康状况，对于存在焦虑、抑郁等心理问题的老年人，应及时给予有效干预，避免向消极方向发展。家属和照料者也应扮演积极的角色，增加陪伴老年人的时间，并鼓励老年人积极参与社会活动，加强学习兴趣。

7. 促进健康生活方式　促进老年人形成健康的生活方式可降低老年人发生躯体衰弱的风险。具体措施：倡导建立规律的作息习惯，保持充足的睡眠；注重饮食均衡，确保营养全面；保持良好的个人卫生和口腔健康；积极参加户外运动和适当的体育锻炼；重视心理健康，保持情绪稳定和精神愉悦；定期体检；鼓励老年人多晒太阳，每天适量暴露皮肤于日光下 15～20 分钟。

8. 预防跌倒　《老年人衰弱预防中国专家共识（2022）》强调，实施有效的跌倒预防措施对减少老年人躯体衰弱发生至关重要。应通过询问或查看电子健康记录确定老年人过去 1 年内是否发生过跌倒，并评估跌倒的严重程度。对于跌倒低风险的老年人群，应根据具体情况提供健康教育，如改善生活习惯和增加维生素 D 摄入等。对于跌倒中风险的老年人群，应制订个性化锻炼计划，包括日常生活锻炼，如练习从坐到站、单腿站立和深蹲，并逐步提高运动强度。对于跌倒高风险的老年人群，应针对其跌倒的高危因素，早期实施个性化干预措施，如专人照护、改善室内照明条件和选择合适的防滑鞋具等。

二、常见的老年人躯体衰弱干预措施

（一）运动干预

运动干预是《衰弱识别和管理国际临床实践指南》《老年人衰弱预防中国专家共识（2022）》等国内外老年人衰弱管理指南和专家共识广泛推荐的改善躯体衰弱状态的有效方式，旨在通过有计划、有组织的锻炼活动，改善老年人的躯体功能和衰弱状态。常见的躯体衰弱运动干预方式包括有氧运动、抗阻运动、柔韧运动、平衡运动及多组分运动。目前国内外学者针对不同类型的运动制订了相应的运动处方。运动处方的内容主要包括运动形式、运动频率、运动时间、运动强度及运动注意事项。基于躯体衰弱老年人运动干预的相关文献总结，躯体衰弱老年人运动处方的具体内容详见表 4-1。在制订和实施运动处方的同时，运动干预效果的评价也同样重要。躯体衰弱状态是衡量躯体衰弱老年人运动干预效果的重要评价指标，常用的评估工具包括 Fried 衰弱表型、FRAIL 量表、蒂尔堡衰弱量表等。

表 4-1 躯体衰弱老年人运动处方的具体内容

运动类型	运动形式	运动频率	运动时间	运动强度	运动注意事项
有氧运动	快走、慢跑、游泳、跳舞	每周 3～5 次	每次 20～45 分钟	RPE 11～13 级	选择合适运动强度，避免过度疲劳
抗阻运动	弹力带训练、哑铃训练、杠铃训练	每周 2～3 次	每次 15～20 分钟	1～3 组，每组 8～12 次，40%～60% 1RM	确保动作正确，避免使用过重的器械
柔韧运动	普拉提、瑜伽、静态拉伸	每周 5～7 次	每次 10～15 分钟	低强度，保持 15～30 秒	保持平稳呼吸，避免弹跳式拉伸
平衡运动	单足站立、足尖站立、平衡垫练习	每周 2～3 次	每次 10～15 分钟	低强度至中等强度	初始阶段需要辅助，逐渐增加难度
多组分运动	联合有氧、抗阻、柔韧及平衡运动	每周 2～4 次	每次 45～60 分钟	根据各运动类型特点调整强度	运动计划全面，覆盖所有运动类型

注：RPE. 主观用力程度分级；1RM. 1 次可重复最大力量。

1. 抗阻运动（resistance exercise） 又称力量训练（strength exercise），是一种通过对抗外部阻力锻炼肌肉力量和耐力的运动形式。这种阻力可来自自身体重、弹力带（resistance band）及专门的力量训练设备。其核心在于肌肉收缩时克服外界施加的阻力，从而实现肌肉力量增长和肌肉耐力提升。抗阻运动有利于增强躯体衰弱老年人的肌肉功能和骨骼质量，改善躯体功能，提高日常活动能力。《亚太区老年人衰弱管理临床实践指南》《加拿大衰弱老年人营养与体育锻炼临床实践指南》建议对躯体衰弱老年人实施以抗阻运动为核心的运动干预。

（1）抗阻运动的常见形式：①自由重量器械，如哑铃、杠铃等；②固定器械，如卧推机、综合训练器等；③自身体重训练，如俯卧撑、引体向上和深蹲等；④辅助工具，如弹力带、健身球等。老年人可以根据自身的体能情况、个体偏好和现实条件选择不同的抗阻运动形式，以增强肌肉力量和耐力。

（2）抗阻运动的作用

1）增强肌肉功能：随着年龄增长，老年人的肌肉质量和力量会逐渐下降，抗阻运动能有效减缓这一过程，增强肌肉功能。

2）改善骨密度：抗阻运动可以刺激骨骼，增加骨密度，降低骨质疏松的风险。

3）促进新陈代谢：肌肉组织在静息状态下消耗的能量比脂肪组织多，抗阻运动可增加肌肉量，提高基础代谢率。

4）改善日常活动能力：与体能匹配的抗阻运动可以提高老年人的肌肉力量和耐力，改善肌肉功能和身体平衡，提高日常活动能力。

5）调节血脂代谢：抗阻运动可升高高密度脂蛋白水平，增强机体抗氧化能力和超氧化物歧化酶活性，提高肌肉对脂肪酸的氧化应用能力和利用率，从而调节血脂代谢。

（3）躯体衰弱老年人常用的抗阻运动方案：基于高质量循证证据，躯体衰弱老年人常用的抗阻运动方案如下。①频率：每周进行 2～3 次抗阻运动，以促进肌肉力量和功能的改善。②时间：每次抗阻运动的时间应控制在 20～30 分钟，避免过长时间的肌肉负荷刺激，降低过度疲劳的风险。③强度：可从低至中等强度开始，建议每天进行 1～2 组抗阻运动，逐渐增加至每天 2～3 组，每组应针对主要肌群，完成 8～12 次练习。通常采用 1 次可重复最大力量（one repetition maximum，1RM）衡量抗阻运动的强度，即一次肌肉收缩所能产生的最大肌力。从低强度（20%～30% 1RM）到高强度（＞80% 1RM）循序渐进增加，可更好地提高躯体衰弱老年人的耐力、肌力和功能状态。也有证据表明，70%～80% 1RM 的抗阻运动强度比低强度（＜50% 1RM）和中强度（＜70% 1RM）的训练效果更佳。这提示躯体衰弱老年人宜根据自身适应状况和功能受损程度，选择个体化抗阻训练强度。

（4）躯体衰弱老年人抗阻运动的注意事项：①在医生或专业健身教练的指导下开始所有的抗阻运动计划，以评估其健康状况和运动能力。②抗阻运动应从低强度开始，逐步增加强度，避免过度负荷；保证正确的运动姿势和呼吸技巧，以减少受伤风险。③避免连续每天训练，以确保肌肉有足够的恢复时间。④运动后需要摄入充足的营养（尤其是蛋白质），以促进和维持肌肉健康。⑤动态监测运动状况，适时调整抗阻运动计划，以确保运动的持续性和适应性。

（5）躯体衰弱老年人抗阻运动效果评价常用指标

1）躯体功能（physical function）：常使用简易体能状况量表（short physical performance battery，SPPB）评估。SPPB 包括站立平衡、4m 步行、5 次起坐试验共 3 项测试，分别评价了老年人的平衡能力、步行速度及下肢肌力。每项测试评分为 0～4 分，总分为 0～12 分；评分越高表明躯体活动能力越好，得分≤9 分提示躯体功能状况差。

2）上肢肌力（upper extremity strength）：常测量握力（grip strength），具体内容详见第三章第一节。

3）下肢肌力（lower extremity strength）：常测量股四头肌肌力（quadriceps strength）。

具体测量方式：嘱老年人取坐位，双足自然落地，膝关节屈曲成 90°；评估者将肌力测量仪放置于老年人膝下 2cm 处，嘱其做伸膝运动，此时显示的数值即为股四头肌肌力值，连续测量 3 次，取平均值。

（6）躯体衰弱老年人抗阻运动的应用现状：瑞士学者 Coelho 等分别评估了低速抗阻运动（low speed resistance exercise，LSRT）和高速抗阻运动（high speed resistance exercise，HSRT）对衰弱前期老年人的运动干预效果。LSRT 和 HSRT 均包含 4 个针对下肢的抗阻运动动作，即座椅深蹲、坐姿单侧髋关节屈曲、坐姿单侧膝关节伸展和双侧小腿抬高；LSRT 共执行 4 组训练，每组重复 8～10 次，强度为 70%～75% 1RM，肌肉收缩的向心阶段和离心阶段分别持续约 2.5 秒；HSRT 共执行 8 组训练，每组重复 3～5 次，强度为 70%～75% 1RM，肌肉收缩的向心阶段要求尽可能快地完成，离心阶段持续约 2.5 秒；干预 16 周后，发现 LSRT 和 HSRT 均可提高老年人的肌肉力量，逆转其衰弱进程；LSRT 对改善老年人下肢肌力作用较突出，HSRT 则主要提高老年人的灵活性，表明尽管 LSRT 和 HSRT 在改善衰弱前期老年人机体功能的领域和程度上存在差异，但均可逆转老年人的衰弱状态并改善其躯体功能。

我国学者对养老机构衰弱老年人实施了为期 12 周的渐进式抗阻运动，每周 3 次，每次 40～50 分钟；在渐进式抗阻运动的初期（第 1～4 周）、中期（第 5～8 周）、后期（第 9～12 周）通过逐渐增加弹力带阻力、重复次数及减少间歇时间的方式增加抗阻运动强度；干预结束后，干预组老年人的 SPPB 总分及其平衡能力、步行速度维度得分均较对照组显著增加，表明渐进式抗阻运动能有效提高养老机构衰弱老年人的躯体活动能力。另一项针对老年慢性心力衰竭合并衰弱患者开展了为期 8 周的弹力带抗阻运动的干预研究，运动内容包括前蹬训练和胸前外推训练 2 项，每周训练 2～3 次；合并衰弱前期的患者每次训练 10～15 分钟，合并衰弱的患者每次训练 5～10 分钟；干预结束后，干预组老年患者的衰弱评分显著低于对照组，握力显著高于对照组，表明弹力带抗阻运动有利于改善老年慢性心力衰竭患者的衰弱状况，提高其上肢肌力水平。此外，有研究针对医院老年衰弱前期患者开展了基于可穿戴设备的下肢抗阻运动干预，每周训练 3 次，每次 3 组，每组重复 8 次，每次持续 30 分钟；在实施抗阻训练的同时采用运动传感器测量老年患者的体力活动耗能和代谢当量；干预 12 周后，干预组老年患者的股四头肌肌力及体能水平较对照组显著提升，表明基于可穿戴设备的下肢抗阻运动可辅助监测老年衰弱前期患者的运动健康状况，改善其下肢肌肉功能。

2. 有氧运动（aerobic exercise）　又称耐力运动（endurance exercise），是指人体在氧气充分供应的情况下进行的体育锻炼。有氧运动大多需要全身多肌群同时参与，以提高运动时的摄氧量，有助于增强躯体衰弱老年人的心肺耐力和体能，提升其整体健康状况。

（1）有氧运动的常见形式：老年人有氧运动的常见形式包括步行、快走、慢跑、游泳、骑自行车、打篮球、打乒乓球、打羽毛球、跳舞、使用椭圆机或楼梯机锻炼等。其中，步行因安全简单、强度易控、不受场地限制，成为老年人最常用的有氧运动形式。

（2）有氧运动的作用

1）增强心肺功能：有氧运动可以提高心脏的泵血能力，提高肺部的氧气交换效率，从而改善心肺功能。

2）改善微循环：有氧运动可通过增加血流速度和血流量改善老年人微血管的反应性，

提高微循环的血流灌注量，维持组织和器官的正常功能。

3）促进新陈代谢：有氧运动能够增加身体的能量消耗和肌肉比例，提高老年人的基础代谢率。

4）提高认知功能：有氧运动可以改善大脑的血液循环和神经传导速度，改善认知能力，减缓认知衰退。

5）改善睡眠质量：规律的有氧运动有助于调节生物节律和褪黑激素分泌，使老年人的睡眠周期更加规律，从而改善睡眠质量。

（3）躯体衰弱老年人常用的有氧运动方案：基于高质量循证证据，躯体衰弱老年人常用的有氧运动方案如下。①频率和时间：每周进行至少3～5次有氧运动，每次20～45分钟。对于初次进行有氧运动或体质较弱的躯体衰弱老年人，可以从较短的时间如10分钟开始，再逐渐增加至45分钟。②强度：应控制在低至中等强度，以保持心率在安全范围内。有氧运动的强度可从最大心率（220－年龄）的40%开始，逐渐增加至70%～75%；也可使用“谈话测试”判断有氧运动强度，若在运动中仍能进行简单对话，表明有氧运动强度适宜。

（4）躯体衰弱老年人有氧运动的注意事项：①运动前咨询医生或专业健康顾问，确保运动计划适合其健康状况，尽量选择低冲击、易于控制的运动形式，如慢速步行、坐在椅子上的有氧操等，以减少对关节和肌肉的压力；②运动前后要进行充分的热身和拉伸，以防止肌肉拉伤；③在运动过程中要注意监测心率和呼吸，避免超出安全范围；④有氧运动后要注意补充足够的水分和营养，以保持良好的身体状态；⑤尽管运动频率增加有助于建立和维持运动习惯，但应根据老年人自身的适应性和恢复能力动态调整；⑥部分老年人可能服用影响心率的药物，在观察老年人心率变化时应考虑药物影响。

（5）躯体衰弱老年人有氧运动效果评价常用指标

1）躯体功能：常使用简易体能状况量表评估，具体内容详见本节“躯体衰弱老年人抗阻运动效果评价常用指标”部分。

2）步速（walking speed）：常采用4m步速测试进行测量。具体测量方法如下：评估者用秒表记录老年人以正常步速行走4m的时间，重复2次，取平均值。

3）心功能强度：常采用六分钟步行试验（6MWT）评估。具体测量方法如下：试验开始前老年人在起点处休息10分钟以上；试验开始时，评估者按下计时器，老年人按平常的步速从起点开始行走，在30m终点处转身折返，每次返回起点后记录往返周期数；6分钟时嘱老年人停止步行，评估者在老年人停下位置做标记，统计6分钟所走的距离。6MWT中步行距离越长提示运动耐量越大，心肺功能越好。

4）动态平衡能力：常使用计时起立-行走测试（TUG）评估。具体测量方式如下：嘱老年人从有扶手的靠背椅上起身，站稳后，按照平时走路的速度和步态，向前走3m后，转身走回到椅子前并坐下，评估者记录老年人背部离开椅背到再次坐下（靠到椅背）所用的时间，测量3次，取平均值。

（6）躯体衰弱老年人有氧运动的应用现状：美国的一项研究对医院老年衰弱患者实施了高强度的步行运动方案，训练内容为快速步行、多方向步行、楼梯攀登训练及室外步行；每周训练2～3次，每次30分钟，目标强度为老年人最大心率的70%～80%，或达到主观用力程度分级（rating of perceived exertion，RPE）的 15～17 级；干预 5 周后，老年患者的衰弱评分下降，步速提高，表明高强度步行运动可减轻医院老年衰弱患者的衰弱程度，提高其行走能力。英国的一项研究对社区衰弱老年人开展了为期 6 个月的渐进性步行运动联合营养干预，在每天进行蛋白质和维生素 D 补充剂干预的基础上，指导老年人每月增加日均步数的 10.0%，并选择性佩戴踝部负重装置（0.5kg）进行步行运动；干预结束后，干预组老年人的胰岛素样生长因子-1、25-羟维生素 D 水平和骨骼肌指数（skeletal muscle index，SMI）明显升高，且显著优于对照组，表明渐进性步行运动联合营养干预可以改善衰弱老年人的激素水平，提高其肌肉质量。

我国学者对养老机构衰弱老年人开展了有氧运动联合太极拳的运动干预，每周进行 5 次，每次 40 分钟，由健身教练组织进行集体锻炼；干预 12 个月后，干预组老年人的衰弱评分较对照组显著降低，步速和步幅较对照组显著增加，表明有氧运动联合太极拳的运动干预可延缓老年人的衰弱进程，改善其步态参数。也有学者针对社区衰弱老年人实施了步行联合饮用绿茶的干预方案，在每次步行前，老年人需要饮用绿茶；每周开展 3 次步行运动，频率为隔天 1 次；第 1 个月步行 30 分/次，第 2 个月步行 40 分/次，第 3 个月步行 50 分/次，每次步行运动前后分别进行 5 分钟的热身及放松训练；干预 3 个月后，干预组老年人的握力及 6MWT 步行距离较对照组增加，衰弱评分及 TUG 用时较对照组降低，表明步行联合饮用绿茶干预可以有效改善社区衰弱老年人的衰弱状态和体能水平。另有学者对社区衰弱及衰弱前期老年人进行了为期 12 周的基于“互联网+”的运动干预方案，通过家庭医生签约，建立电子运动个人档案和健康体检小屋，为其推荐结构化的运动处方；通过计算机、手机客户端共同连接的数据平台，实现对运动管理的监测和反馈；干预 12 周后，干预组老年人的衰弱评分和 TUG 用时均低于对照组，表明基于“互联网+”的运动干预模式可改善社区衰弱及衰弱前期老年人的身体状况，改善衰弱状态。

3. 柔韧运动（flexibility exercise） 又称伸展运动或拉伸运动（stretching exercise），是指通过一系列有针对性的动作和姿势，对肌肉、肌腱、韧带和关节进行拉伸，以改善身体各部位柔韧性的运动方式，可增加躯体衰弱老年人的关节活动范围和肌肉伸展性，降低日常活动过程中的受伤风险。

（1）柔韧运动的常见形式：静态伸展、动态伸展、本体促进技术（proprioceptive neuromuscular facilitation，PNF）、瑜伽和普拉提等。柔韧运动的目的在于提升关节静态或动态运动范围，其中静态拉伸是指在关节运动范围末端保持静态姿势的训练方式，可以在运动结束时进行，作为整理放松阶段的一部分；动态拉伸是指通过身体运动的渐进性、周期性活动逐渐增加关节运动范围的训练方式，可以包含在热身活动中。相对而言，躯体衰弱老年人进行静态拉伸更为安全可行。

（2）柔韧运动的作用

1）提高关节灵活性：柔韧运动可帮助老年人减少僵硬感，保持关节活动性。

2）缓解肌肉疼痛：柔韧运动可以帮助老年人放松肌肉，缓解肌肉疼痛和不适。

3）改善姿势：柔韧运动有助于纠正不良姿势，减少由姿势不当引起的肌肉紧张和骨骼问题。

4）减少运动损伤：柔韧运动可以作为热身和放松运动的一部分，减少运动过程中的损伤。

5）改善心理健康：柔韧运动如瑜伽和太极等，能够通过深呼吸和放松技巧，减轻压力和焦虑，提升心理健康水平。

（3）躯体衰弱老年人常用的柔韧运动方案：基于高质量循证证据，躯体衰弱老年人常用的柔韧运动方案如下。①频率和时间：每天进行 10～15 分钟的柔韧运动，以保持关节的灵活性和肌肉的柔韧性。对于衰弱程度较重的老年人，可以分多个短时段进行，以减少一次性长时间运动可能带来的不适。②强度：以老年人感到舒适、肌肉产生紧张的牵拉感为准，避免产生疼痛。进行静态拉伸时应缓慢牵拉肌肉，当肌肉产生紧张的牵拉感时，保持 10～30 秒后再放松。柔韧运动多与其他运动形式联合开展，以增强运动锻炼的效果。

（4）躯体衰弱老年人柔韧运动的注意事项：①应尽量选择温和且易于控制的柔韧运动形式，避免剧烈或复杂的动作，以减少受伤风险。②运动强度应适中，时间逐渐增加，避免长时间运动导致肌肉不适。

（5）躯体衰弱老年人柔韧运动效果评价常用指标：目前的研究多使用测角仪测量特定关节的柔韧性。例如，在行走过程中，以舒适速度或较快速度，动态测量髋关节的最大伸展角度、骨盆前倾峰值、步幅及步态等。此外，也有研究通过测量被动髋关节伸展活动范围评估柔韧性。

（6）躯体衰弱老年人柔韧运动的应用现状：美国的一项研究针对社区衰弱老年人进行了为期 10 周的本体感觉神经肌肉促进训练，主要针对髋屈肌进行拉伸练习，左右腿交替进行，每天 2 次（早上和下午各进行 1 次），每次保持 60 秒，总时长 8 分钟；分别于拉伸练习前后进行热身和整理运动；干预结束后，干预组老年人的步速、步幅及被动髋关节伸展活动范围明显增加，且显著优于对照组，表明针对髋屈肌的本体感觉神经肌肉促进训练可有效改善衰弱老年人的步态参数，增加其髋关节伸展峰值。西班牙的一项研究针对养老机构衰弱老年人开展了为期 3 个月的柔韧运动结合抗阻运动、平衡运动干预，每周 2 次，每次 45 分钟；包括 5 分钟的柔韧运动、25 分钟的抗阻运动和 10 分钟的平衡运动；其中，柔韧运动主要针对颈部、手腕、肩部、臀部、膝关节和足踝等常用部位进行训练；干预结束后，干预组老年人的上下肢肌力、步速显著优于对照组老年人，表明柔韧运动结合抗阻运动、平衡运动干预能改善社区衰弱老年人的躯体功能。国内的一项研究针对医院老年糖尿病合并衰弱患者实施了为期 3 个月的普拉提训练，训练内容主要包括 4 个动作，即颈腹部仰卧位上身抬起、背腹部俯卧位上身抬起、腹部收缩与双腿抬起、腹部收缩与单腿抬起，每个动作重复 3～5 次；每天进行 1 次普拉提训练，每次 30 分钟；干预结束后，干预组老年人的衰弱评分、空腹血糖值均较对照组老年人有所降低，表明普拉提训练可改善医院老年糖尿病合并衰弱患者的衰弱状态，控制其血糖水平。

4. 平衡运动（balance exercise）　是指通过一系列有目的的身体动作和姿势调整，训练和提升个体在不同环境和条件下保持身体重心稳定、维持姿势平衡能力的运动方式。平衡运动有助于改善躯体衰弱老年人的姿势稳定性，降低跌倒风险，提高日常活动能力和生活质量。

（1）平衡运动的常见形式：单足站立、单腿站立、双腿前后站立、足趾行走、足跟行走、踵趾步态、平衡板上行走、手眼和手腿协调训练等；在训练的同时可以选择睁眼或闭眼、手臂与身体相连或张开，或同时增加认知训练等。此外，平衡运动的形式还包括静态任务与动态任务、支撑面变化及重心高度变化的训练。

（2）平衡运动的作用

1）改善身体协调性：平衡运动通过不同的姿势和动作刺激本体感受器，增强身体对自身位置和运动的感知能力，使老年人在日常活动中更加灵活和自如。

2）降低跌倒风险：平衡运动可锻炼身体核心肌群等部位的肌肉力量，提高机体的反应速度和协调性，以更好地应对身体重心的变化，降低跌倒风险。

（3）躯体衰弱老年人常用的平衡运动方案：基于高质量循证证据，躯体衰弱老年人常用的平衡运动方案如下。①频率和时间：应每天进行10～30分钟的平衡训练，但要根据老年人的耐受性和躯体能力确定。②强度：应从低强度开始，随着平衡能力提升逐步增加强度。同时有证据表明，平衡运动的强度应适中，达到足以训练老年人的平衡系统但又不至于导致不稳定或跌倒的程度。平衡运动多联合有氧运动、抗阻运动等其他运动类型联合开展，其能增强运动干预的有效性。

（4）躯体衰弱老年人平衡运动的注意事项：①选择稳定的支撑物，如扶手、墙壁或专门的平衡训练设备，以降低跌倒风险；②确保运动区域宽敞、平坦、无障碍物，地面干燥且无滑倒的风险；③穿着合适的运动鞋，以提供良好的抓地力和支撑；④在运动过程中保持呼吸平稳，避免憋气或过度用力，也应注重动作的正确性，避免因动作不当而增加受伤风险。

（5）躯体衰弱老年人平衡运动效果评价常用指标

1）综合平衡能力：常采用Berg平衡量表（Berg balance scale，BBS）评估。BBS包括14个条目，即坐起、站立、独立坐、站立-坐下、床旁椅转移、闭眼独立站立、双足并拢独立站立、站立-蹲下-拾物、站立上肢前伸、转身后视、转身一圈、双足交替踏楼梯、双足前后位独立站立、单腿站立。每项评分0～4分，总分为0～56分；0～20分提示平衡能力差，21～40分提示有一定平衡能力，41～56分提示平衡能力较好；BBS分数越高，综合平衡能力越强。

2）静态平衡能力：常采用闭眼单足站立测试（closed-eyed standing test，CST）评估。具体测量方法如下：嘱老年人保持自然站立姿势，在评估者发出“开始”口令后，老年人闭上双眼，两臂自然垂于身体两侧；使用优势腿单足站立，非优势腿抬离地面，但不能靠于优势腿；从评估者发出“开始”口令时按下计时器，在老年人优势腿移动或非优势腿着地时停止计时；测试2次，取最好成绩。

3）动态平衡能力：常采用计时起立-行走测试评估，具体内容详见本节“躯体衰弱老年人有氧运动效果评价常用指标”部分。

4）反应时间（reaction time，RT）：指机体从接受刺激到做出反应动作所需要的时间，常使用反应训练灯进行测量。具体测量方法如下：当反应训练灯发出信号（声、光同时发出）时，被试者以最快速度按下训练灯，等待下一个信号发出，共发出5次信号，测试2次，取最好成绩。RT越短，提示反应越灵敏。

5）躯体功能：常采用简易体能状况量表评估，具体内容详见本节“躯体衰弱老年人抗阻运动效果评价常用指标”部分。

（6）躯体衰弱老年人平衡运动的应用现状：法国一项研究对有跌倒风险的老年衰弱女性进行了为期 2 年的渐进式平衡运动，训练以小组形式开展，每周进行 1 次，训练内容包括膝关节弯曲、串联站立、向后行走、坐立、侧腿摆动及前腿摆动等动作，同时也包含反应时间、空间定位感等练习；运动强度逐渐增加，在运动后期鼓励老年人每周至少进行 1 次居家平衡运动，以增强小组训练的效果；干预结束后，干预组老年女性的 SPPB 评分、6MWT 距离较对照组增加，TUG 用时、CST 用时及 RT 较对照组降低。表明渐进式平衡训练可有效改善老年衰弱女性的躯体活动能力，提高其平衡能力，预防跌倒发生。

我国学者对养老机构衰弱老年人开展了有氧运动辅以太极拳平衡运动干预，每周进行 5 次，每次 40 分钟；有氧运动以步行为主，辅以包含无极桩、太极桩、弓步及马步的太极拳平衡运动；干预 12 个月后，干预组老年人的衰弱评分及 CST 用时显著低于对照组，步幅较对照组增加，表明有氧运动辅以太极拳平衡运动干预能改善养老机构老年人的衰弱状况、步态参数及平衡能力。也有学者对社区衰弱前期老年人开展了基于体感游戏的平衡训练，根据衰弱前期老年人的运动耐受力等情况，选择合适的体感游戏装置，开展抖鱼、棒球炸弹、敲打地鼠、水果击剑、动力浇水、跟着节拍举手 6 个体感游戏条目；每周进行 3 次，每次 30～40 分钟；干预 12 周后，干预组老年人的衰弱评分、CST 用时、TUG 用时及 RT 低于对照组，BBS 得分高于对照组，表明基于体感游戏的平衡运动可有效改善社区衰弱前期老年人的衰弱状况，提高其平衡能力。另有研究对老年慢性疾病患者开展了为期 6 个月的居家平衡运动。第 1 个月为静态平衡训练，内容包括单腿站立、眼动追踪、时钟练习、错步练习、同侧抬起、高抬腿、身体画圈；第 2 个月在此基础上增加动态平衡训练动作，即正步走、侧步走、动态行走；第 3～6 个月进行动态和静态结合的平衡训练；上述每个动作练习 3～5 分钟，每周至少运动 3 次；干预结束后，干预组老年人的衰弱评分显著低于对照组，BBS 得分显著高于对照组，表明居家平衡运动有利于改善老年慢性疾病患者的衰弱状况，提升其平衡能力，降低跌倒风险。

5. 多组分运动（multicomponent exercise）　是指将多种不同类型的运动元素，如有氧运动、抗阻运动、平衡运动和柔韧运动等结合在一起的综合性运动方案。多组分运动通过综合各个运动类型的特点，可有效提升躯体衰弱老年人的肌肉力量、平衡能力等各项机体功能，发挥最大运动效益，减缓衰弱进程。《衰弱识别和管理国际临床实践指南》《亚太区老年人衰弱管理临床实践指南》强烈推荐对躯体衰弱及躯体衰弱前期老年人实施多组分运动干预。

（1）多组分运动的常见形式：多组分运动干预的组合成分不固定，但常以抗阻运动为核心，并在此基础上加入有氧运动、平衡运动及柔韧运动等其他运动类型。目前，西班牙纳瓦拉大学的 Izquierdo 等学者开发的 Vivifrail 多组分结构化运动训练模式是人们较为推崇的躯体衰弱老年人多组分运动方式，该计划训练包括下肢抗阻运动（如深蹲、举腿和伸膝等）、上半身抗阻运动（如坐式卧推等）、平衡运动和步态运动（如半串联直线行走、单腿站立、跨步练习和小障碍行走等）。

（2）多组分运动的作用：多组分运动涵盖了老年人的心肺功能、肌肉力量、关节灵活性、平衡能力等多个方面，可以促进机体多个生理系统产生良性适应，进而改善老年人的躯体衰弱状况。同时，多组分运动通过整合不同运动类型的优点，实现协同作用，从而获得比单一运动更显著的干预效果。

（3）躯体衰弱老年人常用的多组分运动方案：基于高质量循证证据，躯体衰弱老年人常用的多组分运动方案如下。①频率和时间：每周至少进行 2～3 次多组分运动，每次 45～60 分钟；鼓励从每周 1～2 次逐渐增加到每周至少 3 次，并逐渐延长运动时间。此外，躯体衰弱老年人多组分运动的总周期应大于 12 周，以提高运动干预的长期效果。②强度：应为低至中等强度，其中有氧运动的强度应达到 RPE 的 12～14 级，抗阻运动的强度应由 20%～30% 1RM 渐进增加至 80% 1RM，或由 RPE 的 15 级逐渐增加至 18 级；平衡运动和柔韧运动应从低强度开始，缓慢增至自身可耐受最大强度。

（4）躯体衰弱老年人多组分运动的注意事项：①运动前首先咨询医生或专业人士，根据自身健康状况和偏好选择适宜的运动类型，制订最佳的运动组合方案；②运动过程中，老年人需要注意身体对不同运动方式的反应，如出现不适或疼痛，应立即停止运动并寻求专业意见；③老年人应持续监测自身的运动状况和身体情况，根据医生或专业人员的建议动态调整多组分运动方案。

（5）躯体衰弱老年人多组分运动效果评价常用指标

1）躯体功能：常采用简易体能状况量表评估，具体内容详见本节“躯体衰弱老年人抗阻运动效果评价常用指标”部分。

2）步速：常采用 4m 步速测试评估，具体内容详见本节“躯体衰弱老年人有氧运动效果评价常用指标”部分。

3）上肢肌力：常通过握力评估，具体内容详见第三章第一节。

4）日常生活活动能力：常采用 Barthel 指数（Barthel index，BI）评估。BI 包括进食、洗澡、修饰、穿衣、控制大便、控制小便、如厕、平地行走、床椅转移和上下楼梯 10 个条目，各条目分为 5 个等级。总分为 0～100 分，61～100 分表示轻度依赖，41～60 分表示中度依赖，0～40 分表示重度依赖。

5）生活质量（quality of life）：常采用 12 条目健康调查简表（12-item short form health survey，SF-12）评估。SF-12 包括 8 个维度，共 12 个条目，采用标准化评分法将 8 个维度归纳为躯体健康总评分和心理健康总评分；总分为 0～100 分，得分越高表明生活质量越好。

（6）躯体衰弱老年人多组分运动的应用现状：西班牙的一项研究针对社区衰弱老年人开展了为期 3 个月的 Vivifrail 个体化多组分运动干预，包括抗阻运动、平衡运动、柔韧运动和步行运动；每周进行 3 次运动，每次 40～60 分钟。其中，抗阻运动每次进行 2～3 组，每组重复 10～12 次，组间休息 1～3 分钟；步行运动每次 5～10 分钟，每天进行 3 次，需要在老年人肌肉力量增强后开展；平衡运动每次 8 分钟，要求老年人动作维持时间从 10 秒逐渐增至 30 秒；柔韧运动每次 5 分钟，要求老年人动作维持时间为 10 秒；干预 3 个月后，与对照组老年人相比，干预组老年人的 SPPB 得分显著增加，上肢肌力和步速水平也显著提高，表明 Vivifrail 个体化运动干预可改善社区衰弱老年人躯体功能和行走能力，增强其肌肉质量。西班牙的另一项研究在控制热量、蛋白质和维生素 D 摄入的前提下，对有久坐习惯的衰弱老年人进行了联合有氧运动、抗阻运动、柔韧运动和本体感觉运动的多组分运动干预，每周进行 5 天，每次持续 45～60 分钟。其中，有氧运动包括在室内行走和上下楼梯；

抗阻运动采取弹力带形式，主要为手部和腿部的等长、向心和离心运动；本体感觉运动包括姿态摇摆、坐位踝部球训练等；干预 24 周后，干预组老年人的衰弱评分显著低于对照组老年人，BI 评分和 SPPB 得分显著高于对照组老年人，表明联合有氧运动、抗阻运动、柔韧运动和本体感觉运动的多组分运动干预可提升老年人的躯体活动能力和日常生活活动能力，改善其衰弱状态。泰国的一项研究针对社区衰弱前期老年人开展了为期 12 周的多组分运动干预，每周 3 次，每次 40 分钟；运动方案包含抗阻运动（如坐位交替双膝抬起、坐站起立等）、平衡运动（如坐位交替身体旋转、坐位小腿和足趾抬起等）、反应时间训练（如坐位交替触摸等）；运动分为初期（第 1～4 周）、中期（第 5～8 周）和后期（第 9～12 周）3 个阶段，运动强度逐步增加；干预结束后，老年人的衰弱评分、握力及反应时间得到明显改善，表明多组分运动干预有利于增加衰弱前期老年人的肌肉力量，改善其衰弱状态和反应能力。

我国学者对社区老年糖尿病合并衰弱患者实施了为期 3 个月的综合运动训练，每周 3 次，每次 60 分钟。其中，热身运动（5 分钟）主要包括 4 个动作，即头部运动、腰部运动、肩部环绕运动、原地踏步走；有氧运动（25 分钟）包括步行、慢跑、跳舞、游泳等多种方式，老年患者可根据个人喜好选择不同的有氧运动形式；弹力带抗阻运动（20 分钟）主要包括扩胸、侧平举、弯举 3 个上肢训练动作，以及半蹲、腿姿外展、站姿腿屈伸 3 个下肢训练动作；平衡运动（10 分钟）主要包括 4 个动作，即足尖和足跟站立、单足站立、抬膝运动、足尖对足跟站立。干预结束后，干预组老年患者的蒂尔堡衰弱量表总分、躯体衰弱维度和心理衰弱维度得分、空腹血糖值低于对照组，SPPB 评分、握力及 SF-12 得分高于对照组，表明综合运动训练有利于改善老年糖尿病合并衰弱患者的衰弱状态和血糖水平，提高其躯体功能和生活质量。另有学者针对医院老年慢性心力衰竭合并衰弱患者实施了为期 12 周的多组分运动干预，运动方案包括热身运动（颈部运动、扩胸运动及原地踏步）、有氧运动（散步或慢跑）、抗阻运动（手持≤3kg 哑铃的上下肢肌群训练）、平衡运动（坐位及站立位练习）；在干预前期（第 1～4 周），每周进行 2～3 次多组分运动，在干预后期（第 5～12 周），每周进行 3～5 次多组分运动，每次 40 分钟；干预结束后，干预组老年患者蒂尔堡衰弱量表得分低于对照组，BI 评分和 SF-12 得分高于对照组，表明多组分干预能有效改善老年慢性心力衰竭合并衰弱患者的衰弱状态、自理能力和提高生活质量。

6. 奥塔戈运动（Otago exercise programme，OEP）　是一项专为老年人设计的、以家庭为基础的运动项目，由新西兰奥塔戈大学的 Campbell 教授等于 1999 年开发。此后，美国、西班牙、加拿大等多个国家纷纷尝试引入该项运动，并对奥塔戈运动的干预形式、干预内容等进行不断改良。奥塔戈运动有助于增强肌肉力量、提升平衡能力和改善日常生活活动能力，降低老年人的跌倒风险，提高其生活质量。奥塔戈运动最初作为一种预防跌倒的方法，随后其应用范围逐渐扩大，已被应用于躯体衰弱管理领域，有利于改善躯体衰弱老年人的肌肉力量、平衡能力和日常生活活动能力，减缓其衰弱进程。

（1）奥塔戈运动的主要内容：奥塔戈运动主要包括柔韧性热身运动、渐进式下肢抗阻运动、与日常相关的平衡运动及以步行为主的有氧运动。①柔韧性热身运动：主要包括头部转动、缩颈运动、背部伸展运动、躯干转动及踝部背伸与直屈。②下肢抗阻运动：主要通过负重踝部可调节沙袋进行，从 500g 沙袋负重开始，循序渐进增加负重重量，肌力水平低者可以不负重；抗阻运动包括 5 个条目，依次为前膝关节负重锻炼、后膝关节负重锻炼、侧髋关节负重锻炼、踮足跟、踮足尖。③平衡运动：包括屈膝静止站立、倒退行走、绕 8 字走、侧身走、足尖-足跟静止站立、足尖-足跟走、足尖-足跟倒走、单腿静止站立、足跟走、足尖走、坐-立、爬楼梯 12 项内容。

（2）奥塔戈运动的作用

1）提高平衡能力：奥塔戈运动包含多种平衡练习，这些练习有助于改善老年人的稳定性和协调性。

2）改善步行能力：奥塔戈运动通过步行练习，如快走、倒走等，可提高老年人的步行速度和耐力。

3）提高生活质量：奥塔戈运动通过提高机体功能和降低跌倒风险，使老年人能够更自信地参与日常活动和社会交往，从而提高整体生活质量。

4）适应性训练：奥塔戈运动可以根据老年人的个体情况进行针对性调整，确保运动的安全性和有效性。

（3）躯体衰弱老年人常用的奥塔戈运动方案：基于高质量循证证据，躯体衰弱老年人常用的奥塔戈运动方案如下。①频率及时间：热身运动、抗阻运动及平衡运动的锻炼频次建议每周至少 3 次，每次 30～40 分钟，且在不同的天数进行，以确保有充足的休息时间。以步行为主的有氧运动建议每周进行至少 2 次，每次 30 分钟；同时为确保适用性，步行运动可以分成 3 个 10 分钟的短时段训练。②强度：抗阻运动推荐中等强度，可辅以使用足踝负重装置，每次训练 2～3 组，每组重复 8～10 次；随着力量提高，可以增加负重重量或重复次数。平衡运动的强度应动态调整，以老年人耐受最大强度和不引起身体不适为宜。

（4）躯体衰弱老年人奥塔戈运动的注意事项：①遵循专业人员的指导，练习过程循序渐进，若出现疼痛或其他不适情况，应及时停止并休息，必要时就医；②随着运动计划的进展，应根据老年人的健康状况和身体能力调整运动强度；③下肢抗阻运动中的踮足跟、踮足尖 2 项动作，训练时不使用负重装置，而是通过克服自身重力达到锻炼效果。

（5）躯体衰弱老年人奥塔戈运动效果评价常用指标

1）下肢功能（lower limb function）：常采用 5 次起坐试验（five times sit-to-stand test，FTSST）评估。具体评估方法如下：起始状态时，嘱老年人坐于 45cm 高的带靠背无扶手椅子上，双足自然落地，双手交叉放于胸前。确认老年人准备完成后，评估者使用秒表计时，当发出“开始”指令时计时（无论老年人是否起身）；老年人以最快的速度完成 5 次起立坐下的动作，站立时双手必须交叉放于胸前不能放开，且要求膝关节完全伸直；5 次起立坐下动作全部完成时停止计时。用时≤10 秒表示下肢功能正常，＞10 秒或不能完成 5 次起立坐下动作表示下肢功能较差。

2）动态平衡能力：常使用计时起立-行走测试评估，具体内容详见本节“躯体衰弱老年人有氧运动效果评价常用指标”部分。

3）姿势平衡能力：常采用四阶平衡试验（four-stage balance test，FSBT）评估。FSBT 主要测试老年人 4 个不同难度阶段站立姿势的完成情况，第 1 阶段为双足并拢，第 2 阶段为双足半足交错并拢，第 3 阶段为足跟对足尖，第 4 阶段为单腿站立，阶段越高，所对应的站立姿势越难。测试要求老年人每个姿势保持 10 秒（不能有支撑），老年人能完成的姿势难度越高，平衡能力越强；若在第 3 阶段无法保持站立姿势 10 秒，表明静态平衡能力较差。

4）日常生活活动能力：常采用日常生活活动（activity of daily living，ADL）能力评估。ADL 能力评估由躯体生活自理能力量表（physical self-maintenance scale，PSMS）和工具性日常生活活动能力量表（instrumental activity of daily living，IADL）组成，共 14 项。其中，PSMS 包括穿衣、进食、洗澡、转移、如厕、大小便控制 6 个条目，IADL 包括做家务、洗衣服、做饭、打电话、购物、吃药、使用交通工具、经济自理 8 个条目。ADL 能力评估总分为 14～56 分，得分越高表明 ADL 能力下降越明显，得分＞14 分代表老年人的 ADL 能力有不同程度的下降。

（6）躯体衰弱老年人奥塔戈运动的应用现状：西班牙学者针对社区衰弱老年人实施了团体奥塔戈运动干预，每周进行 3 次，间隔 1 天进行，每次 45～60 分钟；运动内容包括弹力带抗阻运动（阻力 1～2kg）、平衡运动及有氧步行运动；干预 6 个月后，干预组老年人的上肢肌力、下肢肌力和 BBS 得分显著高于对照组，TUG 用时和 FTSST 用时显著低于对照组，表明团体奥塔戈运动干预能改善社区衰弱老年人的躯体活动能力，增强其肌肉功能和平衡能力。土耳其学者在养老机构衰弱老年人中开展了为期 12 周的奥塔戈运动干预，每周 3 次，每次 45 分钟；其中，抗阻运动借助足踝负重装置增加阻力，主要针对膝关节屈肌、伸肌和臀部肌肉进行训练；平衡运动包括膝关节弯曲、向后走、侧向走、串联站立及足跟足尖行走等 12 个训练动作，并由借助支撑物训练逐渐过渡到无支撑物训练；有氧运动以日常步行、上下楼梯练习为主；干预结束后，干预组老年人的衰弱评分和 ADL 能力评估评分显著低于对照组，表明奥塔戈运动干预有利于改善养老机构衰弱老年人的 ADL 能力，延缓衰弱进程。

我国学者对养老机构衰弱老年人实施了为期 3 个月的奥塔戈运动干预，包含热身运动、抗阻运动、平衡运动及有氧运动。其中，热身运动包括头部运动、颈部运动、躯体转动、腰部伸展运动、踝关节运动 5 个动作；抗阻运动包括前膝力量训练、后膝力量训练、侧髋力量训练、踮脚及勾脚 5 个动作，并借助负重沙袋辅助练习；平衡运动包括屈膝、坐立、足跟足尖对齐站立、单足站立、侧步走、向后走、足跟对足尖向前走、足跟对足尖向后走、踮脚走、勾脚走、绕 8 字走、上下楼梯 12 个动作，并根据老年人的运动情况调整动作难度；热身运动、抗阻运动和平衡运动每周进行 2 次，每次 40～60 分钟；有氧运动以散步为主要形式，每周进行 2～3 次，每次 30 分钟；干预结束后，与对照组老年人相比，干预组老年人的衰弱评分明显降低、握力明显提升、FSBT 用时和 TUG 用时缩短，表明奥塔戈运动干预可改善养老机构衰弱老年人的衰弱状况，增强其下肢肌力及平衡能力。国内另一项研究在老年高血压合并衰弱前期患者中实施了奥塔戈运动干预方案，方案包含热身运动、抗阻运动（辅以 2 个 0.5kg 的足踝袖带）和平衡运动，每周进行 3 次，每次 40 分钟；有氧运动以慢速步行为主，每周进行至少 3 次，每次 20～30 分钟；干预 12 周后，干预组老年人的衰弱评分、收缩压和舒张压水平低于对照组，步速高于对照组，表明奥塔戈运动可有效改善老年患者的衰弱状况，提高其步行能力和血压控制水平。

7. 中华传统功法　相较于现代的健身运动方式，八段锦、太极拳等中华传统功法不仅能促进身心健康，还有利于改善躯体衰弱老年人的肌肉力量，提升平衡性与柔韧性，减缓衰弱进程。

（1）中华传统功法的内容和作用

1）太极拳：是一种内外兼修的身心运动，其动作缓慢、流畅，呼吸深长。太极拳主要包含了手法、步法、桩法、平衡及呼吸 5 项基本功，具体要求详见表 4-2。此外，太极拳包括“掤、捋、挤、按、采、挒、肘、靠”八法（手法），以及“进、退、顾、盼、定”五步（步法）等基本动作。在此基础上，太极拳衍变出了多种套路，如传统的 48 式太极拳、简化的 24 式太极拳等。对躯体衰弱老年人而言，太极拳强调身体平衡、协调和内在能量的流动，有助于提高老年人的柔韧性和肌肉力量，同时也可减少老年人的压力和焦虑情绪。

表 4-2　太极拳基本功及具体要求

基本功	具体要求
手法	要求五指微屈分开，掌心微含
步法	要求稳健扎实，弯曲合度
桩法	要求双腿增加力量，保护膝关节
平衡	要求身体各部位协调一致
呼吸	要求深长匀细，与动作配合

2）八段锦：源于中国古代的传统养生练习，是一种将呼吸和身体运动相结合的健身方法，由针对身体不同部位和器官的 8 个动作组成，即“双手托天理三焦、左右开弓似射雕、调理脾胃须单举、五劳七伤往后瞧、摇头摆尾去心火、攒拳怒目增气力、两手攀足固肾腰、背后七颠百病消”。八段锦内容丰富，分为立式和坐式，侧重点各有不同。立式以练就形体为重，动作连贯柔和，简洁明了，通过协调上下肢，起到疏通经络、调节气血、增长气力的作用。坐式以调理心志为主，在调节经络和气血的基础上，还能调理情志，动作幅度较小，更适合卧床及体弱的老年人群。通过练习八段锦，可以调节躯体衰弱老年人的气血，强化内脏功能，提高身体的灵活性和平衡性。

（2）中华传统功法在躯体衰弱老年人中的应用现状：我国学者针对养老机构衰弱前期老年人开展了为期 12 周的八段锦训练，每周 5 次，每次 30 分钟；训练前进行 8 分钟的热身运动，包括扩胸运动、拉伸运动、躯干旋转、膝关节旋转和踝关节旋转；训练内容包括“双手托天理三焦”等 8 项常规动作；训练后进行 8 分钟的放松活动，包括深呼吸、原地踏步、拍打肩颈、按摩肌肉、双腿后踢、左右蹬腿和全身抖动；干预结束后，干预组老年人的衰弱评分、FTSST 用时和 TUG 用时显著低于对照组，表明八段锦运动能改善养老机构衰弱前期老年人的衰弱状态及下肢运动功能。也有研究在社区衰弱前期老年人中开展了为期 8 周的简式太极拳中八式动作训练，干预内容包括起式、野马分鬃、白鹤亮翅、搂膝拗步、手挥琵琶、倒卷肱、揽雀尾、云手；每周进行 3 次，每次 40 分钟；干预结束后，干预组老年人的衰弱评分低于对照组，BBS 得分高于对照组，表明太极拳运动干预可延缓社区衰弱前期老年人的衰弱进程，提高其平衡能力。另有学者针对医院老年衰弱前期患者实施了卧式足部操联合坐式八段锦运动干预，每天进行 1 次，每次 35 分钟，连续 2 个月；卧式足部操包括抬腿、屈膝、屈膝伸直重复及绕环 4 个动作；坐式八段锦包括闭目冥心盘坐、颈肩摇摆、舌搅动产津液、吸气后闭气、单关轱辘转、双关轱辘转、盘腿端坐、低头攀足频 8 个部分；干预结束后，干预组老年人的衰弱评分和 BI 评分显著低于对照组，SPPB 评分显著高于对照组，表明卧式足部操联合坐式八段锦可提高医院老年衰弱前期患者的体能状况及日常生活活动能力，延缓其衰弱进展。

8. 振动训练（vibration training）　是一种由外源装置（如振动平台等）提供力学刺激的被动锻炼方式，用于刺激老年人肌肉收缩和放松，可提高其平衡能力和肌肉力量。躯体衰弱老年人由于肌肉功能和心肺功能的限制，不适合进行对体力要求过高的锻炼，而振动训练具有风险低、耐受性好等优点，近年来已逐渐成为一种改善躯体衰弱老年人肌肉生理功能的新型干预手段。

（1）振动训练的内容和作用：振动训练的内容包括站立在振动平台上进行简单的平衡练习，如轻微蹲起、抬腿等。此外，还可以结合手臂的摆动和拉伸，增强上肢力量和协调性。全身振动训练是目前应用较广的方式，在全身振动过程中，老年人处于轻微不平衡的振动平面上，必须调动神经肌肉系统积极主动调节姿势维持身体平衡。全身振动训练可协调神经肌肉系统的参与，维持肌力，改善老年人的运动功能，减少跌倒发生。与抗阻运动相比，全身振动训练可降低对老年人造成的肌肉损伤风险，更具安全性和简便性。需要注意，老年人在进行振动训练时，应选择适当的振动频率和振幅，避免过度刺激，同时应在专业人员的指导下进行，确保安全。

（2）振动训练在躯体衰弱老年人中的应用现状：澳大利亚学者针对衰弱合并肌少症老年人开展了为期 16 周、每周 3 次的全身振动训练，训练频率及振幅为 6Hz/2mm；训练频次从每次 1 分钟、重复 5 次逐渐增加到每次 1 分钟、重复 10 次；老年人可自行决定是否增加训练频率和振幅（不超过 26Hz/4mm）；干预结束后，干预组老年人的步速高于对照组，TUG 用时低于对照组，表明全身振动训练可改善衰弱合并肌少症老年人的身体活动能力。我国学者针对社区衰弱前期老年人实施了为期 8 周的全身振动训练联合多组分运动干预，首先进行 20 分钟的全身振动训练，频率及振幅为 30Hz/5mm，水平方向振动；随后进行 30 分钟的包含抗阻运动（如肘屈曲、肩屈曲等）、有氧运动（如快走、踏步等）和平衡运动（如串联行走、单腿站立等）的多组分运动；干预结束后，衰弱前期老年人的上肢肌力明显改善，表明可将全身振动训练作为增强衰弱前期老年人肌肉力量的辅助方法。

（二）营养干预

营养干预是一种基于营养学原理，通过调整个体饮食习惯和营养结构，提供适当的营养素，从而改善营养状况、预防和治疗疾病、促进健康的一系列有计划、有组织的干预方法。营养不良与老年人躯体衰弱密切相关，营养干预是预防和延缓老年人发生躯体衰弱的重要手段，在尊重并维持老年人日常饮食模式和饮食习惯的基础上，通过调整膳食结构和提供适当的营养素，改善老年人的营养状况和躯体功能，进而降低躯体衰弱老年人发生不良健康结局的风险。《老年人衰弱预防中国专家共识（2022）》和《英国老年医学会老年人衰弱管理实践指南》均推荐对躯体衰弱老年人进行营养干预。

1. 营养干预的常见形式

（1）补充营养素及营养补充剂：营养素（nutrient）是人体生长、发育、繁殖和维持身体健康的重要物质，包括蛋白质、脂质、碳水化合物、矿物质、膳食纤维、维生素和水七大类。营养补充剂（nutritional supplement）是在正常饮食以外所增加的一类用于补充人体所需氨基酸、微量元素、维生素等的辅助物质，主要包括复合维生素、维生素 C、维生素 D、鱼油、氨基酸等。躯体衰弱老年人对于营养素摄入应首先选择通过日常饮食补充，当需要额外摄入营养补充剂时应根据医生及营养师的建议进行补充，以满足机体需要。

（2）调整膳食结构：膳食结构是指营养素的种类及数量在食品中所占的比例。单一的食物并不能满足老年人日常所需，躯体衰弱老年人应注重日常膳食食物种类的多样性及选择合适的搭配比例，从而达到膳食平衡的目的。

（3）纠正不良饮食习惯：不良饮食习惯是日常生活中不合理且对身体健康不利的饮食习惯，如多吃少餐、挑食偏食、喜吃精粮、食物一成不变等。躯体衰弱老年人应养成良好饮食习惯，做到三餐规律、饮食清淡、食物多样等，从而确保蛋白质、维生素等营养素的摄入，维持身体健康。

（4）营养咨询及营养教育：营养咨询（nutritional counseling）是指营养师通过系统评估手段，了解老年人的营养状态，并根据其评估结果为其制订个性化的饮食计划。对躯体衰弱老年人实施营养咨询，目的是帮助其优化个性化饮食结构，改善营养摄入，促进机体整体健康。健康教育（health education）是通过有计划、有组织、有系统的教育活动，使人们自觉地采纳有益于自身健康的行为和生活方式。对躯体衰弱老年人实施营养健康教育，使其具备营养健康知识储备，了解常见食物的营养价值，选择健康饮食和合适的烹饪方法等，促进营养摄入，从而改善衰弱状态。

2. 营养干预的作用

（1）增强身体抵抗力：营养素的摄入有助于控制炎症，清除自由基，降低身体炎症指标，增加身体抵抗力。ω-3 多不饱和脂肪酸可降低白细胞介素-6、肿瘤坏死因子等炎性介质；低水平维生素（如维生素 A、维生素 D、维生素 B_6 等）和矿物质（如钙、锌、硒等）具有一定的抗炎抗氧化作用。

（2）改善机体功能：蛋白质提供人体所需的必需氨基酸，可提高老年人体重、肌容量、握力和膝关节强度等，进而改善其机体功能状态。

（3）减少疾病风险：营养素的摄入有助于补充和调节肠道微生物菌群，预防肠道相关疾病；饱和脂肪酸和不饱和脂肪酸有助于降低血脂、改善血液循环，降低心血管疾病发生的风险。

3. 躯体衰弱老年人常用的营养干预方案

（1）营养补充剂：荷兰学者针对社区躯体衰弱老年人实施了为期 24 周的补充蛋白质营养干预，即每天在早餐和午餐后各饮用 1 杯 250ml 的液体饮品，该饮品包括 15g 蛋白质、7.1g 乳糖、0.5g 脂肪、0.4g 钙和牛奶蛋白浓缩物。干预结束后，干预组老年人的简易体能状况量表评分增加，且显著优于对照组，表明长期补充蛋白质营养剂能够改善躯体衰弱老年人的机体功能。

韩国学者为社区躯体衰弱老年人设计了蛋白质能量补充剂的营养干预方案，即在正常饮食情况下，每天额外补充 2 罐 200ml 液体配方奶，持续 12 周。该干预方案每天能为老年人提供 400kcal 能量、25g 蛋白质、9.4g 必需氨基酸（其中含 60.2%亮氨酸）、56g 碳水化合物、9g 脂质、400ml 水和微量元素（维生素 A、维生素 C、核黄素、叶酸、胆碱、铁、锌、铜等）。干预结束后，干预组老年人的衰弱评分显著低于对照组，步速及 SPPB 评分显著高于对照组，表明补充蛋白质能量能够改善躯体衰弱老年人的躯体活动状态及衰弱状况。

新加坡学者针对社区躯体衰弱老年人构建了一项包含营养配方奶、维生素和矿物质的综合营养干预方案，即在正常饮食情况下，每天服用 200ml 的液体营养补充剂，该营养补充剂以碳水化合物、脂肪、蛋白质和膳食纤维的形式提供 300kcal 能量，再额外补充 1mg 叶酸、29mg 铁、200mg 维生素 B_{12}、200mg 维生素 B_6、200U 维生素 D 和 600mg 钙，持续 6 个月。干预结束后，干预组老年人的衰弱评分显著改善，体力活动水平显著增加，均优于对照组，并在第 12 个月随访时也能观察到有益效果，表明增加蛋白质、氨基酸、维生素和矿物质等摄入有助于改善老年人的衰弱状态。

（2）地中海饮食（mediterranean diet，MD）：是指一种富含单不饱和脂肪酸、膳食纤维和抗氧化营养素的饮食结构，食物种类以蔬菜、水果、鱼类、豆类、杂粮和橄榄油为主。研究表明，地中海饮食能帮助摄入多种营养素且具有良好的抗炎和抗氧化特性，为躯体衰弱老年人提供所需营养素，并帮助其增加身体抵抗力。由于该饮食模式的特殊性，针对不同身体状况、生活习惯和经济状况的躯体衰弱老年人，应由医生或营养师为其制订个体化地中海饮食结构食谱。爱尔兰学者为社区衰弱前期和衰弱老年人制订了个体化地中海饮食食谱，干预 12 个月后，发现该饮食模式能够调节老年人的肠道微生物群；与对照组相比，干预组老年人的炎症指标（如 C 反应蛋白和白细胞介素-17 等）有所下降，衰弱症状也有一定改善，表明地中海饮食模式能够改善肠道功能、减少炎症状态、降低衰弱风险。

（3）乳脂球膜（milk fat globule membrane，MFGM）：是母乳中最重要的生物活性成分之一。MFGM 含有丰富的蛋白质、胆固醇和极性脂类（包括磷脂、鞘脂和神经节苷脂），具有支持大脑发育、防止病原体附着和提高机体免疫力等功能。日本学者针对社区躯体衰弱老年女性设计了为期 3 个月的 MFGM 营养补充联合运动干预方案，具体方案如下：①补充 MFGM，其中蛋白质 21.5%、脂肪 44.0%、碳水化合物 26.5%、磷脂 33.3%（包含磷脂酰胆碱 8.29%、磷脂酰乙醇胺 8.56%、磷脂酰肌醇 2.79%、磷脂酰丝氨酸 3.31%、鞘磷脂 8.03%等）、灰分 6.4%和水分 1.6%，于每天晨起活动前摄入 1g；②每周 2 次、每次 60 分钟的中等强度运动。干预结束后，干预组老年人的衰弱评分明显低于对照组，疲劳状态、体力活动和步行速度的改善优于对照组，表明 MFGM 补充剂联合运动干预可显著改善老年女性的衰弱状态和躯体功能。

（4）中医药膳：是将药材、食材合理配伍并烹饪制作而成的一种特殊膳食，具有隐药于食、制作方便、口感适宜、可长期服用的优势，在养生康复、防病治病等领域应用广泛。成都中医药大学的研究团队基于《寿亲养老新书》中的药膳方，调整和改良了一味中医药膳食谱，即健脾益肾药膳雌鸡粥。该药膳粥是由鸡肉、肉苁蓉、山药、山楂、粳米烹饪而成，富含丰富的蛋白质、氨基酸及微量元素，具有补益肾精、调理脾胃之效。该研究团队在社区躯体衰弱老年人中实施了为期 8 周的营养健康教育联合食用健脾益肾药膳雌鸡粥的营养干预方案，干预后，干预组老年人衰弱得分显著低于对照组，微型营养评价总分显著高于对照组，表明该雌鸡粥对改善衰弱老年人的营养状况及衰弱状态有一定疗效。健脾益肾药膳雌鸡粥具体烹饪方法及食用方法见表 4-3。

表 4-3　健脾益肾药膳雌鸡粥

药膳材料	鸡胸肉 50g、无硫炮制淮山药 10g、肉苁蓉 6g、山楂 3g、粳米 50g
烹饪方法	1. 800ml 水中加 0.5cm×0.5cm 鸡胸肉 50g，武火煮沸
	2. 粳米、肉苁蓉、山楂洗净入锅，文火熬制 25 分钟左右
	3. 25 分钟后丢弃肉苁蓉及山楂
	4. 用等量冷水将山药粉浸湿后放入锅中搅拌，再熬制 3～5 分钟
	5. 可加入少量食盐改善雌鸡粥口感
食用方法及疗程	隔天 1 次，每次 1 剂，早餐空腹食用；4 周为 1 个疗程

（5）营养咨询：我国学者针对医院躯体衰弱老年人开展了为期 3 个月的饮食咨询，包括营养教育、食品补充剂、定制餐食及个性化营养咨询，指导老年人对六大食物组（包括谷物和根茎类，豆、鱼、肉和蛋类，蔬菜，水果，乳制品，坚果和油类）进行合理搭配，使其达到每天膳食营养摄入量。干预结束后，干预组老年人蔬菜、乳制品、坚果等摄入量显著增加，营养状况优于对照组，衰弱评分低于对照组，表明对衰弱老年人实施营养咨询有助于改善老年人的营养状态及衰弱状态。

另有研究针对社区躯体衰弱老年人实施了包含运动干预、社会支持、营养宣教的综合干预。基于《中国居民膳食指南》制订了营养宣教的内容，包括：①关注老年人体重变化，若出现体重下降或营养不良，可补充蛋白质和热量；②若出现维生素 D 缺乏症，根据医生建议补充维生素 D；③推荐衰弱老年人采用地中海饮食模式。干预 24 周后，干预组老年人的衰弱得分和存在营养风险的人数明显低于对照组，维生素 D 水平高于对照组，表明包含营养健康宣教的综合干预措施可改善老年人的营养状况，延缓老年人的衰弱进程。

4. 躯体衰弱老年人营养干预的注意事项

（1）应根据躯体衰弱老年人的身体状况和营养状况制订个体化营养干预方案。

（2）所有营养补充剂只能辅助补充所需营养素，均不能代替正常饮食。

（3）食物烹饪过程中，尽量简化，减少调料品、刺激性食物的摄入（如油炸食物等）。

（4）提供良好的就餐环境、色香味俱全的餐食及适宜的食物性状可增加老年人饮食摄入。

（5）牙齿松动、龋齿等问题均会影响老年人的咀嚼效率，影响营养的吸收和利用，因此需要关注躯体衰弱老年人的口腔健康状况。

5. 躯体衰弱老年人营养干预效果评价常用指标

（1）体重类别：常采用体重指数（body mass index，BMI）评估，BMI＜$18.5kg/m^2$ 为体重过轻，$18.5kg/m^2$≤BMI＜$24.0kg/m^2$ 为正常标准，$24.0kg/m^2$≤BMI＜$28.0kg/m^2$ 为超重，BMI≥$28.0kg/m^2$ 为肥胖。

（2）生化指标：血清白蛋白、血清前白蛋白、血红蛋白水平等是评估营养状态的重要指标。锌、铁等微量元素及钙、磷等常量元素和各类维生素指标也会在营养不良时出现异常。白细胞介素、C 反应蛋白等是反映躯体炎症的重要指标。

（3）营养不良风险：常采用微型营养评价（mini nutritional assessment，MNA）评估。MNA 包括人体测量、饮食问题、整体感知和主观评估 4 个维度，共 18 个条目。MNA 总分为

0～30 分，得分≥24 分，提示营养良好；得分为 17～23.5 分，提示潜在营养不良风险；得分＜17 分，提示营养不良。

（三）心理社会支持干预

心理支持干预和社会支持干预也是延缓老年人躯体衰弱的手段，可改善老年人的心理健康和社会支持水平，通常被作为老年人衰弱综合干预管理的一部分。

1. 心理支持干预　心理支持（psychological support）是一种旨在增强个体心理健康和应对能力的干预方式，对躯体衰弱老年人尤为重要。心理支持包括情感支持、认知重塑、行为激活和社交互动等多种形式，可提高老年人的自我效能和抗压能力，改善情绪状态，从而延缓躯体衰弱的发展。

（1）心理支持干预的内容：老年人常见的心理问题有抑郁、焦虑、紧张和孤独等，这些负性情绪会影响老年人躯体衰弱的发生和发展，应从家庭层面和社会层面给予心理支持。家庭层面的支持：①家庭成员（如配偶、子女等）应经常与老年人沟通交流，了解其需求和感受，给予积极的反馈和鼓励，为其提供情感支持；②尊重老年人的意愿和选择，理解其困惑或担忧，避免对老年人施加压力，允许老年人按照自己的节奏和方式生活；③增加家庭成员之间的共同活动，如共进晚餐，一起进行户外活动和旅行等，缓解老年人的孤独感；④定期安排老年人体检，及时发现并处理健康问题，在其身体不适或面临疾病时，提供必要的照顾和支持。社会层面的支持：①开展社区活动，如开展兴趣小组、举办心理健康讲座等，增加老年人的社交机会，建立良好的社交网络，减轻老年人的孤独感；②社区卫生服务中心可提供健康体检、健康教育、心理咨询等服务，增强老年人的主动健康意识，促进老年人慢性疾病管理能力的提高；③协调社会服务资源，如提供就医指导、开展信息技术教育服务、提供再就业指导等，帮助老年人解决生活中的实际困难。

（2）躯体衰弱老年人心理支持干预的效果评价常用指标

1）抑郁：常采用老年抑郁量表（geriatric depression scale，GDS）评估。GDS 包括 15 个条目（geriatric depression scale-15，GDS-15）和 30 个条目（geriatric depression scale-30，GDS-30）2 种版本。GDS-15 涉及心情、兴趣、体重、睡眠、疲劳、自责感、自杀倾向等方面；总分范围为 0～15 分，0～4 分为无抑郁，5～8 分为轻度抑郁，9～11 分为中度抑郁，12～15 分为重度抑郁。GDS-30 包含情绪低落、活动减少、易激惹、退缩痛苦的想法，对过去、现在与将来的消极评价等症状；总分范围为 0～30 分，0～10 分为无抑郁，11～20 分为轻度抑郁，21～30 分为中重度抑郁。

2）生活质量：可采用欧洲五维生存质量量表（European quality of life-5 dimension，EQ-5D）评估。EQ-5D 由健康状况描述系统和视觉模拟量表两部分组成。健康状况描述系统包括行动能力、自我照顾、日常活动、疼痛/不适感和焦虑/抑郁情绪 5 个健康维度；视觉模拟量表是一个 0～100 分的评分尺，可用于评估老年人当前的整体健康状况，0 分表示最差的健康状况，100 分表示最佳的健康状况。

（3）躯体衰弱老年人心理支持干预的应用现状：澳大利亚学者对社区衰弱老年人进行了为期 12 个月的综合干预，包括运动锻炼、营养支持、个案管理及心理咨询。其中，运动锻炼规定每周进行 3～5 次，根据个体情况制订个性化锻炼计划；营养支持先由营养师评估营养摄入状况，并据此判断是否需要实施营养补充计划；个案管理由物理治疗师执行，并定期召开个案管理会议；心理咨询由心理医生执行，包括加入日间活动小组及维持与志愿者的电话交流等方案，若老年人存在社会隔离问题，则促进社交活动参与；干预 12 个月后，干预组老年人的衰弱发生率低于对照组，抑郁症状和生活质量较对照组明显改善，表明结合心理支持的综合干预可有效改善衰弱老年人的衰弱状态、抑郁情绪和生活质量。

国内学者针对医院老年衰弱前期患者实施了为期 6 个月的包含运动、营养和心理干预在内的综合干预方案。其中，运动干预包括呼吸操、抗阻运动、有氧运动及平衡运动；营养干预包括调整膳食、补充乳清蛋白粉及营养宣教；心理干预以团体心理辅导形式进行，由心理咨询师和护士共同参与，具体内容包括宣传片教育、现场分享、行为成就训练、小组互动讨论、发现优缺点和放松身心。干预 6 个月后，干预组老年人衰弱得分显著低于对照组，SPPB 得分显著高于对照组，表明包含心理干预在内的综合干预方案可改善衰弱前期老年患者身体活动功能，降低衰弱程度。

2. 社会支持干预　社会支持（social support）是个体从其所拥有的社会关系中所获得的精神和物质上的支持，是一种旨在强化个体社会联系的干预手段。社会支持包括客观社会支持、主观社会支持和社会支持利用度 3 种形式，可促进老年人与家庭和社区互动、增强老年人的社会参与感、激发老年人的积极情感，从而延缓躯体衰弱的进程，提高老年人的生活质量。

（1）社会支持干预的内容：目前关于躯体衰弱老年人社会支持的干预研究多以提供客观社会支持为主，包括家庭支持、社会医疗团队支持、社会团体支持和信息技术支持。

家庭支持包括：①配偶和子女增加对躯体衰弱老年人的关怀度，为其提供精神上的支持；②家庭成员督促老年人规律锻炼身体、按时服药、纠正不良生活习惯，为其提供日常生活照护支持；③家庭成员为躯体衰弱老年人提供必要的物质支持，如在日常生活费用和医疗费用等方面为老年人提供经济支持。

社会医疗团队支持包括：①建立多学科医疗团队，如全科医师、护士、营养师和康复治疗师等，对老年人进行早期衰弱筛查，针对其衰弱危险因素给予个性化干预；②充分利用社区医疗卫生资源为躯体衰弱老年人提供健康支持，如家庭医生签约服务、慢性疾病管理和健康教育等。

社会团体支持包括：①鼓励社会团体如志愿者和社会工作者等加入社区老年人躯体衰弱管理，帮助老年人提升躯体衰弱预防能力和疾病自我管理能力；②开展社会支持活动，如志愿者访问等，多关注躯体衰弱老年人，为其带去更多新鲜、有活力的事物，帮助老年人打开心扉，更好地融入社会。

信息技术支持包括：①鼓励老年人通过社交网络服务、视频通话等方式与家人、朋友、外界保持联系；②利用信息通信技术丰富健康信息的提供方式，如通过电子阅览室或微信公众号等方式为老年人提供连续性健康教育。

（2）躯体衰弱老年人社会支持干预的应用现状：西班牙学者对年龄≥80 岁的社区衰弱前期老年人进行了为期 6 个月的综合干预，包括运动干预、营养干预、用药管理和社会支持。其中，运动干预包括有氧运动、抗阻运动和平衡运动等；营养干预建议老年人以地中海饮食为主；用药管理主要评估老年人的用药处方；社会支持干预包括社区工作人员评估老年人的家庭状况和社会支持情况，并以通话的形式评估其家庭远程的护理需求。干预 12

个月后，干预组老年人的衰弱评分显著低于对照组；躯体功能、营养状况、地中海饮食依从性和生活质量均得到改善，且显著优于对照组，表明包含社会支持在内的综合干预可以延缓老年人的衰弱进程，提高其生活质量。

我国学者对社区衰弱前期和衰弱老年人进行了为期6个月的基于CGA的综合干预。根据干预组老年人的CGA评估结果制订合适的干预计划，包括药物调整、运动指导、营养支持、身体康复、社会支持和专科转诊。药物调整需要评估当前用药方案，必要时进行调整；运动指导主要提供适合老年人身体状况的锻炼计划；营养支持包括营养咨询和饮食建议或营养补充；身体康复包括物理康复训练；社会支持主要是提供社会工作服务，帮助老年人解决可能影响其健康和社会功能的个人和社会问题；专科转诊需要根据老年人的健康状况，评估是否需要转介专科医生予以进一步评估和治疗。干预6个月后，干预组老年人的衰弱评分显著低于对照组，BI评分显著高于对照组，表明包含社会支持在内的综合干预有助于改善衰弱老年人的衰弱状态和提高日常生活活动能力。

（孔令娜）

第二节　老年人认知衰弱预防与干预措施

认知衰弱具有潜在可逆性，早期干预可有效延缓认知衰弱的进程，降低不良健康结局的发生风险。本节将介绍老年人认知衰弱的预防措施及常见的干预方法，为相关专业人员开展老年人认知衰弱预防和干预提供参考。

一、常见的老年人认知衰弱预防措施

（一）运动锻炼

规律运动不仅能增强老年人的身体素质和肌肉力量，还能显著提升老年人的认知功能，从而有效预防认知衰弱。应根据老年人的身体状况和个人偏好，制订个性化运动计划。老年人在运动前后要做好热身和放松训练，缓解肌肉紧张。在运动过程中，注意监测老年人的心率和呼吸频率，使其保持在适宜的范围内，避免剧烈运动引起身体不适。建议运动从低强度开始，逐步增加运动强度，避免过度疲劳。同时，也应定期评估老年人的运动效果，及时调整运动方案。此外，也要鼓励老年人保持积极乐观的心态，享受运动带来的乐趣和成就感，确保运动的持续性和有效性，从而有效提升老年人的身体素质和认知功能，预防认知衰弱发生。

（二）认知训练

认知训练被认为是预防认知衰弱的有效手段。应根据老年人的认知水平和兴趣爱好选择合适的训练方式，制订个性化训练计划，保持训练的规律性和适度性。常见的认知训练方式如下：①记忆力训练，如玩记忆游戏、复述故事等；②注意力训练，如玩专注力游戏、完成交叉消除任务等；③执行功能训练，如规划和组织任务、玩解决问题游戏等；④语言能力训练，如玩词汇游戏、讲述故事等；⑤视觉空间技能训练，如拼图、玩迷宫游戏等。在实际应用中，可针对单一认知功能领域进行难度训练，也可同时针对多个认知功能领域开展训练，以保证认知训练的效果，预防认知衰弱发生。

（三）饮食指导

合理饮食对维持老年人营养平衡至关重要，它有助于减缓肌肉丢失速度，保护认知功能，预防认知衰弱发生。应定期对老年人进行营养评估，以便早期发现问题，及时采取干预措施。指导老年人增加富含 ω-3 脂肪酸食物摄入，以保护大脑功能。维生素和矿物质的摄入也不可忽视，尤其是维生素 B_{12}、维生素 D 和钙，它们对神经系统和骨骼健康至关重要，有助于维持认知功能。此外，新鲜水果和蔬菜中的抗氧化剂有助于减少氧化应激和炎症反应，增强身体的抗氧化能力，促进大脑健康，预防认知衰弱发生。

（四）心理疏导

适当的心理疏导可帮助老年人缓解负性情绪，改善心理健康，降低认知衰弱的风险。应根据老年人的具体情况和心理需求，制订针对性心理疏导措施。帮助老年人识别和改变消极的思维模式，减少内心冲突，提升应对压力的能力，进而保护认知功能。还应引导老年人将注意力从自身健康问题的过度关注转向外界环境，减少健康焦虑，进而减轻认知负担。此外，可指导老年人学习放松技巧，如深呼吸、冥想等，以改善情绪状态，维持认知健康。

二、常见的老年人认知衰弱干预措施

（一）运动干预

运动干预是认知衰弱老年人最常用的非药物干预方法，可改善老年人的注意力、反应力和执行力，提高老年人的肌肉力量、生活质量及心理健康水平。常见的认知衰弱运动干预方式包括有氧运动、抗阻运动、多组分运动、奥塔戈运动和中华传统功法。表 4-4 为目前国内外有关认知衰弱老年人运动干预文献中常见的运动处方。

表 4-4　认知衰弱老年人常见的运动干预处方

运动类型	运动形式	运动频率	运动时间	运动强度
有氧运动	快走、骑自行车等	每周至少 3 次	每次至少 10 分钟	中度至重度
抗阻运动	弹力带练习、轻量举重、墙壁靠坐等	每周 3 次	每次 4 分钟	轻度至中度
多组分运动	结合有氧运动、抗阻运动、柔韧运动、平衡运动的综合训练等	每周至少 3 次	每次至少 45 分钟	由轻度到重度，逐渐递增
奥塔戈运动	平衡运动、抗阻运动、柔韧运动、有氧运动等	每周 3 次	每次 30 分钟	由轻度到重度，逐渐递增
中华传统功法	太极拳、八段锦等	每周 2～3 次	每次 60 分钟	轻度至中度

1. 有氧运动

（1）有氧运动的常见形式：具体内容详见第四章第一节。

（2）有氧运动的作用：具体内容详见第四章第一节。

（3）认知衰弱老年人常用的有氧运动方案：香港理工大学学者针对社区认知衰弱老年人制订了一种基于移动健康（mobile health，mHealth）技术的快走训练干预方案。具体内容如下：①频率及时间，建议衰弱前期老年人每周进行 5～10 次快走训练，衰弱老年人每周进行 3～5 次快走训练；每次至少 10 分钟，干预周期为 12 周。②强度，以中等至剧烈强度体力活动（moderate-to-vigorous physical activity，MVPA）为主；每周根据老年人的运动情况动态调整运动强度，对于完成计划者，每周增加 1 次快走训练，每次增加 2～5 分钟，最终目标是将 MVPA 分钟数增加至每周 150 分钟以上；对于未完成者，继续保持前 1 周的运动强度。

该运动干预方案的效果评价指标包括：①认知功能，使用蒙特利尔认知评估量表（MoCA）评估，具体内容详见第三章第二节；②衰弱状态，使用 Fried 衰弱表型（FFP）评估，具体内容详见第三章第一节；③步行情况，使用腕戴式计步器进行测量，记录总步行时间、快速步行时间（>100 步/分钟）、步数和 1 分钟峰值步频；④MVPA 分钟数，使用腕戴式计步器进行测量。干预 12 周后，干预组老年人的 MoCA 平均得分提高了 1.00 分；FFP 平均得分中位数下降了 1.00 分；步行时间每天增加了 57.90 分钟，步数增加了 3 778.90 步/天，快走时间每天增加了 3.10 分钟，1 分钟峰值步频增加了 7.00 步/分钟；MVPA 时间增加了 86.00 分钟，各指标的变化显著优于对照组。以上表明快走训练可有效提升认知衰弱老年人的身体活动水平，改善其衰弱状态和认知功能。

（4）认知衰弱老年人有氧运动的注意事项：具体内容详见第四章第一节。

2. 抗阻运动

（1）抗阻运动的常见形式：具体内容详见第四章第一节。

（2）抗阻运动的作用：具体内容详见第四章第一节。

（3）认知衰弱老年人常用的抗阻运动方案：韩国学者针对社区认知衰弱老年人制订了高速抗阻运动干预方案，具体内容如下。①频率及时间：每周进行 3 次高速抗阻运动，每次 2～3 组，每组 12～15 次，每次持续 40 分钟，建议在运动前后各进行 10 分钟的热身训练；干预周期为 4 个月。②强度：以轻度至中度为主（RPE 为 12～13 级），可确保老年人在安全前提下获得最佳的训练效果；随着老年人逐渐适应初始运动强度，应适时增加阻力或调整运动形式。

该运动干预方案的效果评价指标：①认知功能，记忆功能采用 Rey 听觉词语学习测验（Rey auditory verbal learning test，RAVLT）评估，包含 A（15 个目标词）和 B（15 个干扰词）2 个词表，评估即刻回忆、短时延迟自由回忆、长时延迟自由回忆，得分为正确回忆的单词数量之和，分数越高，代表记忆力越好。反应速度和认知灵活性采用连线测验（trail making test，TMT）评估，包括按顺序连接数字、交替连接数字和字母 2 个部分，每个部分完成时间越短，表示处理速度和认知灵活性越好。工作记忆采用数字广度测验（digital span test，DST）评估，包括向前（正序复述数字序列）和向后（倒序复述数字序列）2 个部分，得分为正确回忆的数字序列的分数之和，分数越高，代表工作记忆越好。执行功能采用额叶功能评定量表（frontal assessment battery，FAB）评估，包含类比性理解、言语流畅性、动作程序性、干扰、注意抑制力、抓握行为 6 项亚测验，总分范围为 0～18 分，得分越高，代表执行功能越好。②衰弱状态：采用 Fried 衰弱表型（FFP）评估，具体评估内容详见第三章第一节。③机体功能：躯体活动能力采用简易体能状况量表（SPPB）评估；动态平衡能力采用计时起立-行走测试（TUG）评估。SPPB 和 TUG 的具体评估内容详见第四章第一节。

干预 4 个月后，干预组老年人的 TMT-A 时间从 54.15 秒减至 48.26 秒，FAB 平均得分从 12.00 分增至 13.70 分；SPPB 平均得分从 9.25 分升至 10.85 分，5.44m 行走时间从 6.21 秒减至 5.34 秒，TUG 测试时间从 10.66 秒减至 9.26 秒，握力从 21.41kg 增至 23.60kg，各指标的变化显著优于对照组；但干预组的 FFP 平均得分无显著变化。表明高速抗阻运动可有效改善认知衰弱老年人的认知功能和机体功能。

（4）认知衰弱老年人抗阻运动的注意事项：具体内容详见第四章第一节。

3. 多组分运动

（1）多组分运动的常见形式：具体内容详见第四章第一节。

（2）多组分运动的作用：具体内容详见第四章第一节。

（3）认知衰弱老年人常用的多组分运动方案：我国学者针对医院老年认知衰弱患者设计了包含有氧运动、抗阻运动、平衡运动和柔韧运动在内的多组分运动方案。具体内容包括：①频率及时间，每周进行 3 次多组分运动，每次 45 分钟，其中，有氧运动（快走或慢跑）5 分钟、抗阻运动（弹力带训练）20 分钟、平衡运动（双足尖站立、直线行走、单腿站立等）10 分钟，柔韧运动（太极拳）10 分钟；干预周期为 6 个月。②强度，以轻度至中度为主（RPE 为 12～14 级），逐渐增加运动强度。

该运动干预方案的效果评价指标包括：①认知功能，采用蒙特利尔认知评估量表（MoCA）评估，具体内容详见第三章第二节。②衰弱状态，采用 Fried 衰弱表型（FFP）评估，具体内容详见第三章第一节。③下肢功能，采用 6m 步行时间评估，＞7.5 秒代表步速减慢。④膳食摄入量，采用食物频率法问卷（food frequency questionnaire，FFQ）评估，该问卷依据老年人在特定时间段内对每种食物消费频率的报告，结合食物的分量，转换成营养摄入的估计值，通过营养分析软件或数据库转化为能量和营养素的日均摄入量，得分越高，代表老年人在特定时间内对该食物的摄入量越大。⑤营养状态，采用微型营养评价（MNA）和生化指标（白蛋白、前白蛋白、转铁蛋白、淋巴细胞计数）评估；MNA 的具体评估内容详见第四章第一节。

干预 6 个月后，干预组老年人的 MoCA 平均得分从 21.19 分增至 26.89 分；FFP 平均得分从 3.95 分降至 1.01 分；6m 步行时间从 9.21 秒缩短至 5.31 秒，握力从 17.83kg 增至 25.27kg；在膳食摄入量方面，蔬菜、水果、肉类、蛋类、奶类和坚果类的摄入量均在干预后有所提高；MNA 平均得分从 14.81 分增至 21.13 分；白蛋白从 30.63g/L 上升到 36.95g/L，前白蛋白从 160.76mg/L 增至 253.17mg/L，转铁蛋白从 2.33g/L 增至 3.41g/L，淋巴细胞计数从 0.41×10^9/L 上升到 2.11×10^9/L，各指标的变化显著优于对照组。以上表明多组分运动有助于改善认知衰弱老年人的衰弱状态、认知功能、膳食摄入量及营养状况。

（4）认知衰弱老年人多组分运动的注意事项：具体内容详见第四章第一节。

4. 奥塔戈运动

（1）奥塔戈运动的作用：具体内容详见第四章第一节。

（2）认知衰弱老年人常用的奥塔戈运动方案：我国学者针对养老机构认知衰弱老年人设计了一项为期 12 周的奥塔戈运动方案。具体内容如下：①频率及时间，每周进行 3 次奥塔戈运动，每次 30 分钟，其中热身训练约 5 分钟，平衡运动约 15 分钟，抗阻运动约 10 分钟，具体时长取决于老年人的体能水平。②形式，热身训练包括头部运动、颈部运动、踝关节运动等；平衡运动包括屈膝、倒退、转身、侧身走、单腿站立、足跟走、足尖走、足后跟足趾倒退、坐姿转站和楼梯行走等；抗阻运动使用重约 0.5kg 的沙袋进行下肢训练，包括膝伸展、膝屈曲和髋外展等。③强度，由轻度到重度，可根据老年人的运动情况逐渐增加运动强度。

该运动干预方案的效果评价指标包括：①机体功能，下肢肌肉力量采用 5 次起坐试验（FTSST）评估；综合平衡能力采用 Berg 平衡量表（BBS）评估；动态平衡能力采用计时起立-行走测试（TUG）评估。FTSST、BBS 和 TUG 的具体评估内容详见第四章第一节。②心理状况，抑郁状况采用老年抑郁量表-15（GDS-15）评估；健康状况采用 12 条目健康调查简表（SF-12）评估。GDS-15、SF-12 的具体评估内容详见第四章第一节。

干预 12 周后，干预组老年人的 FTSST 时间从 16.20 秒减至 13.41 秒，BBS 量表平均得分从 45.55 分增至 49.86 分，TUG 时间从 16.80 秒减至 13.08 秒；GDS-15 量表平均得分从 3.97 分降至 3.24 分，SF-12 量表平均得分从 50.55 分增至 52.56 分，各指标的变化显著优于对照组。以上表明奥塔戈运动可显著改善认知衰弱老年人的下肢肌肉力量、动态平衡能力、移动能力、抑郁情绪和生活质量。

（3）认知衰弱老年人奥塔戈运动的注意事项：具体内容详见第四章第一节。

5. 中华传统功法

（1）中华传统功法的内容和作用：具体内容详见第四章第一节。

（2）认知衰弱老年人常用的中华传统功法运动方案：我国学者针对社区认知衰弱老年人设计了正念太极拳（mindfulness-based Tai Chi Chuan，MTCC）干预方案。具体内容包括：①频率及时间，每周进行 2 次训练，每次 1 小时，包括热身训练（10 分钟）、MTCC 训练（45 分钟）、深呼吸和放松训练（5 分钟）；干预周期为 6 个月。②形式，前 3 个月为小组干预，学习在正念状态下进行太极拳练习，如坐式、立式和步态式太极动作等；后 3 个月为个人训练，老年人继续在指导下进行 MTCC 训练，以确保动作的准确性和干预的持续性。③强度，以轻度至中度为主（RPE 为 12～13 级），逐渐增加运动强度。该 MTCC 干预方案的效果评价指标：①认知功能，采用简易智力状态检查量表（MMSE）和临床痴呆评定量表（CDR）评估，具体内容详见第三章第二节。②衰弱状态，采用 Fried 衰弱表型（FFP）评估，具体内容详见第三章第一节。③机体功能，躯体活动能力采用简易体能状况量表（SPPB）评估；动态平衡能力采用计时起立-行走测试（TUG）评估。SPPB 和 TUG 的具体评估内容详见第四章第一节。干预 6 个月后，MTCC 组老年人的 MMSE 平均得分从 24.50 分增至 26.10 分，SPPB 平均得分从 9.20 分增至 10.60 分，TUG 时间从 10.60 秒减至 9.10 秒；MTCC 组的认知衰弱逆转率达到 30.0%，各指标的变化显著优于正念组和太极拳组。表明 MTCC 可显著改善认知衰弱老年人的认知功能和机体功能。

我国学者针对社区认知衰弱老年人设计了一项为期 6 个月的八段锦干预方案。具体内容包括：①频率及时间，每周进行 3 次八段锦训练，每次 60 分钟，包括 15 分钟的热身训练、40 分钟的八段锦训练和 5 分钟的放松训练。②强度，采用最大心率百分比评估强度，最大心率百分比=[实测心率/（220−年龄）]×100%。其中，实测心率是指运动结束后输出的平均心率。

该干预方案的效果评价指标包括：①认知功能，整体认知功能采用蒙特利尔认知评估量表（MoCA）评估，具体内容详见第三章第二节；执行功能通过连线测验（TMT）评估，具体内容详见本节“认知衰弱老年人常用的抗阻运动方案”部分；视空间功能采用 Rey-Osterrieth 复杂图形测验（Rey-Osterrieth complex figure test，ROCF）评估，包括立即复制和延迟回忆两个部分，总分范围为 0～36 分，得分越高代表视空间功能越好。②衰弱状况，采用埃德蒙顿衰弱量表（EFS）评估，具体内容详见第三章第五节。③机体功能，疲劳感采用疲劳量表-14（fatigue scale-14，FS-14）评估，包括躯体疲劳和脑力疲劳 2 个维度，共 14 个条目，总分范围为 0～14 分，得分越高代表疲劳程度越重；体成分采用生物电阻抗分析法（bioelectrical impedance analysis，BIA）进行测量。干预 6 个月后，干预组老年人的 MoCA 平均得分从 22.67 分提高到 24.94 分，ROCF 平均得分从 11.00 分提高到 17.13 分；EFS 平均评分从 5.41 分降至 3.57 分，握力从 23.31kg 增至 25.96kg；体脂率从 29.09% 降至 27.69%，各指标的变化显著优于对照组；但 FS-14 平均得分并无显著变化。以上表明八段锦可提高认知衰弱老年人的认知功能和机体功能。

（二）认知训练

认知训练（cognitive training）是一种针对记忆力、注意力、执行功能和处理速度等认知领域进行训练的方法，旨在维持或提升老年人的认知功能，预防和延缓认知障碍的发生发展。

1. 认知衰弱老年人常用的认知训练方案 我国学者针对养老机构认知衰弱老年人设计了怀旧联合认知行为干预方案。具体内容包括：①频率及时间，每周进行 1 次认知训练，每次 60～90 分钟；干预周期为 8 周。②形式，第 1 周老年人进行自我介绍，为老年人发放《老年健康教育手册》；第 2 周通过游戏和自述环节触发老年人对童年趣事的回忆，引导他们分享过去的经历；第 3 周老年人分享与亲人的照片和故事，通过讨论和认知行为干预帮助他们建立正确的认知观念；第 4 周老年人分享家庭生活中的经验，通过认知重评和思维重建，改善他们对家庭关系的看法；第 5 周老年人观看历史事件相关的视频片段，讲述自己的经历，由治疗师对其进行引导并更正偏激思维；第 6 周讨论老年人的角色转变和家庭关系变化，帮助他们理解自己在家庭中的意义；第 7 周提供放松技巧培训，缓解负性情绪；第 8 周播放干预过程中的照片和视频，进行总结讨论。

该干预方案的效果评价指标包括：①认知功能，采用简易智力状态检查量表（MMSE）评估，具体内容详见第三章第二节；②衰弱状态，采用 Fried 衰弱表型（FFP）评估，具体内容详见第三章第一节。干预 8 周后，干预组老年人的 MMSE 平均得分从 24.64 分增至 25.95 分，其中，定向力平均得分从 9.03 分增至 9.60 分，记忆力平均得分从 2.63 分增至 2.83 分，注意力和计算力平均得分从 3.05 分增至 3.48 分，回忆能力平均得分从 1.75 分增至 2.18 分；

FFP 平均得分从 1.82 分降至 1.29 分，各指标的变化显著优于对照组。以上表明怀旧联合认知行为干预可有效提升认知衰弱老年人的认知功能，并降低衰弱程度。

2. 认知衰弱老年人认知训练的注意事项

（1）正式干预前，需要对老年人进行全面认知功能评估，以确定干预的重点认知功能领域。

（2）干预可以从简单的认知任务开始，逐渐增加难度，确保老年人能够跟上进度。

（3）实施干预时，可以结合视觉、听觉和触觉等多种感官刺激，以提高干预活动的吸引力和效果。

（4）干预过程中，应定期评估老年人的认知功能和情绪状态，及时调整干预方案。

（三）营养干预

1. 营养干预的常见形式 具体内容详见第四章第一节。

2. 营养干预的作用 具体内容详见第四章第一节。

3. 认知衰弱老年人常用的营养干预方案 我国学者针对医院认知衰弱老年人实施了补充肠内营养混悬液的营养干预方案。具体内容包括：在常规膳食基础上，每天口服 500ml 肠内营养混悬液，分 3 次服用（10：00 服用 200ml，15：00 服用 200ml，19：00 服用 100ml）；干预周期为 6 个月。该干预方案的效果评价指标包括：①认知功能，采用蒙特利尔认知评估量表（MoCA）评估，具体内容详见第三章第二节；②衰弱状态，采用 Fried 衰弱表型（FFP）评估，具体内容详见第三章第一节；③营养状态，采用微型营养评价（MNA）和生化指标（转铁蛋白、白蛋白、前白蛋白和血红蛋白）评估，MNA 的具体评估内容详见第四章第一节。干预 6 个月后，干预组老年人的 MoCA 平均得分从 21.71 分增至 27.12 分；FFP 平均得分从 3.97 分降至 1.00 分；MNA 平均得分从 14.83 分增至 22.70 分，白蛋白从 31.02g/L 增至 36.21g/L，前白蛋白从 160.12mg/L 增至 245.21mg/L，淋巴细胞计数从 0.47×10^9/L 提高至 2.07×10^9/L，各指标的变化显著优于对照组。以上表明补充肠内营养乳剂的营养干预方案能够有效改善认知衰弱老年人的认知功能、衰弱程度和营养状况。

国内也有学者针对医院认知衰弱老年人实施了补充肠内营养乳剂的营养干预方案。具体内容包括：在常规膳食基础上，每天口服 400ml 肠内营养乳剂，分 3 次服用（如 10：00、15：00、20：00）；干预周期为 6 个月。该干预方案的效果评价指标包括：①认知功能，采用简易智力状态检查量表（MMSE）评估，具体内容详见第三章第二节；②衰弱状态：采用 Fried 衰弱表型（FFP）评估，具体内容详见第三章第一节；③营养状态，采用 MNA（具体评估内容详见第四章第一节）和生化指标（转铁蛋白、白蛋白、前白蛋白和血红蛋白）评估。干预 6 个月后，干预组老年人的 MMSE 平均得分从 23.66 分提高到 26.82 分，FFP 得分从 3.66 分降至 1.42 分；MNA 得分从 18.79 分提高到 23.51 分，转铁蛋白从 2.11g/L 提高至 2.69g/L，白蛋白从 32.95g/L 提高至 35.83g/L，前白蛋白从 220.43mg/L 提高至 255.07mg/L，血红蛋白从 112.08g/L 提高至 120.44g/L，各指标的变化显著优于对照组。以上表明补充肠内营养混悬液的营养干预方案可有效提高认知衰弱老年人的认知功能和机体功能，并改善其营养状况。

4. 认知衰弱老年人营养干预的注意事项 具体内容详见第四章第一节。

（四）音乐疗法

音乐疗法（music therapy）是一种通过音乐节奏、旋律等促进患者放松和情绪表达的方式。音乐疗法作为一种非药物干预手段，可以改善老年人的认知功能、躯体功能和情绪状态，这为老年人的认知衰弱干预提供了一种新的途径。墨西哥学者针对社区老年轻度认知障碍（MCI）患者实施了音乐疗法干预，具体内容如下。①频率及时间：每周进行 3 次音乐疗法，每次 1 小时；干预周期为 12 周。②形式：手脚协调运动、听音乐的同时进行音乐宾果游戏或识别乐器、手持玻璃杯跟随节奏进行协调运动、演奏乐器及唱歌；活动的复杂性每周逐渐增加。干预 12 周后，老年 MCI 患者的整体认知功能、注意力、记忆力、执行功能、步速、步幅、抑郁情绪和下肢灵活性有显著改善。以上表明音乐疗法干预可改善社区老年 MCI 患者的认知功能和身体状况，缓解其抑郁情绪。我国学者针对养老机构老年 MCI 合并抑郁患者实施了音乐疗法，具体内容如下。①频率及时间：每周进行 4 次音乐治疗，干预周期为 8 周；②形式：包括音乐聆听、音乐讨论和音乐肌肉渐进放松训练。干预 8 周后，干预组老年患者的认知功能和抑郁症状得到改善，且显著优于对照组。以上表明音乐疗法干预对提高患者的认知功能和缓解抑郁情绪具有显著效果。

（五）联合干预

联合干预是一种综合性干预策略，融合了运动干预、认知训练、营养干预和音乐疗法等多种方法。联合干预的综合效益可能比单一干预措施更为显著，有助于延缓老年人认知衰弱进程，提高老年人的生活质量。

1. 认知衰弱老年人常见的联合干预方案

（1）弹力带联合认知训练干预方案：我国学者针对社区认知衰弱老年人设计了为期 3 个月的弹力带联合认知训练干预方案，每周 2 次，每次 60 分钟。具体内容如下：①弹力带训练，每次持续 25～30 分钟，包括 13 个动作，即 7 个上肢动作（扩胸运动、拳击、手肘弯曲、招财猫、大鹏展翅、背水一战、夹胸）和 6 个下肢动作（坐姿踢腿、坐姿抬腿、坐姿外展髋关节、坐姿髋后伸、抬腿提膝、腿屈伸），每个动作做 2 组，每组重复 12 次，组间休息 10～15 秒；运动前进行 2～3 分钟的热身训练，运动后进行 1～2 分钟的放松运动；运动强度以中等强度为主（RPE 为 12～14 级），以老年人训练过程微微出汗但不感到疲劳且训练后无不适为度。②认知训练，每次持续 25～30 分钟，包括记忆传球、听词拍手游戏、数字游戏、手指操、反着来对着干 5 个主题；每次认知训练可选择 1 个或 2 个主题。

该干预方案的效果评价指标包括：①认知功能，整体认知功能采用简易智力状态检查量表（MMSE）评估，具体内容详见第三章第二节；执行功能采用额叶功能评定量表（FAB）评估，具体内容详见本节“认知衰弱老年人常用的抗阻运动方案”部分。②衰弱状态，采用 Fried 衰弱表型（FFP）评估，具体内容详见第三章第一节。干预 3 个月后，干预组老年人的 MMSE 平均得分从 25.32 分提升至 27.32 分，FAB 平均得分从 13.89 分增至 16.29 分；步速从干预前的 0.74m/s 提高到 0.93m/s，握力从 19.98kg 增至 22.50kg，躯体衰弱发生率从 100.0%降至 42.9%，认知衰弱发生率从 100.0%降至 7.1%，各指标的变化显著优于对照组。以上表明弹力带联合认知训练可有效提升老年人的躯体功能和认知功能，显著降低老年人认知衰弱的发生率。

（2）八段锦联合认知训练干预方案：我国学者针对医院老年糖尿病合并认知衰弱患者设计了一项为期 12 周八段锦联合认知训练的干预方案，每周 3 次，每次 90 分钟。具体内容如下：①八段锦，包括预备式、双手托天理三焦、左右开弓似射雕、调理脾胃须单举、五劳七伤往后瞧、摇头摆尾去心火、攒拳怒目增气力、两手攀足固肾腰、背后七颠百病消和收势，共 10 个动作；训练时间为每次 60 分钟，包含 15 分钟的热身训练、40 分钟的八段锦训练及 5 分钟的放松练习；运动强度以最大心率百分比作为八段锦运动强度的评价指标。②认知训练，包括手指操、图片辨认与回忆、注意力训练、扑克分类排序、反应速度训练 5 个主题；每次可选择 1～2 个主题进行认知训练，干预时间为 25～30 分钟。该干预方案的效果评价指标包括：①认知功能，采用蒙特利尔认知评估量表（MoCA）评估，具体内容详见第三章第二节；②衰弱状态，采用 Fried 衰弱表型（FFP）评估，具体内容详见第三章第一节；③生化指标，如糖化血红蛋白。干预 12 周后，干预组老年人的 MoCA 平均得分从 22.00 分提高到 24.00 分；FFP 平均得分从 3.00 分降至 2.00 分，步速从 0.67m/s 提升至 0.78m/s，握力从 18.50kg 增至 20.70kg，糖化血红蛋白从 8.6%降至 8.1%，各指标的变化显著优于对照组。以上表明八段锦联合认知训练可改善老年糖尿病患者的认知衰弱状况和血糖控制效果。

（3）有氧运动联合认知训练的双重任务干预方案：我国学者针对社区认知衰弱老年人实施了为期 8 周的基于虚拟现实（virtual reality，VR）的有氧运动联合认知训练的双重任务干预方案，每周 2 次，每次 30 分钟。具体内容如下：①有氧运动，如骑自行车；②认知训练，需要在 VR 技术（头戴式 VR 显示器、耳机和无线手持控制器）的辅助下进行，训练内容包括寻找公交站、报告失物、超市购物等 8 项任务。训练难度、骑行阻力和目标骑行距离可根据老年人的个人偏好和运动情况进行调整。该干预方案的效果评价指标包括：①认知功能，采用蒙特利尔认知评估量表（MoCA）评估，具体内容详见第三章第二节；②衰弱状态，采用 Fried 衰弱表型（FFP）评估，具体内容详见第三章第一节；③机体功能，动态平衡能力采用计时起立-行走测试（TUG）评估，具体评估内容详见第四章第一节。干预 8 周后，干预组老年人的 MoCA 平均得分从 20.00 分提升至 24.00 分，显著优于对照组；FFP 平均得分从 2.00 分降至 1.00 分，改善程度与对照组相似；TUG 测试时间从 15.00 秒减至 10.50 秒，但改善程度低于对照组。以上表明有氧运动联合认知训练的双重任务干预可有效提升老年人的认知功能。

（4）多组分运动联合认知训练的双重任务干预：新加坡学者针对社区认知衰弱老年人构建了多组分运动联合认知训练的双重任务干预方案，具体内容如下。①多组分运动：包括抗阻运动（弹力带）、有氧运动（踏步和行进）及平衡运动；②认知训练：包括加减法计算、命名、回忆等任务。每周进行 1 次双重任务训练，每次 40 分钟，在此之前需要进行 20 分钟的伸展、热身和放松训练，共持续 3 个月。该干预方案的效果评价指标包括：①认知功能，采用简易智力状态检查量表（MMSE）、蒙特利尔认知评估量表（MoCA）评估，具体内容详见第三章第二节；②衰弱状态，采用 FRAIL 量表评估，具体内容详见第三章第一节；③其他，躯体活动能力采用简易体能状况量表（SPPB）评估，具体测量方法详见第四章第一节。干预 3 个月后，干预组老年人的 MMSE 平均得分从 20.90 分提高到 24.60 分，

MoCA 平均得分从 20.60 分提高到 23.70 分，MoCA 中的注意力领域平均得分从 3.90 分提高到 4.80 分；SPPB 平均得分从 8.60 分提高到 10.00 分，步速从 1.00m/s 提高到 1.10m/s，握力从 20.00kg 提高到 22.30kg，各指标的变化显著优于对照组。以上表明多组分运动联合认知训练的双重任务干预对改善认知衰弱老年人的认知功能和机体功能具有积极效果。

2. 认知衰弱老年人联合干预的注意事项

（1）在制订干预计划之前，应对老年人进行全面的个体化评估，包括认知功能、躯体功能、心理状态和生活环境。

（2）根据老年人的接受能力和适应性，逐步增加干预措施，避免过早进行复杂或强度过大的活动。

（3）干预过程中，应确保老年人安全，预防跌倒和其他意外伤害。

（4）定期监测老年人的运动情况，及时调整干预计划。

（张　旭）

第三节　老年人社会衰弱预防与干预措施

社会衰弱与老年人的多种不良健康结局密切相关，可显著降低老年人的生活质量，增加家庭及社会照护负担。社会衰弱具有潜在可逆性，早期干预可有效延缓甚至逆转其进程。本节将介绍社会衰弱相关的预防和干预措施，为相关专业人员开展老年人社会衰弱预防和干预管理提供参考。

一、常见的老年人社会衰弱预防措施

（一）家庭及社会支持

提高老年人的家庭及社会支持能有效缓解老年人的孤独和抑郁情绪，增加其社会融入感，预防社会衰弱发生。家庭成员应积极承担起照顾和关爱老年人的责任，了解老年人的需求和困难，给予他们情感上的支持和安慰，增强其归属感和幸福感。社区应为老年人提供文化娱乐、健康咨询及日间照料等服务，帮助老年人保持社会联系和身心健康；也可组织老年人参与志愿服务活动，使其在帮助他人的过程中获得成就感，实现自身价值。

（二）采取健康的生活方式

健康的生活方式有助于增强老年人的机体功能，促进其心理健康，提高其社会参与度，预防社会衰弱发生。健康的生活方式包括均衡饮食、适量运动、维持良好睡眠、积极参与社区活动、保持乐观心态等。在饮食和运动方面，老年人应保证足够的营养摄入以维持身体健康，同时积极采取散步、慢跑、打太极和游泳等运动方式，保持肌肉力量和增加关节的灵活性，改善机体功能，增强免疫力，减少疾病发生，降低因身体不适而引发的社会衰弱风险。在睡眠方面，督促老年人保持规律的作息时间，避免睡前摄入咖啡因和酒精；加强对老年人睡眠障碍的评估和筛查，并采取针对性的预防与干预措施，提高其睡眠质量，恢复老年人体力和精力，提高活力和情绪，更好地维持社会活动。在心理方面，鼓励老年人积极参与社区活动，如兴趣爱好班、社区志愿服务活动等，保持社会联系，以减少孤独和抑郁情绪，降低社会隔离感。

（三）健康教育与健康促进

健康教育和健康促进可增强老年人的健康管理意识，增加其对社会功能维护的认识，提高其社会衰弱的预防意识。社区应增加对老年人社会衰弱的关注，将其纳入老年人的健康保健工作内容。可通过定期举办健康知识讲座、开设健康教育课程等形式，为老年人及其照护者提供社会衰弱的预防和管理知识。例如，为老年人讲解慢性疾病（如慢性膝关节疼痛、慢性阻塞性肺疾病、慢性心力衰竭等影响老年人社会参与的慢性疾病）管理的相关知识，帮助其了解这些疾病的预防、治疗及应急处理方法；教会老年人常见心理问题（如焦虑、抑郁等影响社会交往的心理问题）的应对和调节方式，帮助其建立良好的自我认知体系，促进乐观心态养成；指导老年人及其家属合理利用社会支持系统，包括社区资源、医疗服务和家庭护理服务等，帮助老年人获得更高水平的社会支持。此外，社区应定期为老年人提供多种健康促进项目，包括基础检查（如视力、听力等检查）、风险评估（如日常生活活动能力、跌倒风险、社会支持、居住环境等评估）、居家访视等项目，以及时发现社会衰弱高风险人群，并对其进行个性化干预，减少社会衰弱发生。

（四）认知训练

认知训练可提高老年人的认知功能和社会参与度，预防社会衰弱发生。针对老年人的记忆力、注意力、思维理解和逻辑推理能力等开展认知训练，如拼图游戏、记忆卡片、数独、象棋、桥牌等活动，可锻炼老年人的认知功能，促进老年人之间的社交互动与情感交流。为了确保训练的有效性，需要定期评估老年人的认知功能，以便能够及时、准确掌握老年人的认知状态，并根据他们的具体需求进行个性化认知训练。

（五）运动锻炼

适当的运动锻炼有助于提高老年人的躯体功能，增加其社会活动参与频率，预防社会衰弱发生。老年人锻炼方式的选择应充分考虑自身的身体状况，对于身体较为虚弱的老年人，可选择散步、太极或瑜伽等低强度的锻炼方式；对于身体状况良好的老年人，可尝试慢跑、游泳或骑自行车等稍高强度的锻炼方式。社区应组织多样化的运动课程和活动，在指导老年人科学运动锻炼的同时，也可促进老年人的社交互动，增强其与社会的联系，增加社会网络支持。此外，应鼓励老年人与家庭成员共同参与运动锻炼，如散步、爬山等户外活动，以增进家庭成员间的情感交流，增强家庭凝聚力，为老年人的身心健康提供有力支持。

二、常见的老年人社会衰弱干预措施

社会衰弱具有动态可逆性，对社会衰弱老年人实施个性化干预措施，有助于延缓社会衰弱的进程，降低不良健康结局的发生风险。目前针对社会衰弱老年人的干预研究较少，已有研究主要针对老年人社会衰弱概念或评价指标中的某几个重要因素（如家庭支持和社会支持水平、孤独、生活满意度等）实施了针对性的干预措施，包括社会支持干预、家庭支持联合社会支持干预和智能技术干预。这些干预措施在一定程度上可为老年人社会衰弱的干预管理提供参考。

（一）社会支持干预

社会支持是指个体从社会网络包括朋友、同事、邻居及社区等中获得的各种帮助和资源，有助于提升老年人的社会幸福感。

1. 基于小组工作方式的社会网络干预　我国学者针对社区丧偶独居老年人开展了一项基于小组工作方式的社会互助网络干预研究。小组介入干预共 7 次，每次 1～2 小时，每次活动开始前由社会工作者对老年人进行基础生命体征测量和热身活动锻炼；每次活动结束后对当次活动的内容进行总结、回顾及分享，并询问老年人的真实感受。具体内容包括：①建立信任关系。第 1 次活动通过自我介绍、“生命树”等活动增加社会工作者和老年人之间及老年人相互之间的熟悉度；组织老年人签订活动契约，为老年人介绍社区服务资源。第 2 次活动通过故事和经历分享、影片观看、老物件展示等方式引导老年人回忆过往，袒露心声，增进老年人之间的信任度和亲密感。②建立互助支持系统。第 3 次活动通过工艺品制作、互夸活动、故事经验分享、“种心愿树”游戏等方式改善老年人的自我认知固化问题，提高其自我效能感。第 4 次活动通过播放社区宣传片、集体制作小贴士、学习居家安全知识等方式提高老年人对支持性资源的利用能力。第 5 次活动通过播放互助养老视频、讨论互助支持需求或困境等方式提升老年人之间的互助互惠意识，引导互助行为，提高老年人利用互助网络解决问题的能力。③建立互助网络规范。第 6 次活动通过共同编写互助支持网络规范守则、共同制作中国结、形成互助支持小组等方式增强老年人的互助互惠认同感。第 7 次活动引导老年人对小组活动进行回顾，巩固活动成果，进行活动总结；为老年人对接志愿者团体，梳理社区资源，处理老年人离别情绪。7 次干预活动结束后，老年人社区互助网络信任关系平均得分由 2.75 分增至 3.28 分，社区互助支持系统平均得分由 2.67 分增至 3.83 分，社区互助网络规范平均得分由 2.48 分增至 3.00 分。以上表明小组工作介入有助于老年人社区互助网络的构建。

2. 基于小组工作方式的人际交往社会支持干预　我国学者开展了一项由小组工作方式介入的养老机构老年人人际交往社会支持干预研究。具体内容包括：①增强成员熟悉度，先由社会工作者和工作人员组织开展抛沙包和击鼓传花活动，增加老年人之间的熟悉度。随后，社会工作者组织老年人参与制订社会交往小组规范，并制订小组奖励办法。②促进认知交往，由老年人分享自身在人际交往中遇到的困难，工作人员组织其余老年人共同讨论解决方案并为其讲解人际交往的基本规则；组织老年人进行“你说我猜”游戏；邀请老年人分享活动参与的感受，最后由社会工作者进行总结。③交往技能分享，组织老年人回顾认知交往相关内容；邀请老年人分享自己和他人的交往技巧；将老年人分为若干个小组，每个小组围绕一个问题（例如，如何科学规划充实的养老生活等）进行讨论互动，鼓励成员之间相互学习、相互启发；邀请各小组分别派出一名老年代表展示小组讨论的成果；社会工作者总结本次活动，肯定老年人的表现。④才艺分享，组织老年人分享有趣的小故事，带领老年人回顾前几节的活动内容，巩固活动效果；邀请 8 名老年人展示自己擅长的才艺，随机挑选其余组员说出才艺表演者的优点；组织成员评选出交际之星，进行活动总结。⑤不一样的我，组织老年人回顾前 4 节内容，将前 4 次活动拍摄的照片、视频以多媒体形式展示；组织老年人分享自己的活动感受和提出活动改进意见；为每位老年人发放写有祝福语的贺卡，老年人之间相互赠予。干预结束后，老年人的人际交往能力评估问卷得分显著增加，表明小组工作方式干预可有效增强老年人的社交能力，有助于提升其社会交往信心，缓解其人际交往困境。

3. 基于个案工作和小组工作方式的社会工作方式介入干预 我国学者针对存在人际交往困难的老年人开展了一项基于个案工作和小组工作方式的社会工作方式介入干预研究。个案工作方式的具体内容如下：第一阶段，个案工作者与老年人建立初步信任，全面收集老年人的资料，初步评估和分析其存在的人际交往问题及需求。第二阶段，对老年人的同辈群体进行访谈，进一步了解老年人的性格、情绪、人际交往状况等，再次评估老年人的人际交往问题及需求，为其制订个性化人际交往方案。第三阶段，了解老年人的认知偏差，如自以为是、自我认知过高等；通过案例分析纠正老年人的认知偏差，鼓励老年人主动进行社会交往。第四阶段，帮助老年人正确认识并积极适应自身角色，引导其积极面对负性情绪；与老年人共同回顾以往的人际冲突案例，讨论分析原因，给予缓解人际冲突的建议。第五阶段，通过情景模拟的方式为老年人讲授人际交往技巧；向老年人分享解决人际交往问题的经验，提升其人际交往能力。第六阶段，带领老年人回顾个案工作方式的服务过程，让老年人感受自己取得的改变和成效，并确定老年人的社会交往问题是否得到解决。第七阶段，持续关注老年人的社会交往状况。个案工作方式干预结束后，老年人的自我认知偏差得到了有效修正；能较好地从工作角色转变到闲暇角色，积极参与各种社会志愿活动；在人际交往过程中懂得考虑他人感受，表明个案工作介入有助于改善老年人认知偏差、角色转变，提升其人际交往的意愿及主动性。

小组工作方式的具体内容：第 1 周，通过游戏增加小组成员之间的熟悉度，为老年人制订小组规范，解答老年人的问题，增加老年人对小组成员的了解；第 2 周，通过集体唱歌、故事分享等方式增加老年人之间的熟悉度和信任度，提高老年人的人际交往意愿；第 3 周，通过人际交往技巧课堂、风雨同行游戏、沟通技巧视频观看及讨论等方式使小组成员正确认识和运用交往技巧，缓解人际冲突；第 4 周，通过玩“笑口常开”游戏、鼓励小组成员分享引以为傲的事迹等方式，增强老年人与他人交往的信心和主动性；第 5 周，通过引以为傲事迹回忆和分享、社交礼仪情景剧等方式增强老年人的自信心，能够欣赏和赞美他人，增强社交能力；第 6 周，带领老年人回顾前 5 次活动，鼓励其分享感受，合理处理老年人的离别情绪。小组工作干预结束后，老年人之间的互动情况由沉默被动变为了积极主动，小组氛围更加和谐，老年人的人际关系困扰程度减轻，提示小组工作方式介入干预有助于提高老年人的人际交往能力。

4. 社会支持干预 奥地利学者针对社区老年人开展了一项为期 12 周的包含社会支持、营养支持及体能训练的干预计划。其中，社会支持维度的干预措施主要是增加老年人的社会接触，通过志愿者每周拜访老年人 2 次的形式，为其提供聊天、散步、兴趣爱好分享和认知训练等服务。干预结束后，老年人的衰弱指数平均得分由 2.8 分降至 2.4 分，表明包含社会支持在内的干预措施可改善老年人的衰弱状态。我国学者针对农村空巢老年人开展了一项以健康促进为主的社会支持干预研究。具体内容如下：①健康教育，志愿者采取“一对一入户”的方式对老年人进行健康知识宣传教育，包括疾病的预防与护理、心理问题的预防及处理、饮食结构、运动锻炼及社会参与等相关知识；②志愿者为老年人提供健康咨询、为其测量血压或为其做一些力所能及的事情。通过为期 10 周，每周 1 次，每次 1.5 小时的健康促进干预后，干预组老年人的 UCLA 孤独量表（UCLA loneliness scale，UCLA-LS）平均得分由（49.17±4.32）分降至（42.91±7.16）分，老年抑郁评估量表（GDS-30）平均得分从（19.60±1.42）分降至（18.37±2.21）分，干预组老年人各指标的变化显著优于对照组；以上表明由志愿者提供的、以健康促进为主的社会支持干预能显著改善农村空巢老年人的抑郁和孤独情绪。

综上所述，基于小组工作或个案工作方式的社会支持干预，包括社会支持干预在内的健康干预计划有助于提高老年人的社会支持水平，缓解其负性情绪，在一定程度上有助于改善老年人的社会衰弱状况。基于上述提高老年人社会支持的具体干预措施，并结合老年人的社会衰弱具体情况，制订有针对性的社会衰弱干预方案，可为老年人社会衰弱的干预研究提供更多实践参考。

（二）社会支持联合家庭支持干预

家庭支持是家庭成员之间提供的情感、物质、信息和功能性帮助，有助于提升老年人的生活满意度。社会支持联合家庭支持干预可从多个方面改善老年人的身心健康状况和提高生活质量，在一定程度上有助于改善老年人的社会衰弱程度。

我国学者针对社区空巢失能老年人开展了一项为期 6 个月的家庭支持联合社会支持干预研究。具体内容如下：①在社会层面，由志愿者及社区服务人员采取入户或集中干预的形式，为老年人提供日常生活支持（如帮助处理个人卫生、指导饮食、提供代办服务等）、环境安全支持（如居家环境安全、用电防火安全、衣着安全及用药安全等）、医疗保健支持（如讲解疾病保健知识、陪同就医、定期开展免费健康体检等）、精神慰藉支持（如提供陪同聊天和纾解情绪服务、提供休闲娱乐场所及设施、举办文娱活动、居委会人员节假日上门探望等）等服务。②在家庭层面，建立空巢老人子女聊天群并向其推送空巢老人家庭支持相关健康教育，根据同城和异地子女的不同情况制订与父母通电话及探望制度，或委托当地亲属定期看望老人。干预结束后，老年人的家庭支持量表（perceived social support from family scale，PSS-Fa）平均得分由（5.52±1.69）分提高至（9.16±0.93）分，社会支持评定量表（social support revalued scale，SSRS）平均得分由（21.04±2.56）分提高至（32.18±2.29）分，UCLA-LS 平均得分由（48.12±7.21）分降至（34.94±4.13）分，干预组老年人各指标的变化显著优于对照组；以上表明家庭支持联合社会支持干预可有效提高老年人的家庭和社会支持水平，减少其孤独感。

综上，社会支持联合家庭支持有助于提高空巢老人的家庭支持和社会支持水平，缓解其孤独情绪，在一定程度上有助于改善老年人的社会衰弱状况。可结合老年人的社会衰弱具体情况，基于上述提高老年人家庭支持的具体措施，将家庭支持和社会支持结合起来，为老年人社会衰弱的干预研究提供更多实践参考。

（三）智能技术干预

智能技术干预是指利用智能化技术手段，如大数据、人工智能、机器学习等，对特定问题或领域进行有针对性的干预，以实现改善、优化或治疗的目的。智能技术干预通过人工智能、社交媒体平台、智能教育平台、在线社区及数字化活动等方式，可有效促进老年人的社会参与，提升其社会功能和生活质量，在一定程度上有助于减轻老年人的社会衰弱程度。

以色列学者针对养老机构老年人开展了一项为期 15 周的计算机和互联网操作课程的干预研究。由志愿者为老年人开展计算机操作与互联网应用技能培训，内容涵盖电子邮件管理、网站利用及论坛和虚拟社区参与等方面。干预结束后，干预组老年人的 UCLA-LS 平均得分由（42.56±12.32）分降至（35.51±11.27）分，抑郁形容词检查表（depressive adjective checklist，DACL）平均得分由（11.75±7.69）分降至（8.88±7.20）分，生活满意度量表（life satisfaction scale，LSS）平均得分由（21.75±7.44）分提高至（24.88±6.79）分，干预组老年人各指标的变化显著优于对照组；表明计算机及互联网的使用有助于改善老年人的孤独和抑郁情绪，提高其生活满意度。

美国学者针对养老机构老年人开展了一项为期 5 个月的互联网培训研究。具体内容如下：①互联网使用培训，最开始的 2 周内，老年人接受 6 节课共 9 小时的互联网培训，内容包括基本的计算机操作、电子邮件的使用和互联网查询。②互联网使用实践，2 周后，老年人自行使用计算机；计算机使用困难者每周可接受由计算机培训师提供的帮助。干预结束后，干预组老年人 UCLA-LS 和 CES-D 平均得分均下降了 1.00 分，干预组老年人各指标的变化显著优于对照组；表明互联网的使用可缓解养老机构老年人的孤独和抑郁情绪。

我国学者针对孤独感较重的老年人实施了一项为期 5 周的社交媒体使用干预研究。具体内容如下：在干预初期（第 1～2 周），每周为老年人提供 1 次集体授课，详细介绍微信的各项功能，包括添加好友、文字聊天、语音聊天、视频电话、表情包、朋友圈、微信公众号等，每次 10～15 分钟，每次讲授结束后提供答疑服务；在干预后期（第 3～5 周），采用一对一讲解的方式，每周对老年人进行 1 次巩固教学，每次 10 分钟，每次巩固教学后提供答疑服务。干预结束后，干预组老年人的 UCLA-LS 平均得分由（20.57±1.81）分降至（16.86±2.01）分，社会支持利用度平均得分由（4.14±0.90）分增至（7.14±1.86）分，干预组老年人各指标的变化显著优于对照组；表明社交媒体有助于改善老年人孤独感，提高老年人的社会支持水平。

综上所述，有关智能技术的多种干预措施有助于改善老年人的孤独及抑郁情绪，提高其社会支持水平，提升其生活满意度，这在一定程度上有助于改善老年人的社会衰弱状况。针对改善老年人社会衰弱状态的干预研究，可从增加老年人的社交媒体使用方面进行干预方案的设计，为老年人社会衰弱的干预研究提供更多有效途径。

（罗玥琛）

第四节　老年人口腔衰弱预防与干预措施

实施有效的口腔衰弱预防和干预管理对延缓老年人口腔衰弱，减少不良健康结局有重要意义。本节将介绍常见的口腔衰弱预防措施，以及口腔功能训练、综合干预、基于口腔卫生士的口腔健康管理、多学科口腔健康管理等口腔衰弱的干预措施，为相关专业人员开展老年人口腔衰弱的预防和干预管理提供参考。

一、常见的老年人口腔衰弱预防措施

（一）口腔健康教育

口腔健康教育是预防与控制口腔疾病、维护口腔健康的重要措施。通过不同形式的口腔健康教育，可以增强老年人主动维护口腔健康的意识，促进其口腔健康行为养成，预防口腔衰弱发生。

1. 口腔健康教育形式及途径　口腔健康教育形式主要有线上和线下 2 种。线上形式主要通过多媒体途径进行口腔健康教育。例如，通过电视和广播播放口腔健康知识宣传片或公益广告，或通过社交媒体平台（如微信公众号、医院健康教育平台等）推送相关科普文章或视频，提高老年人对口腔健康的认识。线下形式主要为发放纸质宣传资料和开展社区宣传活动。例如，为老年人发放口腔健康宣传手册、举办口腔健康知识讲座、组织口腔检查义诊活动、提供免费口腔问题咨询服务及组织口腔健康知识竞赛等，加深老年人对口腔健康知识的理解，促进其口腔健康行为养成。

2. 口腔健康教育内容

（1）普及口腔健康标准：向老年人普及口腔健康标准有助于提升他们对自身口腔健康状况的认识，及早针对口腔问题采取预防保健措施。1981 年，世界卫生组织制定的口腔健康 5 项标准包括：①牙齿清洁；②无龋洞；③无疼痛感；④牙龈颜色正常；⑤无出血现象。2016 年，国内学者根据我国第四次全国口腔健康流行病学调查结果，在考虑口腔健康与全身健康的关系及长远口腔卫生保健目标的基础上，提出了我国老年人口腔健康的 10 项标准：①牙齿清洁；②无龋洞；③无疼痛感；④牙齿和牙龈颜色正常；⑤无出血现象；⑥牙齿排列整齐；⑦不塞牙；⑧无缺牙；⑨咬合舒适；⑩无口臭。

（2）纠正错误的口腔保健观念：部分老年人在口腔保健上存在一些错误观念，如“人老了，牙齿会逐渐松动脱落，老掉牙是正常现象”“只漱口就行了，不用刷牙”“为了把牙齿刷干净，使劲刷”等。这些错误观念导致老年人口腔就医延迟，易引发多种口腔问题，口腔健康状况恶化，甚至发展为口腔衰弱的严重阶段。因此，需要向老年人推广正确的口腔保健知识，纠正老年人口腔保健的错误观念，使其采取口腔健康保健行为，维护口腔健康。

（3）普及口腔保健核心知识：向老年人普及口腔保健核心知识是提高老年人口腔健康素养、促进其口腔健康行为、预防口腔健康问题的重要方式，有助于延缓口腔衰弱发生。老年人口腔保健核心知识包括：①至少保持 20 颗有功能的牙齿；②坚持早晚刷牙，使用牙间隙清洁工具；③每天彻底清洁义齿，包括种植牙、固定义齿或活动义齿；④局部用氟，预防根面龋；⑤关注牙齿松动，预防牙周疾病；⑥及时拔除残根残冠及修复缺失牙；⑦关注口腔黏膜变化，防止发生口腔癌；⑧每年至少进行 1 次口腔检查和洁牙；⑨如有口腔问题，及时就医。

（4）口腔护理与口腔就诊指导：有效的口腔护理指导有助于预防口腔疾病，延缓口腔衰弱发生。应对老年人及其照护者进行全面的口腔清洁指导，包括口腔清洁工具（如牙刷、牙膏、牙线等）的选择、清洁时机及频率、清洁方法等。此外，指导老年人定期到专业医疗机构就诊，有助于发现潜在口腔问题，并及时进行治疗。建议老年人每 3 个月或每年进行 1 次口腔检查；牙周疾病患者在治疗后应每 3 个月接受 1 次检查；种植牙患者应在修复后的第 1 个月、第 3 个月和第 6 个月进行检查。

（二）饮食习惯的调整

1. 减少高糖及高酸性食物摄入　高糖食物易增加龋齿和牙周疾病的发生风险；高酸性食物易腐蚀牙齿，导致牙齿变脆、易碎、易裂，损害口腔健康。因此，老年人应控制甜食摄入，如糖果、蛋糕等，尽量选择低糖或无糖的食物，如无糖酸奶、无糖蛋糕等；避免饮用碳酸饮料；多食用碱性食物，如水果、蔬菜等，以中和酸性物质，保护牙齿。

2. 均衡饮食与营养摄入　均衡饮食有助于保证营养素摄入，维持老年人的口腔健康，预防口腔衰弱发生。老年人应在日常饮食中遵循饮食多样化原则，摄入不同类型的食物，包括谷类、蔬菜、水果、肉类、蛋类、奶类等，并注重食物的合理搭配，以确保机体获得所需的各种营养素。在此基础上，还应摄入对口腔健康有益的营养素，如维生素 C、维生素 D、钙、磷等。其中，维生素 C 有助于维护牙龈健康，预防牙龈出血，其食物来源包括柑橘类水果、草莓、猕猴桃、番茄和新鲜蔬菜等。维生素 D 可促进钙吸收，维持牙齿结构，其食物来源包括奶制品、绿叶蔬菜、鱼类及蛋类等。磷与钙可协同作用，共同维护牙齿和骨骼的健康，磷的主要食物来源包括坚果、全谷物、肉类和鱼类等；钙的食物来源主要包括奶制品、豆制品、肉类和蛋类等。

3. 其他　建议老年人每天摄入足量的水分，以冲刷口腔中的食物残渣和细菌，减少牙菌斑形成；饮水可保持口腔湿润，中和口腔中的酸性物质，防止牙齿脱矿和龋齿发生。指导老年人戒烟，减少尼古丁和焦油对牙龈的影响，防止牙龈退缩和免疫功能减退，从而降低牙周疾病和口腔癌的发生风险。老年人应避免食用槟榔。槟榔是一种对口腔有害的刺激性物质，咀嚼槟榔容易导致口腔黏膜损伤，长期食用槟榔增加患口腔癌的风险。

（三）药物预防

某些药物可通过抑制慢性炎症反应或延缓骨质吸收而改善口腔功能，预防口腔衰弱发生。葡萄糖酸氯己定能有效减少牙周炎和牙菌斑形成，预防口腔衰弱发生。葡萄糖酸氯己定常用的浓度范围为 0.12%～0.20%，可作为漱口水使用。桑椹提取物含有多种活性物质，如花青素、黄酮、鞣酸、维生素 C、维生素 E、矿物质和氨基酸等，有助于抗氧化、抗炎及促进免疫，并保持牙齿坚固和预防牙齿脱落。研究表明，持续口服桑椹糖浆 15 天（每次 5ml，3 次/天）可显著改善老年人的口腔干燥状况，减少口腔黏膜炎发生。氟化物可降低老年人龋齿患病率，预防口腔衰弱发生。建议每天至少使用 2 次含氟量达 0.135%的牙膏，或使用含氟量高达 2.26%的氟化物涂料进行牙齿局部涂抹。此外，维生素 D 和钙剂有助于减少牙齿脱落风险和牙槽骨吸收，预防口腔衰弱发生。但需要注意，钙剂与维生素 D 联合使用可能增加肾结石风险，因此在补充期间需要定期监测血钙和尿钙水平。

二、常见的老年人口腔衰弱干预措施

（一）口腔运动干预

口腔运动干预是预防和延缓口腔衰弱的重要方法。特定的口腔功能训练如咀嚼、吞咽、口唇闭合和舌头活动等可增强口腔肌肉的力量和灵活性，提升口腔肌肉协调性，提高吞咽效率，降低误吸风险，维持和改善口腔功能，减少口腔衰弱发生。

1. 口腔运动干预形式和内容 口腔运动的干预形式主要包括张口训练、舌头训练、舌压训练、咀嚼训练、韵律训练、面部肌肉训练及唾液腺按摩等。在实际干预过程中，学者常根据老年人的实际情况选择 2 种或多种口腔训练形式进行干预。不同形式的口腔训练在训练时间、频次及周期上有差异。

（1）张口训练（mouth-opening exercise）：是一种针对颞下颌关节及咀嚼肌群的康复或预防性训练。通过反复的肌肉伸展，增强关节活动度，并预防张口受限，从而维持并改善口腔功能。在训练时，让老年人尽可能张开口，并保持这一姿势 10 秒，然后放松休息 10 秒。每次进行 5 组重复练习，每天早晚各训练 2 次，持续 12 周。

（2）舌头训练（tongue exercise）：是一种通过增强舌部肌肉力量、灵活性和协调性改善吞咽、发音及咀嚼等口腔功能的康复练习。训练内容如下：①舌头旋转训练，尽量伸出舌头，左右移动，转动舌头舔口腔周围；伸出舌头，上下移动，舔鼻子和下颌。②推舌运动，将舌尖尽力推出唇外，保持拉伸状态或用舌头交替推左右脸颊。每次舌头训练时间应≥10 秒，每天练习 3～5 次，持续 3～8 个月。

（3）舌压训练（tongue pressure training）：是一种通过舌头对抗外来压力以增强舌部肌肉力量和耐力的训练方式，通常需要借助特定设备（如硅胶舌头等）进行辅助练习。将硅胶舌头推向口腔硬腭，直到硬腭施加的压力将硅胶舌头压缩变形后，松开硅胶舌头，使其恢复原状。反复练习 5 次为 1 组，每天≥3 组，持续 12 周。

（4）咀嚼训练（masticatory training）：是一种旨在增强咀嚼肌力量和协调性的抗阻训练方式，通常针对下颌、口唇及舌头等与咀嚼和吞咽相关的肌群，有助于提高咀嚼效率和改善吞咽功能。建议每天早晨和晚上保持站立姿势在口腔两侧均匀交替地咀嚼口香糖，每次咀嚼 5～10 分钟，持续 12 周。

（5）韵律训练（prosodic training）：是一种专门针对语言节奏和节拍的训练方法，旨在提升个体的语言能力。训练的核心内容是通过口唇、舌尖和舌背发出简单音节，如/ma/、/ba/、/ta/、/te/、/ka/等，这些音节任意组合形成音节链。通常会向老年人提供 10 个无意义单词，每个单词由 3 个音节组成，改变其中任意 2 个音节，可形成更丰富的音节链。音节链的设计旨在最大程度增强口唇和舌头的运动能力，要求发音快速、清晰且声音洪亮。建议老年人每天在早餐和午餐前进行韵律训练，每次练习 5 组音节链，持续 12 周。

（6）面部肌肉训练（facial muscle exercise）：是一种旨在增强口腔及面部肌肉力量和灵活性的康复训练方法，有助于改善口腔运动功能，促进咀嚼、吞咽及发音的协调性。可通过以下动作进行训练：①双眼紧闭，目光自然下垂，双唇紧闭，嘴角轻微上扬，做出微笑表情；②睁大双眼，眼睛向上看，同时尽可能张大口；③紧闭口唇，向面颊充气，向左和向右移动面颊。每天重复以上 3 组动作≥3 次，持续训练 3～8 个月。

（7）唾液腺按摩（salivary gland massage）：是一种通过物理手法对唾液腺进行按摩的被动运动，旨在刺激唾液分泌，预防牙周疾病和改善口腔健康。按摩唾液腺主要包括：①腮腺，将示指至小指的四指放在面颊上，将上磨牙区由后向前翻转，重复 10 次为 1 组；②舌下腺，用双手拇指从下颌正下方缓慢向上推压舌头，重复 10 次为 1 组；③下颌下腺，用拇指按压下颌内侧软部，从耳下到下颌尖，依次按压 4～5 个区域，重复 5 次为 1 组。以上 3 种动作每周进行 2～3 次，持续 3～8 个月。

（8）其他训练方式：也有研究采用了发音训练和吞咽训练。①发音训练（pronunciation training）：可改善老年人的发音能力，提高发音的准确性、清晰度和流畅性。主要通过重复发音的形式进行训练，也可通过声音模仿、语言学习、唱歌等方式进行训练。指导老年人进行重复发音训练时，嘱老年人保持张口姿势，大声发出/pa/、/ta/、/ka/、/ra/等声音，每次重复练习 3 组，每周练习 2 次，持续 8 个月。②吞咽训练（swallowing exercise）：可增强老年人吞咽肌的肌肉力量和吞咽协调性。指导老年人屏住呼吸，重复进行至少 3 次吞咽动作训练，每周进行 2 次吞咽训练，持续 8 个月。

2. 口腔衰弱老年人口腔运动干预注意事项

（1）根据老年人的口腔功能状况、体力和健康水平，制订适合的训练计划。

（2）在开始训练之前，最好咨询口腔医生或康复治疗师的建议。训练时应在专业人士的指导下进行，确保动作正确执行，避免不当姿势造成肌肉损伤或影响训练效果。必要时可借助镜子进行自我监督，以确保训练的安全性和有效性。

（3）训练强度和次数应逐步增加，避免突然增加运动负荷，导致口腔或面部肌肉疲劳。

（4）在训练过程中注意适当休息，避免长时间连续训练。同时密切关注口腔、面部和下颌关节的反应，若出现疼痛、肌肉痉挛或其他不适症状，应暂停训练并及时咨询专业医生或康复治疗师。

（5）定期检查口腔运动干预的效果，并根据效果调整训练计划，确保训练持续有效。

3. 口腔衰弱老年人口腔运动干预效果评价常用指标

（1）口腔衰弱状况：使用口腔衰弱筛查指标-6、口腔衰弱筛查指标-8 及其他口腔衰弱评估工具评估口腔衰弱状况，具体内容详见第三章第四节。

（2）咀嚼功能（masticatory function）：可通过以下方式评价。①嘱被试者咀嚼专用测试软糖或果冻 20 秒，并与 10ml 水一同吐出，使用血糖传感器测量吐出物中的葡萄糖浓度，葡萄糖水平＜100mg/dl 提示咀嚼能力下降；②嘱被试者咀嚼特定的木糖醇口香糖 1 分钟，将咀嚼后口香糖的变色情况与 5 级颜色图（由浅到深的 5 个颜色）进行对比，颜色越深，表明咀嚼功能越好；③嘱被试者咀嚼 2 个不同颜色（红色和绿色）的蜡块，使用相机将咀嚼后的蜡块在同等照明条件下拍照，将照片导入图像分析仪以计算混合能力指数（mixing ability index，MAI），MAI 得分范围为 0～100 分，得分越高表明咀嚼功能越好。

（3）吞咽功能（swallowing function）：常采用反复唾液吞咽测试（repetitive saliva swallowing test，RSST）评估吞咽功能。具体评估方法：嘱被试者保持坐直姿势，颈部轻微前屈，做持续吞咽动作，评估者将手指置于喉头突出部位以监测喉部运动，记录被试者 30 秒内的吞咽次数，＜3 次判定为吞咽功能差。

（4）口腔发音技能（articulatory oral motor skill）：常采用口腔轮替运动评估口腔发音技能。具体评估方法：嘱被试者尽可能多地说出音节/pa/、/ta/或/ka/，每个音节持续 5 秒，评估者使用计数器记录每个单音节的重复次数，如果 1 个或多个单音节的重复次数＜6.0 次/秒，则表明口腔发音技能不佳。

（5）咬合力（occlusal force）：常通过压力指示膜评估咬合力。具体方法：嘱被试者咬紧压力指示膜 3 秒，使用特定分析软件测量压力指示膜上变色的面积，并计算咬合力。

（6）舌压（tongue pressure）：需要使用舌压测量装置测量舌压。具体方法：将舌压传感器球囊探头连接到舌压数字计，并将其放置在舌背表面；嘱被试者用最大舌力向上压向硬腭，并保持 7 秒。记录舌压数字计所显示的最大数值，舌压＜30.0kPa 提示舌压低。

（7）唾液分泌速率（salivary flow rate）：包括静息唾液分泌量和刺激性唾液分泌量。①静息唾液分泌量：采用口腔 Schirmer 试验（oral Schirmer test）评估。将 Schirmer 测试纸置于下颌牙龈颊褶处，嘱被试者闭口，在 1 分钟和 3 分钟时测量唾液渗入的长度（mm）。②刺激性唾液分泌量：采用刺激性唾液分泌测试（secretion of stimulated saliva）评估。嘱被试者咀嚼石蜡 1 分钟后吞下唾液，继续咀嚼 4 分钟，并将产生的唾液吐入消毒的试管；通过测量 4 分钟内唾液量，计算每分钟分泌量。

4. 口腔衰弱老年人口腔运动干预应用现状　日本学者针对社区老年人开展了一项为期 12 周的口腔衰弱干预计划。其中，对照组老年人不进行口腔功能锻炼，干预组老年人进行口腔功能锻炼，内容包括舌压训练（5 组/次，3 次/天）、咀嚼训练（早晚各咀嚼口香糖 5 分钟）、张口训练（5 组/次，早晚各 1 次）、韵律训练（5 组/次，早餐和午餐前各 1 次）、面部肌肉体操（≥3 次/天）等。干预 12 周后，干预组老年人的口腔轮替运动/pa/和/ta/发音次数分别为 5.8 次和 5.6 次，舌压从 24.7kPa 增至 30.9kPa，咀嚼专用测试软糖或果冻的洗脱葡萄糖浓度从 125.0mmol/L 增至 130.0mmol/L，这些指标的变化均显著优于对照组，表明口腔功能训练有助于改善老年人的口腔发音技能、舌压及咀嚼功能。此外，在干预结束后自愿接受 12 周额外口腔功能锻炼的老年人中，其口腔衰弱评分由干预前的 3.0 分降至 2.0 分，表明该口腔衰弱干预计划能有效改善老年人的口腔衰弱状态。

韩国学者以社区老年人为研究对象进行了一项为期 11 周的口腔运动干预研究（8 周干预期，3 周维持期），以检验单纯口腔功能锻炼（simple oral exercise，SOE）和单纯口腔运动联合嚼口香糖训练（chewing gum exercise with SOE，GOE）改善老年人口腔功能的情况。其中，SOE 组老年人每天进行 2 次简单的口腔功能锻炼，包括面部肌肉体操、咀嚼训练及吞咽训练，每种训练≥2 分钟；GOE 组老年人在接受简单口腔功能锻炼的基础上，每天咀嚼 2 次口香糖，每次咀嚼 10 分钟。干预 8 周后，接受 SOE 和 GOE 训练老年人的混合能力指数得分、咬合力、非刺激唾液分泌率和吞咽功能良好者比例均较基线时显著增加，而且 GOE 组老年人的混合能力指数得分（11.4 分）显著高于 SOE 组老年人（9.4 分），表明 SOE

和 GOE 能有效改善老年人的咀嚼功能和吞咽功能，且相较于 SOE，GOE 对老年人咀嚼功能的改善效果更显著。

我国学者针对社区日托中心的老年人开展了一项口腔功能锻炼计划，包括面部肌肉拉伸（3 组/次）、舌头训练（5 组/次）、吞咽训练（重复吞咽 3 次）、发音训练（3 组/次）及唾液腺按摩，每月进行 8 次口腔功能锻炼，为期 8 个月；干预结束后，老年人的主观吞咽困难发生率、口干发生率和进食呛咳率均较基线水平有所下降；反复唾液吞咽测试次数、口腔轮替运动音节重复次数均较基线水平显著增加，表明口腔功能锻炼有助于改善老年人的吞咽功能和发音技能。

（二）综合干预

老年人口腔衰弱可引发饮食结构改变，导致咀嚼肌功能下降和躯体功能下降，形成恶性循环。日本学者针对社区老年人开展了一项为期 12 周的综合干预计划；干预组老年人接受综合干预，包括口腔功能运动锻炼、小组体育锻炼和午餐聚会，对照组老年人仅进行体育锻炼。干预后，干预组老年人的舌压、口腔发音技能、咀嚼功能和机体功能（BMI、体脂率、步速等）均较干预前得到显著改善；干预组老年人的舌压显著高于对照组老年人，体脂率及计时起立-行走测试时间显著低于对照组老年人，表明综合干预计划有助于改善老年人的口腔功能和身体状况。

1. 综合干预方案内容

（1）口腔功能运动锻炼：包括舌压训练、舌头训练及吞咽训练（具体内容详见本节中“口腔运动干预”部分）。以上 3 种训练，每种训练重复 5 组为 1 次，2 次/天，3 天/周。

（2）小组体育锻炼：①椅子锻炼，嘱老年人坐在椅子上，进行踏步练习、反复抬足尖和足跟、反复抬膝和伸膝、肩关节外旋和下蹲；②站立锻炼，嘱老年人在单腿站立的同时进行重心转移及身体和手臂伸展。2 种锻炼形式均＞10 分/次，2 次/周。

（3）午餐聚会：主要通过向老年人提供特定的午餐，深化其对膳食构成和均衡性的认知。每份午餐含煮熟的米饭、一道主菜及两道配菜。食物配置考虑了咀嚼负荷与营养标准。每种类型的午餐提供 2 次后进行更换，确保老年人能够享受到多样化的膳食体验，但食物配置原则仍保持不变。老年人每周参加 2 次体育锻炼后，进行 1 次午餐聚会。

1）咀嚼负荷：①选用质地较硬或富含咀嚼感的食材；②将食材切割成较大块状；③缩短蔬菜（尤其是根茎类蔬菜）的烹饪时间，以保留其原有质地；④减少用水量，以保持食材的原有风味与口感。

2）营养标准设定：参照 70 岁以上男性的膳食参考摄入量，确保每份食物的热量＞600kcal、蛋白质≥25g、维生素 D≥2.75μg 及钠含量＜2.5g。

2. 口腔衰弱老年人综合干预效果评价常用指标

（1）口腔功能：①咀嚼功能，使用专用测试软糖或果冻评估；②口腔发音技能，采用 ODK 评估；③咬合力和舌压。具体评估内容详见本节“口腔运动干预”部分。

（2）身体成分：使用 BMI、骨骼肌质量（skeletal muscle mass，SMM）和体脂率等评价。其中，骨骼肌指数（skeletal muscle mass index，SMI）可通过生物电阻抗分析仪测量；体脂率是被试者身体脂肪量与总体重（kg）的比值。

（3）体能状况：使用握力、步行速度、计时起立-行走测试等指标评价老年人的体能状况，具体内容详见第四章第一节。

（三）基于口腔卫生士的口腔健康管理

口腔卫生士（dental hygienist）是满足口腔保健需求、提供口腔保健服务的口腔健康专业人员，在口腔疾病预防和治疗过程中发挥着重要作用。日本学者针对医院康复老年人开展了一项基于口腔卫生士的口腔健康管理干预研究，由口腔卫生士在老年人住院期间为其提供 2 次或 2 次以上的口腔健康筛查与评估、口腔健康指导（如口腔健康知识、口腔卫生策略等）、口腔治疗（如牙结石清除、舌苔清洁、义齿清洁等）、口腔和吞咽困难康复指导（如食物吞咽练习、口腔器官相关肌肉训练等）。干预结束后（即患者出院时），老年人的口腔卫生状况、吞咽功能及营养状况均较入院时有所改善，表明基于口腔卫生士的口腔健康管理有助于改善老年人的口腔功能和躯体状况。

（四）多学科团队的口腔健康管理

口腔衰弱表现为口腔功能退化，对全身健康产生不良影响。口腔专科医生通常侧重于口腔疾病的诊断和治疗，可能忽视老年人的整体健康状况；而护理人员和内科医师在应对老年人口腔问题时也面临一些挑战。因此，由口腔专科医生、护理人员、营养师、康复治疗师、语言病理学家等组成的多学科团队能够从多个视角协作，促进口腔健康管理与整体健康管理整合，为老年人提供更加全面的口腔与健康管理方案。日本的一项研究成立了由营养师、康复治疗师及专业口腔保健人员组成的多学科口腔健康管理团队，为社区老年人提供为期 3 个月的口腔健康管理。具体干预内容如下：①营养指导，如健康饮食、脱水预防知识和烹饪实践指导；②体育锻炼，如膝关节伸展运动、膝关节抬高运动、单腿站立运动和踮脚尖运动等；③口腔健康指导，如口腔健康知识和口腔功能锻炼指导。干预后，老年人的反复唾液吞咽测试次数、口腔发音重复率和平均握力均增加，表明多学科口腔健康管理有助于改善老年人的吞咽功能、发音技能和机体功能。

（吕晓强）

第五节　老年人衰弱干预策略的探索与实践

运动干预是改善老年人衰弱状态的有效手段，本节将介绍社区老年糖尿病合并衰弱前期患者的运动干预方案构建的研究实例，旨在为该人群运动干预方案的制订提供参考，同时也为相关专业人员开展老年人衰弱干预实践和研究提供借鉴。

一、研究背景简介

衰弱是一种常见的老年综合征，可增加老年人不良健康结局的风险。《“十四五”健康老龄化规划》指出，针对导致老年人失能的高风险因素，如衰弱、肌少症等，实施积极预防与干预。衰弱前期（pre-frailty）是衰弱的前驱期，是介于健康与衰弱的中间过渡阶段，易发展为衰弱。研究表明，衰弱前期可增加老年人跌倒、失能等不良健康结局的易感性。衰弱与糖尿病具有共同的潜在病理生理机制，已成为糖尿病的第三类并发症。一项系统评价显示，社区老年糖尿病患者衰弱的发生率为 20.1%，而衰弱前期的发生率高达 49.1%。衰弱前期如不及时干预，可进一步发展为衰弱。衰弱前期具有可逆性，其恢复至健康状态的可能性较衰弱期大。在老年糖尿病患者处于衰弱前期这一阶段进行有效干预，将有助于提高衰弱前期逆转的可能性，避免进一步发展为衰弱状态，进而改善患者的健康状态和不良健康结局。

现有证据表明，运动干预是改善老年人衰弱状态的主要手段；衰弱前期老年人的运动干预效果显著高于衰弱老年人。目前有关老年糖尿病合并衰弱患者的运动干预研究相对较少，干预对象多为老年糖尿病合并衰弱和衰弱前期的患者，常用的运动形式为抗阻运动和多组分运动，不同研究间运动干预的频率、强度和持续时间差异较大。也有研究采用运动干预联合其他干预，如营养干预、健康教育和认知训练等。这些研究均能在一定程度上改善老年糖尿病患者的衰弱状态和躯体功能。但大多数运动干预方案的构建缺乏相关理论指导，有关老年糖尿病合并衰弱前期患者的运动干预相对较少。鉴于在衰弱前期进行运动干预可能会取得更好的干预效果，应探索适合社区老年糖尿病合并衰弱前期患者的运动干预方案。

二、研 究 目 的

本研究基于能力、机会、动机-行为（capacity，opportunity，motivation-behavior，COM-B）模型，构建社区老年糖尿病合并衰弱前期患者的运动干预方案，并评价干预方案的适用性，旨在改善该人群的健康状态，为开展有效的社区老年糖尿病患者衰弱干预管理提供参考。

三、研究理论基础简介

能力、机会、动机-行为（COM-B）模型是一种行为改变模型，该模型认为能力、机会及动机会影响个体行为的改变。①能力：指个体参与行为改变所需的能力，包括身体能力（技能）和心理能力（知识）；②机会：指促进个体行为改变的外部因素，包括社会机会（社会影响）和物理机会（资源）；③动机：指激励个体行为改变的信念，包括自发动机和反思动机。COM-B 模型考虑了个体行为产生的内外部原因，可为干预研究的设计和实施提供科学的理论依据，已被应用于患者体力活动、自我护理等健康行为改变的干预研究中，并取得了较好的效果。因此，本研究拟以 COM-B 模型为理论框架，从能力、机会、动机 3 个维度出发，构建社区老年糖尿病合并衰弱前期患者的运动干预方案。

四、研究方法和结果简介

（一）运动干预方案构建

1. 衰弱前期老年人运动干预证据总结 根据 PIPOST 模型构建循证问题：①目标人群（papulation），衰弱前期老年人；②干预措施（intervention），运动干预；③证据应用人员（professional），医护人员；④结局指标（outcome），衰弱、躯体功能、生活质量等；⑤证据应用场所（setting），医院、社区、养老院等；⑥证据类型（type），临床实践指南、专家共识、证据总结和系统评价。

（1）检索策略：检索 JBI 循证卫生保健中心数据库、BMJ Best Practice、国际指南协作网、PubMed、中国知网、万方数据库、医脉通等，检索时限为建库至 2023 年 12 月。英文检索词为 frail、prefrail、exercise、physical activity 等；中文检索词为衰弱、衰弱前期、运动、锻炼等。

（2）文献纳入和排除标准

1）纳入标准：①研究对象，年龄≥60 岁，处于衰弱前期；②研究内容，运动干预；③证据类型，公开发表的临床指南、专家共识、证据总结及系统评价；④文献语言，中文或英文。

2）排除标准：①信息不全、重复发表、无法获取全文的文献；②指南解读、系统评价计划书、会议摘要等；③文献质量评价低的文献。

（3）文献质量评价：指南采用临床指南研究与评价工具Ⅱ进行质量评价；专家共识和系统评价采用 JBI 循证卫生保健中心对应的评价标准（2016 年）进行质量评价；证据总结通过追溯其所依据的原始文献，根据文献类型选择相应工具进行质量评价。

（4）证据提取和整合：双人按照预先设计的表格独立提取文献资料并汇总。采用 2014 年版 JBI 循证卫生保健中心证据分级系统对证据进行分级，共分为 5 个等级（1～5 级）。1 级为随机对照试验（randomized controlled trial，RCT）或实验性研究，2 级为类实验性研究，3 级为观察性分析研究，4 级为观察性描述研究，5 级为专家意见或基础研究。此外，使用字母 A、B、C 分别表示不同的研究设计严谨性级别，其中 A 级为多项 RCT 的系统评价，B 级为包含特定类型研究（如类实验研究或观察性研究）的系统评价，C 级为单独的研究，如单个 RCT 或类实验研究等。

（5）证据总结结果：共纳入 14 篇文献，包括 3 篇指南，1 篇专家共识，2 篇证据总结，8 篇系统评价；其中英文文献 11 篇，中文文献 3 篇。

1）文献质量评价：14 篇文献质量均较高，准予纳入。其中 2 篇指南为 A 级推荐，1 篇指南为 B 级推荐；1 篇专家共识的条目 6 评为“否”，其余条目评价均为“是”；2 篇证据总结纳入的证据源于 3 篇系统评价，文献整体质量较高；8 篇系统评价整体质量较高。

2）证据综合：形成运动评估、运动类型、运动频率和时间、运动强度和运动干预注意事项共 5 个方面、20 条证据内容。①运动评估：运动前评估老年人既往病史、当前健康状况、活动水平和预期运动强度（证据等级 5B）等；推荐应用 Borg 主观疲劳等级量表、六分钟步行试验等评估老年人的运动耐量，以协助制订个体化运动处方等（证据等级 5B）。②运动类型：建议衰弱前期老年人采用联合抗阻运动、有氧运动、平衡运动和柔韧运动的多组分运动（证据等级 1A）；抗阻运动可改善衰弱前期老年人的肌肉力量和体能，训练方式包括弹力带训练、哑铃训练等（证据等级 1C）；推荐衰弱前期老年人进行平衡训练，如侧向走、倒退走、直线行走、足跟行走、坐姿站立（证据等级 5B）等。③运动频率和时间：建议多组分运动 2～3 次/周，45～60 分/次，从每周 1～2 次逐渐增加至至少 3 次，逐渐增加运动时间（证据等级 1A）；建议多组分运动周期大于 12 周，提高运动干预效果（证据等级 1A）；建议每周进行至少 2 次抗阻运动，从 1～2 组开始，逐渐增加至 2～3 组，每组重复 8～12 次（证据等级 5B）等。④运动强度：多组分运动中的有氧运动强度应达到 Borg 主观疲劳等级量表的 12～14 级，抗阻运动强度应由 20%～30% 1RM 渐进增至 80% 1RM（证据等级 1A）等。⑤运动干预注意事项：建议制订个性化运动计划，监督运动计划，确保运动的安全性（证据等级 1A）；推荐对衰弱前期老年人实施基于家庭的运动干预（证据等级 1A）等。

2. 运动干预方案初稿构建 课题小组成员在衰弱前期老年人运动干预证据总结的基础上，以 COM-B 模型为理论指导框架，参考基于 COM-B 模型的干预研究文献，初步拟定社区老年糖尿病合并衰弱前期患者的运动干预方案。运动干预方案初稿包括心理能力、身体能力、物理机会、社会机会、自发动机、反思动机 6 个干预模块，每个模块设计相应的干预目的、干预措施、具体干预内容、干预形式和干预时间。

3. 运动干预方案终稿构建 基于前期构建的社区老年糖尿病合并衰弱前期患者的运动干预方案初稿，编制专家函询问卷，邀请相关领域专家对运动干预方案初稿进行修订，根据专家意见进行修改，确定干预方案终稿。

（1）专家函询方法与结果

1）专家纳入标准：具有 10 年以上老年慢性疾病管理、老年专科护理、社区护理等领域的工作经验；本科及以上学历；中级及以上技术职称；自愿参加本研究。

2）专家函询过程：采用电子邮件的方式发放专家函询问卷。根据专家意见对干预方案内容进行修改、删除和补充，形成下一轮专家函询问卷，专家意见趋于一致后结束函询。根据专家函询结果完善干预方案内容。

3）专家基本情况：共有 17 名专家参与了 2 轮专家函询。这 17 名专家来自重庆、黑龙江、辽宁、山东、广东、湖北、贵州、云南等省（市）的 12 所高等医学院校或医学院校附属教学医院，其中 2 名老年医学专家，4 名糖尿病护理专家，3 名老年护理专家，3 名社区护理专家，5 名慢性疾病健康管理专家。17 名专家中，1 名男性，16 名女性；年龄：30～40 岁 11 名，41～50 岁 4 名，>50 岁 2 名；工作年限：10～20 年 12 名，21～30 年 3 名，>30 年 2 名；学历：本科 9 名，硕士 2 名，博士 6 名；职称：中级 2 名，副高级 13 名，高级 2 名。

4）专家函询结果：2 轮函询问卷的有效回收率分别为 100%（17/17）和 88.24%（15/17），提出意见的专家分别为 11 名（64.71%）和 7 名（46.67%），表明专家参与函询的积极性较高。2 轮专家函询的权威系数分别为 0.98 和 0.90，专家权威程度较好。2 轮专家函询的主要修改意见及相应的修改情况见表 4-5 和表 4-6。

（2）确定干预方案终稿：基于文献研究和专家函询的结果，形成了包括心理能力、身体能力、物理机会、社会机会、自发动机、反思动机 6 个模块的干预方案终稿，设计了健康知识讲座、运动教学指导、提供运动资源、小组运动支持、专业运动督导、目标设立、榜样作用、奖品激励、目标评价、交流反思及总结回顾 11 条干预措施。干预形式有团体活动、个体运动和线上随访；其中团体活动为面对面的线下形式，每次时间为 45～50 分钟；个体运动为 12 周的多组分运动，第 1 部分包括抗阻运动、平衡运动和柔韧运动，第 2 部分为有氧运动，2 个部分在一天内不同时间段完成；线上随访通过微信平台开展。干预方案简介见表 4-7，多组分运动具体计划见表 4-8。

表 4-5　第一轮专家函询的主要修改意见及修改情况

专家意见	是否采纳	相应修改
1. 建议取消讲座中的知识考核形式，采取其他形式增加趣味性	采纳	将“知识考核”形式更改为“知识有奖竞答”形式，提升参与兴趣和积极性
2. 建议为老年人提供视频等其他类型资料，方便其学习	采纳	为老年人提供衰弱/运动相关科普视频及微信图文资料
3. 具体描述弹力带抗阻的重量	采纳	采用 10 磅/5kg 低阻力弹力带
4. 平衡运动的“单腿支撑”动作，跌倒风险较高，不建议采用	采纳	更改为“足尖足跟站立、串联站立、平衡跨步走”
5. 建议增加运动后量化评价，激励老人维持长期运动	采纳	增加老年人锻炼情况“运动周报”，通过微信群进行展示互动
6. 建议第 2 周的健康教育讲座内容以运动为重点	采纳	删除其他内容，重点讲解运动相关知识
7. 设计需要突出糖尿病患者运动的需求和特点，建议增加指导内容：糖尿病患者运动前的准备、运动中的安全保障等	采纳	在衰弱运动知识讲座部分，增加老年糖尿病患者运动的注意事项，如糖尿病运动准备、运动风险及安全保障等

表 4-6　第二轮专家函询的主要修改意见及修改情况

专家意见	是否采纳	相应修改
1. 建议讲座内容中展示老年人熟知的/身边的案例	采纳	在衰弱基本知识讲座部分，设计一则贴近老年人生活的衰弱运动干预故事
2. 建议每种运动都添加相应的运动技巧及注意事项讲解	采纳	实际运动示范和讲解时增加每种动作的要点和注意事项
3. 建议充分利用社区健身器材，向老年人讲解使用方法	采纳	在衰弱运动知识讲座部分，增加社区健身器材作用和使用方法介绍
4. 建议在运动干预前，根据老年人的身体情况制订运动目标；在后期的团体活动中评价和调整运动计划	采纳	在运动技能教学部分，增加设立运动分期目标，并定期评价目标完成情况，个性化调整运动计划

表 4-7　基于 COM-B 模型的多组分运动干预方案简介

干预模块	干预措施	干预目的	具体内容	干预形式	时间
能力					
心理能力	健康知识讲座	（1）强化衰弱知识，增强心理认知能力	（1）衰弱知识讲座：基本知识，有奖知识竞答，发放知识手册	团体活动 1	第 1 周
		（2）了解运动知识，提高心理应对能力	（2）运动知识讲座：运动知识，有奖知识竞答，分享运动视频和图文资料	团体活动 2	第 2 周

续表

干预模块	干预措施	干预目的	具体内容	干预形式	时间
身体能力	运动教学指导	（1）讲解运动技能，增强运动能力	（1）运动技能教学：讲解示范多组分运动要点，组建小组，分享教学视频	团体活动 3	第 3 周
		（2）指导合理运动，提升效果和安全	（2）运动计划讲解：讲解运动前期、中期、后期的运动计划	团体活动 3、4、5	第 3、6、11 周
机会					
物理机会	提供运动资源	提供坚持运动的支持性资源	提供运动器材与指导资料：低阻力弹力带，运动指导手册，运动监测日记	团体活动 3	第 3 周
社会机会	小组运动支持	形成运动支持环境，促进坚持运动	老年人完成 12 周的多组分运动任务，小组长监督打卡，小组成员相互提醒	个体运动	第 4～15 周
	专业运动督导	（1）线上形式激励坚持运动	（1）线上监督：建立微信运动打卡群，肯定努力，解决问题，展示运动周报	线上随访	第 4～15 周
		（2）线下指导强化运动行为坚持	（2）线下指导：检查运动日记，分析运动障碍因素，提出解决办法	团体互动 4、5、6	第 7、11、16 周
动机					
自发动机	目标设立	激励运动，强化目的动机	设立运动目标：制订运动前期、中期、后期目标	团体活动 3	第 3 周
	榜样作用	增强运动信心，强化自主动机	榜样经验分享：运动榜样分享运动获益和坚持运动的心得体会	团体活动 4	第 7 周
	奖品激励	激发运动积极情绪，促进自发动机	颁发运动奖状：根据老年人运动打卡情况，表扬和鼓励依从性好的老年人	团体互动 4、5、6	第 7、11、16 周
反思动机	目标评价	激发坚持运动的反思，增强运动效能	评价目标效果：自我评价运动目标完成情况，调整目标和计划	团体活动 4、5、6	第 7、11、16 周
	交流反思	促进自身反省，优化运动行为	引导运动反思：说出运动中存在的问题，交流改进方法	团体活动 5	第 11 周
	总结回顾	激励坚持运动，强化行为动机	总结运动全程：回顾全程，总结经验和感受，鼓励坚持运动	团体活动 6	第 16 周

表 4-8　多组分运动计划表

阶段	频率	时间	强度	周次
运动前期	3 次/周	第 1 部分（20 分钟）：抗阻运动 10 分钟，平衡运动 5 分钟，柔韧运动 5 分钟	有氧运动和抗阻运动：Borg 主观疲劳等级量表 12 级水平	第 4～7 周
		第 2 部分：不少于 20 分钟	平衡运动和柔韧运动：低强度开始，在自身耐受范围内	
运动中期	3 次/周	第 1 部分（25 分钟）：抗阻运动 12 分钟，平衡运动 7 分钟，柔韧运动 6 分钟	有氧运动和抗阻运动：Borg 主观疲劳等级量表 13 级水平	第 8～11 周
		第 2 部分：不少于 25 分钟	平衡运动和柔韧运动：自身耐受最大强度	
运动后期	3 次/周	第 1 部分（30 分钟）：抗阻运动 14 分钟，平衡运动 9 分钟，柔韧运动 7 分钟	有氧运动和抗阻运动：Borg 主观疲劳等级量表 14 级水平	第 12～15 周
		第 2 部分：不少于 30 分钟	平衡运动和柔韧运动：自身耐受最大强度	

（二）运动干预方案的初步应用

采用类实验的研究方法，通过自身前后对照试验初步应用运动干预方案。

1. 研究对象 于 2024 年 3～7 月，招募重庆市九龙坡区某社区卫生服务中心的老年糖尿病合并衰弱前期患者为研究对象。

（1）研究对象的纳入和排除标准

1）纳入标准：①符合 2019 年 WHO 糖尿病诊断标准，确诊时间≥6 个月；②年龄≥60 岁；③经 FFP 评估为衰弱前期的老年人；④在本社区内居住时间≥6 个月；⑤意识清楚，能独立回答问题，配合完成身体测试者；⑥知情同意，自愿参加本研究者。

2）排除标准：①有严重精神类疾病、严重认知障碍者；②近 6 个月住过院，接受过手术者；③有严重的呼吸、循环、消化等系统疾病，对运动不能耐受者；④有严重的颈椎病、腰椎间盘突出、骨折等疾病的活动受限者。

3）剔除标准：①在研究期间接受其他治疗或干预者；②不能完成 80%的干预内容者。

4）脱落标准：①各种原因失访者；②因身体因素或突发疾病不能继续完成干预内容者。

（2）样本量估算：采用自身前后对照研究样本量计算公式，以衰弱状态作为主要结局指标，参考既往研究结果中干预前后 Fried 衰弱表型得分的变化情况，取 σ=1.50，检验水准 α=0.05，β=0.10，双侧检验，设 $Z_{\alpha/2}$=1.96，Z_{β}=0.84，考虑 10.0%的失访率，计算最少需要样本量 30 例。

2. 研究方法

（1）干预方法：在社区常规糖尿病健康管理的基础上，实施课题组构建的基于 COM-B 模型的运动干预方案。具体实施过程包括干预前准备阶段和干预实施阶段。

1）干预前准备阶段：获得重庆市九龙坡区某社区卫生服务中心的许可和支持，获得会议室及相关设备（如计算机、投影仪等）的使用权，以确保 6 次团体活动顺利开展。制订干预流程手册，对干预小组成员进行培训。在社区卫生服务中心护士的协助下，招募研究对象，签署知情同意书。

2）干预实施阶段：研究对象参加为期 16 周的运动干预，包括前 3 周的 2 次健康知识讲座（团体活动 1 和 2）和 1 次运动教学指导（团体活动 3）；12 周的渐进性多组分运动干预，其间包括 2 次团队活动（团体活动 4 和 5）和线上随访；最后 1 周的干预过程回顾总结（团体活动 6）。具体内容详见表 4-7 和表 4-8。

（2）评价指标

1）可行性评价指标：采用参与率评价干预方案的可行性。参与率指研究对象参与干预活动的百分比，计算方法为每个研究对象参与干预活动的次数/干预活动的总次数×100%。本研究以 6 次团体活动作为干预活动的总次数计算参与率。

2）干预效果评价指标：主要结局指标为躯体衰弱状态，采用 Fried 衰弱表型（FFP）评估。FFP 包括体重减轻、疲惫、握力下降、行走速度减慢和躯体活动量降低 5 个条目；总分范围为 0～5 分，0 分为健康，1～2 分为躯体衰弱前期，≥3 分为躯体衰弱。

次要结局指标包括躯体活动能力、运动自我效能和抑郁。躯体活动能力采用简易体能状况量表（SPPB）评估。主要由平衡测试、4m 步速测试、座椅站立测试 3 部分组成，总分为 0～12 分；0～6 分表示躯体功能很差，7～9 分表示躯体功能中等，10～12 分表示躯体功能良好。运动自我效能采用运动自我效能量表（self-efficacy for exercise，SEE）评估，该量表评估患者在各种情境下对从事运动的信心，共包括 9 个条目，每个条目从 0（没什么信心）到 10（非常有信心），总分为 0～90 分，得分越高表明与运动相关的自我效能感越高。抑郁采用老年抑郁量表-15（GDS-15）评估，包括 15 个条目，总分为 0～15 分，得分越高表明抑郁症状越严重；得分≥8 分表明个体有抑郁症状。

（3）资料收集方法：采用问卷调查法收集资料。资料收集包括 2 个时间点，即干预前（基线资料）和干预结束后。干预前收集研究对象的一般资料和干预效果评价指标的基线资料；干预结束后收集研究对象的干预效果评价指标。研究对象的一般资料包括性别、年龄、文化程度、居住方式、经济收入、BMI、糖尿病病程、合并其他慢性疾病情况等。

（4）数据统计分析：使用 SPSS 25.0 软件进行数据分析。计数资料采用频数和百分比描述，计量资料根据其是否符合正态分布，采用均数和标准差或中位数及四分位数间距描述；采用两独立样本 t 检验或 Mann-Whitney U 秩和检验进行基线资料和干预后资料比较。

（5）质量控制：在干预方案构建、干预方案实施、资料收集和资料分析阶段进行质量控制，确保干预方案构建的科学性和可靠性、干预方案实施的同质性、数据收集的质量和数据分析的准确性。

（6）伦理原则：本研究获得所在单位伦理委员会的审查与批准。在干预过程中遵守研究对象知情同意和自愿的原则，确保研究对象的个人信息和资料不被泄露。

3. 研究结果

（1）研究对象的一般情况：共有 30 名研究对象完成运动干预，其中男性 11 名（36.7%），女性 19 名（63.3%）；年龄 60～85 岁，平均年龄为（70.50±5.60）岁；文化程度为小学及以下、初中、高中（或中专）、大学及以上者分别有 4 名（13.3%）、9 名（30.0%）、9 名（30.0%）、8 名（26.7%）；独居者 2 名（6.7%），与配偶或子女同住者 28 名（93.3%）；个人月收入≤1000 元、1001～1999 元、2000～2999 元、≥3000 元者分别有 3 名（10.0%）、2 名（6.7%）、7 名（23.3%）、18 名（60.0%）；BMI＜18.5kg/m^2 者 1 名（3.3%），18.5～24.9kg/m^2 者 20 名（66.7%），25～29.97kg/m^2 者 7 名（23.3%），＞30kg/m^2 者 2 名（6.7%）；糖尿病确诊时间＜10 年者有 14 名（46.7%），≥10 年者有 16 名（53.3%）；合并慢性疾病数量＜3 种者 20 名（66.7%），≥3 种者 10 名（33.3%）。

（2）可行性评价：30 名研究对象中，参与 4 次团体活动者 4 名，参与率为 66.67%；参与 5 次者 8 名，参与率为 83.33%；参与 6 次者 18 名，参与率为 100%。

（3）干预效果评价：干预结束后，老年患者的 FFP 平均分低于干预前平均分，SPPB 平均分和 SEE 平均分高于干预前平均分，差异均有统计学意义（P＜0.001）；GDS-15 的平均分低于干预前平均分，差异无统计学意义（P＞0.05），见表 4-9。

表 4-9　干预前后效果评价指标比较（$\bar{x}\pm s$）

	干预前（n=30）	干预后（n=30）	t	P
FFP 得分	1.40±0.49	0.13±0.35	13.321	＜0.001
SPPB 得分	9.13±2.11	11.13±1.10	–8.181	＜0.001

续表

	干预前（n=30）	干预后（n=30）	t	P
SEE 得分	50.83±3.83	75.07±3.90	−47.196	<0.001
GDS-15 得分	1.33±1.02	1.07±1.03	−1.861	0.073

注：FFP. Fried 衰弱表型；SPPB. 简易体能状况量表；SEE. 运动自我效能量表；GDS-15. 老年抑郁量表-15。

五、研究总结

本研究基于 COM-B 模型，结合文献研究和专家函询的结果，构建了社区老年糖尿病合并衰弱前期患者的运动干预方案，方案构建的过程科学、可靠。干预方案包括心理能力、身体能力、物理机会、社会机会、自发动机、反思动机 6 个模块，有健康知识讲座、运动教学指导、提供运动资源、小组运动支持、专业运动督导、目标设立、榜样作用、奖品激励、目标评价、交流反思及总结回顾 11 条干预措施。干预方案的初步应用结果显示，社区老年糖尿病合并衰弱前期患者参与运动干预方案的积极性较高，该干预方案可改善患者的衰弱状态、躯体功能和运动自我效能。基于 COM-B 模型的运动干预方案通过提升社区老年糖尿病合并衰弱前期患者的运动相关知识技能水平，增强其运动信念和动机，创造良好的运动环境及氛围，对促进其运动行为改变、延缓其衰弱发展进程具有一定的积极作用。

六、研究局限性

本研究仅采用了小样本的自身前后对照研究初步验证运动干预方案的适用性，且研究对象均来自于同一个社区卫生服务中心。今后仍需进行多中心、大样本的随机对照试验，进一步评价该运动干预方案的效果。此外，由于受到人力、物力的限制，本研究仅针对研究对象开展了 16 周的运动干预，收集了干预前和干预结束后的效果评价指标，未进行随访观察。今后应针对老年人群开展时间较长的运动干预方案，进一步探究运动干预方案的长期效果。

（刘墩秀）

参考文献

白治繁，宋明芳，沈军，2022. 怀旧联合认知行为干预对养老机构老年人认知衰弱的效果研究[J]. 护理管理杂志，22（3）：210-214.

毕翠敏，朱洪斌，张庚赞，等，2022. 老年人口腔衰弱研究进展[J]. 护理研究，36（11）：1976-1980.

陈旭娇，严静，王建业，等，2017. 老年综合评估技术应用中国专家共识[J]. 中华老年医学杂志，36（5）：471-477.

陈瑛玮，黄星辉，蒲玉红，等，2022. 社区老年人社会衰弱与生活质量的关系[J]. 老年医学与保健，28（1）：30-34.

崔盼，王博，常陆，2020. 普拉提训练联合膳食管理对老年 2 型糖尿病患者衰弱状态及血糖的影响[J]. 中国老年保健医学，18（5）：14-16.

樊兰，2024. 基于 CiteSpace 的老年人心理健康研究综述[J]. 老龄化研究，11（4）：1124-1131.

高会莹，2020. 平衡训练对老年慢性病患者衰弱状况的干预研究[D]. 长春：吉林大学.
高志鹏，2020. 八段锦对衰弱前期老年人衰弱状态及下肢运动功能的康复效果[D]. 唐山：华北理工大学.
戈玉杰，吴庆文，高志鹏，等，2020. 简式太极拳训练对老年衰弱前期衰弱水平和平衡能力的影响[J]. 中国老年学杂志，40（3）：563-566.
韩君，王君俏，高键，等，2022. 弹力带运动联合认知训练对社区老年人认知衰弱的干预效果[J]. 护理研究，36（4）：624-629.
郝娟，范俊瑶，吴前胜，2022. 湖北省社区老年人社会衰弱现状调查及影响因素分析[J]. 当代护士（下旬刊），29（9）：88-93.
何怡，何淑坤，潘柳英，2020. 卧式足部操联合坐式八段锦对衰弱前期老年患者体能状况及衰弱的影响[J]. 中国民间疗法，28（24）：47-49.
贺恋词，高静，向玉萍，等，2018. 健脾益肾药膳雌鸡粥对社区老年衰弱患者衰弱状态及营养状况的干预效果研究[J]. 中国全科医学，21（31）：3863-3868.
胡亦伟，熊晓云，孙兴兰，等，2024. 抗阻训练对老年慢性心力衰竭合并衰弱病人的影响[J]. 护理研究，38（2）：369-373.
蒋微，李霞，张剑书，等，2024. 老年人口腔衰弱合并衰弱干预措施的研究现状[J]. 实用老年医学，38（1）：68-71，76.
赖小星，薄琳，武盟，等，2021. 基于可穿戴设备下肢抗阻运动对衰弱前期老年人影响的研究[J]. 北京医学，43（11）：1138-1141.
李丽君，刘丽华，陈小玲，等，2022. 渐进式抗阻运动对养老机构衰弱老年人的影响[J]. 护理学杂志，37（22）：90-93.
李萌鑫，2023. 小组工作介入独居老人社区互助网络构建研究[D]. 武汉：中南财经政法大学.
李腾，2024. 小组工作介入养老机构老年人际交往困境的研究[D]. 兰州：西北民族大学.
李晓凯，2018. 基于健康生态学理论的干预模式对空巢失能老人身心健康的影响[D]. 唐山：华北理工大学.
梁倩，汪晓丽，刘梦琪，等，2023. 多组分运动护理干预在老年慢性心力衰竭合并衰弱患者中的应用[J]. 中华护理杂志，58（23）：2821-2828.
梁怡青，曹松梅，徐慧玲，等，2024. 社区老年人口腔健康管理的最佳证据总结[J]. 重庆医学，53（2）：270-275.
刘芳娥，王佳，李安琪，等，2022. 护生志愿者对农村空巢老人健康促进的干预研究[J]. 护理学杂志，37（12）：79-82，113.
刘航，林霞，2022. 长沙市某社区老年人社会衰弱现状及影响因素[J]. 职业与健康，38（14）：1978-1981.
刘洪臣，2019. 老年人口腔健康的 10 项指标[J]. 中华老年口腔医学杂志，17（1）：24.
刘跃，宋洁，刘霖，等，2023. 老年人社会衰弱及其影响因素的研究进展[J]. 全科护理，21（4）：486-490.
马静，郭三兰，张瑞，等，2023. 健康教育在老年人口腔管理中应用的范围综述[J]. 护士进修杂志，38（23）：2148-2152，2164.
倪洁，葛兆霞，2019. 衰弱前期老年患者运动衰弱干预试验效果观察[J]. 护理学报，26（15）：65-69.
彭心雨，宋明方，张婉，等，2021. 社区老年人社会衰弱现状及影响因素[J]. 护理研究，35（19）：3401-3406.
宋歌，王颖，高欢玲，等，2022. 社区老年人睡眠障碍与社会衰弱的相关性[J]. 实用老年医学，36（8）：813-817.
唐家玉，邱服冰，2023. 老年人心理社会干预与心理健康的系统综述[J]. 中国康复理论与实践，29（10）：1164-1170.
屠杭佳，张书怡，方雨慧，等，2023. 衰弱老年人社会支持研究进展[J]. 护理研究，37（11）：1988-1991.

万冰青，2019. 社会工作介入城市社区老年人人际交往问题研究[D]. 大庆：东北石油大学.
王亮，张涛，张青，2019. 奥塔戈运动对养老机构老年人衰弱的影响[J]. 护理学杂志，34（18）：12-15.
王怡杰，周静，冉明，等，2022. 老年住院病人社会衰弱现状及其与睡眠质量的相关性[J]. 全科护理，20（35）：4920-4924.
魏东平，刘双，邓尚正，等，2021. 社交媒体使用与老年人孤独感和社会支持的关系及干预手段[J]. 中国老年学杂志，41（20）：4584-4587.
奚婧，2021. 步行运动联合饮用绿茶对社区老年衰弱人群衰弱状态改善效果的研究[D]. 苏州：苏州大学.
夏锐，2020. 基于三重脑网络模型探讨八段锦改善认知衰弱症老年人认知功能及身体机能的机制[D]. 福州：福建中医药大学.
肖水源，杨德森，1987. 社会支持对身心健康的影响[J]. 中国心理卫生杂志，1（4）：183-187.
谢钰莹，郭丽娜，郭园丽，等，2024. COM-B 模型在慢性病患者健康行为中的应用进展及启示[J]. 中国慢性病预防与控制，32（11）：871-876.
徐婉莹，王霄，岳跃学，等，2024. 体感游戏康复运动对社区老年人衰弱及平衡能力的影响[J]. 护理学杂志，39（14）：1-5.
严雪丹，杨永学，陈善萍，等，2020. 老年人衰弱的康复营养研究进展[J]. 中华老年多器官疾病杂志，19（1）：66-69.
杨柳，王晓云，闫慧楠，2023. 八段锦联合认知训练对老年糖尿病患者认知衰弱干预的临床研究[J]. 中国全科医学，26（23）：2848-2853.
杨晓梅，马彩莉，赵长虹，等，2022. 奥塔戈运动在老年合并衰弱住院患者预防跌倒的应用研究[J]. 中国医药科学，12（12）：74-78.
叶明，李书国，2019. 口服营养补充肠内营养混悬液对认知衰弱患者的影响[J]. 中华老年心脑血管病杂志，21（4）：349-352.
叶明，李书国，朱正庭，等，2021. 多组分运动处方对认知衰弱老年人的影响研究[J]. 中国全科医学，24（4）：460-466.
俞沛文，包海童，陈星，等，2021. 口服营养补充在老年认知衰弱病人中的应用研究[J]. 实用老年医学，35（12）：1265-1268.
张慧瑛，2023. 基于 HAPA 理论的综合干预在社区老年衰弱人群中的应用研究[D]. 延安：延安大学.
张爽，2020. 社区老年糖尿病合并衰弱患者多组分运动训练方案的构建及应用研究[D]. 郑州：郑州大学.
赵欧，李耘，张亚欣，等，2021. 老年住院患者社会衰弱与生理衰弱的相关性[J]. 中华老年多器官疾病杂志，20（6）：401-405.
赵欧，李耘，张亚欣，等，2021. 住院患者社会衰弱情况及影响因素分析[J]. 北京医学，43（8）：730-734.
赵永军，王伟，白涛，等，2023. 老年衰弱综合征的运动干预策略[J]. 中国组织工程研究，27（26）：4246-4253.
中华人民共和国卫生部办公厅，2010. 中国居民口腔健康指南[J]. 中华口腔医学杂志，45（6）：325-330.
中华医学会老年医学分会，《中华老年医学杂志》编辑委员会，2022. 老年人衰弱预防中国专家共识（2022）[J]. 中华老年医学杂志，41（5）：503-511.
朱岩，2021. 基于“互联网+”的社区衰弱及衰弱前期老年人运动干预方案的构建与应用[D]. 蚌埠：蚌埠医学院.
Arrieta H，Rezola-Pardo C，Zarrazquin I，et al.，2018. A multicomponent exercise program improves physical function in long-term nursing home residents：a randomized controlled trial[J]. Exp Gerontol，103：94-100.
Bunt S，Steverink N，Olthof J，et al.，2017. Social frailty in older adults：a scoping review[J]. Eur J Ageing，14（3）：323-334.

Cameron I D, Fairhall N, Langron C, et al., 2013. A multifactorial interdisciplinary intervention reduces frailty in older people: randomized trial[J]. BMC Med, 11: 65.

Casas-Herrero Á, Sáez de Asteasu M L, Antón-Rodrigo I, et al., 2022. Effects of vivifrail multicomponent intervention on functional capacity: a multicentre, randomized controlled trial[J]. J Cachexia Sarcopenia Muscle, 13 (2): 884-893.

Chen X, Zhao L, Liu Y, et al., 2021. Otago exercise programme for physical function and mental health among older adults with cognitive frailty during COVID-19: a randomised controlled trial[J]. J Clin Nurs, 10.1111/jocn.15964.

Chittrakul J, Siviroj P, Sungkarat S, et al., 2020. Multi-system physical exercise intervention for fall prevention and quality of life in pre-frail older adults: a randomized controlled trial[J]. Int J Environ Res Public Health, 17 (9): 3102.

Coelho-Júnior H J, Uchida M C, 2021. Effects of low-speed and high-speed resistance training programs on frailty status, physical performance, cognitive function, and blood pressure in prefrail and frail older adults[J]. Front Med (Lausanne), 8: 702436.

Danilovich M K, Conroy D E, Hornby T G, 2017. Feasibility and impact of high-intensity walking training in frail older adults[J]. J Aging Phys Act, 25 (4): 533-538.

Domínguez-Chávez C J, Murrock C J, Guerrero P I C, et al., 2019. Music therapy intervention in community-dwelling older adults with mild cognitive impairment: a pilot study[J]. Geriatr Nurs, 40 (6): 614-619.

El-Khoury F, Cassou B, Latouche A, et al., 2015. Effectiveness of two year balance training programme on prevention of fall induced injuries in at risk women aged 75-85 living in community: ossébo randomised controlled trial[J]. BMJ, 351: h3830.

Fairhall N, Aggar C, Kurrle S E, et al., 2008. Frailty intervention trial (FIT) [J]. BMC Geriatr, 8 (1): 27.

García-Gollarte F, Mora-Concepción A, Pinazo-Hernandis S, et al., 2021. Effectiveness of a supervised group-based otago exercise program on functional performance in frail institutionalized older adults: a multicenter randomized controlled trial[J]. J Geriatr Phys Ther, 46 (1): 15-25.

Gené Huguet L, Navarro González M, Kostov B, et al., 2018. Pre frail 80: multifactorial intervention to prevent progression of pre-frailty to frailty in the elderly[J]. J Nutr Health Aging, 22 (10): 1266-1274.

Ghosh T S, Rampelli S, Jeffery I B, et al., 2020. Mediterranean diet intervention alters the gut microbiome in older people reducing frailty and improving health status: the NU-AGE 1-year dietary intervention across five European countries[J]. Gut, 69 (7): 1218-1228.

Iwao Y, Shigeishi H, Takahashi S, et al., 2019. Improvement of physical and oral function in community-dwelling older people after a 3-month long-term care prevention program including physical exercise, oral health instruction, and nutritional guidance[J]. Clin Exp Dent Res, 5 (6): 611-619.

Izquierdo M, Rodriguez-Mañas L, Sinclair A J, 2016. What is new in exercise regimes for frail older people—how does the Erasmus vivifrail project take us forward[J]. J Nutr Health Aging, 20 (7): 736-737.

Jiayuan Z, Xiang-Zi J, Li-Na M, et al., 2022. Effects of mindfulness-based Tai Chi Chuan on physical performance and cognitive function among cognitive frailty older adults: a six-month follow-up of a randomized controlled trial[J]. J Prev Alzheimers Dis, 9 (1): 104-112.

Kao C H, Chiang S L, Chou L W, et al., 2022. Validation of vibration exercises on enhancing muscle strength and upper limb functionality among pre-frail community-dwelling older adults[J]. Int J Environ Res Public Health, 19 (21): 14509.

Kim C O, Lee K R, 2013. Preventive effect of protein-energy supplementation on the functional decline of frail older adults with low socioeconomic status: a community-based randomized controlled study[J]. J Gerontol Ser Biol Sci Med Sci, 68 (3): 309-316.

Kim H, Suzuki T, Kim M, et al., 2015. Effects of exercise and milk fat globule membrane (MFGM) supplementation on body composition, physical function, and hematological parameters in community-dwelling frail Japanese women: a randomized double blind, placebo-controlled, follow-up trial[J]. PLoS One, 10 (2): e0116256.

Kim H J, Lee J Y, Lee E S, et al., 2021. Simple oral exercise with chewing gum for improving oral function in older adults[J]. Aging Clin Exp Res, 33 (4): 1023-1031.

Kito N, Matsuo K, Ogawa K, et al., 2019. Positive effects of "textured lunches" gatherings and oral exercises combined with physical exercises on oral and physical function in older individuals: a cluster randomized controlled trial[J]. J Nutr Health Aging, 23 (7): 669-676.

Kwan R Y, Lee D, Lee P H, et al., 2020. Effects of an mHealth brisk walking intervention on increasing physical activity in older people with cognitive frailty: pilot randomized controlled trial[J]. JMIR Mhealth Uhealth, 8 (7): e16596.

Kwan R Y C, Liu J Y W, Fong K N K, et al., 2021. Feasibility and effects of virtual reality motor-cognitive training in community-dwelling older people with cognitive frailty: pilot randomized controlled trial[J]. JMIR Serious Games, 9 (3): e28400.

Li C M, Chen C Y, Li C Y, et al., 2010. The effectiveness of a comprehensive geriatric assessment intervention program for frailty in community-dwelling older people: a randomized, controlled trial[J]. Arch Gerontol Geriatr, 50 (Suppl 1): S39-S42.

Liu T, Wang C, Sun J, et al., 2022. The effects of an integrated exercise intervention on the attenuation of frailty in elderly nursing homes: a cluster randomized controlled trail[J]. J Nutr Health Aging, 26 (3): 222-229.

Luger E, Dorner T E, Haider S, et al., 2016. Effects of a home-based and volunteer-administered physical training, nutritional, and social support program on malnutrition and frailty in older persons: a randomized controlled trial[J]. J Am Med Dir Assoc, 17 (7): 671.e9-671.e16.

Lund R, Nilsson C J, Avlund K, 2010. Can the higher risk of disability onset among older people who live alone be alleviated by strong social relations? A longitudinal study of non-disabled men and women[J]. Age Ageing, 39 (3): 319-326.

Merchant R A, Chan Y H, Hui R J Y, et al., 2021. Motoric cognitive risk syndrome, physio-cognitive decline syndrome, cognitive frailty and reversibility with dual-task exercise[J]. Exp Gerontol, 150: 111362.

Nagai K, Tamaki K, Kusunoki H, et al., 2020. Physical frailty predicts the development of social frailty: a prospective cohort study[J]. BMC Geriatr, 20 (1): 403.

Ng T P, Feng L, Nyunt M S, et al., 2015. Nutritional, physical, cognitive, and combination interventions and frailty reversal among older adults: a randomized controlled trial[J]. Am J Med, 128 (11): 1225-1236.

Qin X, Mao Y, Wang H, et al., 2022. Effects of the otago exercise program in older hypertensive patients with pre-frailty[J]. J Phys Ther Sci, 34 (7): 509-514.

Rabin R, de Charro F, 2001. EQ-5D: a measure of health status from the EuroQol Group[J]. Ann Med, 33 (5): 337-343.

Raj B T, Sreelekha B, Manjula A, 2020. Effectiveness of oral exercise on oral function among the elderly[J]. J Family Med Prim Care, 9 (4): 1896-1903.

Sahin S，Şenuzun Aykar F，Yildirim Y，et al.，2022. The impact of the otago exercise program on frailty and empowerment in older nursing home residents：a randomized controlled trial[J]. Ann Geriatr Med Res，26（1）：25-32.

Sakayori T，Maki Y，Hirata S，et al.，2013. Evaluation of a Japanese "Prevention of Long-term Care" project for the improvement in oral function in the high-risk elderly[J]. Geriatr Gerontol Int，13（2）：451-457.

Shapira N，Barak A，Gal I，2007. Promoting older adults' well-being through Internet training and use[J]. Aging Ment Health，11（5）：477-484.

Shen J，Wilmot K A，Ghasemzadeh N，et al.，2015. Mediterranean dietary patterns and cardiovascular health[J]. Annu Rev Nutr，35：425-449.

Shiraishi A，Yoshimura Y，Wakabayashi H，et al.，2019. Hospital dental hygienist intervention improves activities of daily living，home discharge and mortality in post-acute rehabilitation[J]. Geriatr Gerontol Int，19（3）：189-196.

Shirobe M，Watanabe Y，Tanaka T，et al.，2022. Effect of an oral frailty measures program on community-dwelling elderly people：a cluster-randomized controlled trial[J]. Gerontology，68（4）：377-386.

Stuck A E，Siu A L，Wieland G D，et al.，1993. Comprehensive geriatric assessment：a meta-analysis of controlled trials[J]. Lancet，342（8878）：1032-1036.

Tarazona-Santabalbina F J，Gómez-Cabrera M C，Pérez-Ros P，et al.，2016. A multicomponent exercise intervention that reverses frailty and improves cognition，emotion，and social networking in the community-dwelling frail elderly：a randomized clinical trial[J]. J Am Med Dir Assoc，17（5）：426-433.

Tieland M，van de Rest O，Dirks M L，et al.，2012. Protein supplementation improves physical performance in frail elderly people：a randomized，double-blind，placebo-controlled trial[J]. J Am Med Dir Assoc，13（8）：720-726.

Wadsworth D，Lark S，2020. Effects of whole-body vibration training on the physical function of the frail elderly：an open，randomized controlled trial[J]. Arch Phys Med Rehabil，101（7）：1111-1119.

Watt J R，Jackson K，Franz J R，et al.，2011. Effect of a supervised hip flexor stretching program on gait in frail elderly patients[J]. PMR，3（4）：330-335.

White H，McConnell E，Clipp E，et al.，2002. A randomized controlled trial of the psychosocial impact of providing Internet training and access to older adults[J]. Aging Ment Health，6（3）：213-221.

Wu S Y，Hsu L L，Hsu C C，et al.，2018. Dietary education with customised dishware and food supplements can reduce frailty and improve mental well-being in elderly people：a single-blind randomized controlled study[J]. Asia Pac J Clin Nutr，27（5）：1018-1030.

Xue B，Meng X，Liu Q，et al.，2023. The effect of receptive music therapy on older adults with mild cognitive impairment and depression：a randomized controlled trial[J]. Sci Rep，13（1）：22159.

Yamada M，Nishiguchi S，Fukutani N，et al.，2015. Mail-based intervention for sarcopenia prevention increased anabolic hormone and skeletal muscle mass in community-dwelling Japanese older adults：the INE（intervention by nutrition and exercise）study[J]. J Am Med Dir Assoc，16（8）：654-660.

Yesavage J A，Brink T L，Rose T L，et al.，1983. Development and validation of a geriatric depression screening scale：a preliminary report[J]. J Psychiatr Res，17（1）：37-49.

Yoon D H，Lee J Y，Song W，2018. Effects of resistance exercise training on cognitive function and physical performance in cognitive frailty：a randomized controlled trial[J]. J Nutr Health Aging，22（8）：944-951.

第五章　老年人衰弱管理临床实践指南、专家共识与专家意见

衰弱已成为老年医学领域的重要议题，为提高老年人衰弱识别和管理的科学性，国内外相关领域专家制定了老年人衰弱管理的相关指南、专家共识和专家意见。本章将从编制背景、编制团体、编制流程、适用人群及主要内容五个方面介绍这些指南、专家共识和专家意见，旨在为相关专业人员开展老年人衰弱管理的规范性提供循证依据。

第一节　国内老年人衰弱管理专家共识与专家意见

一、《老年人衰弱预防中国专家共识（2022）》

（一）基本情况

1. 编制背景　衰弱具有潜在可逆性，早期识别和管理有助于延缓或逆转衰弱进程。针对国内缺乏具体、可实施的老年人衰弱预防标准，中华医学会老年医学分会在综合国内老年医学专家经验的基础上，编制了《老年人衰弱预防中国专家共识（2022）》，形成了6条老年人衰弱预防推荐意见，旨在减少老年人衰弱发生，延长老年人的健康寿命，提高老年人的生活质量。

2. 编制团体及流程　该共识的编写委员会包括中华医学会老年医学分会和国内老年医学领域的多位专家。该共识的编制流程如下：①系统检索国内外衰弱预防的相关文献，提出关键问题，形成核心条目；②采用国际通用的共识制定流程，并结合PICO（population/patient/problem，intervention，comparison，outcome）原则起草共识条目；③采用德尔菲法对条目内容达成初步共识；④通过组织专家线下会议和线上讨论对共识内容进行多轮修订，确定共识内容。

3. 适用人群　该共识主要供社区医务人员及老年健康管理领域的相关专业人员使用，为识别、预防和管理老年人衰弱提供参考。

（二）主要内容

该共识主要从衰弱的定义、危险因素、衰弱预防的总体建议及干预方式等多个方面提出推荐意见，为老年人的健康管理提供重要参考。社区医务人员及老年健康管理领域的相

关专业人员可根据这些意见为老年人提供衰弱预防指导，以减少老年人不良健康结局发生。

推荐意见1： 衰弱是一种与增龄相关的老年综合征，增加老年人跌倒、失能和死亡的风险，在老年人群中对衰弱进行预防非常重要。

该共识将衰弱描述为一种非特异性状态，核心特征为肌少症，表现为老年人全身多系统稳态网络受损，导致其生理储备减少、抗压能力下降，以及应激后恢复能力减弱。衰弱具有早期可逆性，因此，及早识别并进行积极干预有助于延缓健康老年人和衰弱前期老年人向衰弱及失能进展。

推荐意见2： 多种因素可影响老年人衰弱的发生与发展，除遗传、增龄、性别因素外，可控的因素包括社会经济状况、生活方式、疾病、老年综合征、营养、药物、心理和全生命周期健康管理等。

（1）衰弱的不可控危险因素：①遗传因素（如基因多态性等），是增加老年人衰弱发生风险的重要因素，可能与不同基因型的表达及炎症反应、线粒体功能变化、细胞凋亡等机制相关；②增龄，是衰弱的独立危险因素；③女性，是衰弱的易感人群。

（2）衰弱的可控危险因素：①未婚、独居、社会孤立和经济水平低等社会经济情况可显著增加老年人衰弱的发生风险；②存在吸烟、酗酒、缺乏运动及个人卫生情况差等不良生活方式的老年人更容易发生衰弱；③合并慢性疾病（如高血压、糖尿病等）、存在慢性疼痛、伴有急性感染均可加剧老年人衰弱发生；④存在营养不良的老年人更易陷入衰弱与营养不良的恶性循环，导致更严重的不良健康结局；⑤药物的不合理使用（如抗胆碱能药物、抗精神病药物及质子泵抑制剂等）会增加衰弱发生；⑥存在焦虑和抑郁的老年人生活质量更差，衰弱风险更高；⑦全生命周期健康管理在一定程度上有利于降低衰弱发生率，延长健康预期寿命。

推荐意见3： 衰弱预防的总体建议为开展系统的健康教育；提高社会支持水平，加强老年人健康管理；定期进行老年综合评估；健康的生活方式；个性化的营养干预；运动锻炼；认知训练；预防跌倒；心理健康；多病共存和多重用药管理。

（1）开展系统健康教育：健康教育的内容应涵盖营养、心理、用药、生活方式（如戒烟限酒、体育锻炼等）、定期健康检查等方面的知识；教育形式可包括提供书面资料和音像制品、设置健康宣传栏、组织健康咨询活动、举办健康讲座及建立个人健康档案等。

（2）提高社会支持水平：包括为老年人提供经济或物质援助，帮助老年人维持稳定的婚姻关系，增强子女对老年人的关爱等。

（3）定期进行老年综合评估：综合医院或老年专科医院可通过设立老年综合评估门诊，详细评估老年人的健康状况。照护机构和社区可利用快速评估方法识别老年人潜在的老年综合征，如使用FRAIL量表、营养评价问卷简表（simplified nutritional appetite questionnaire，SNAQ）、肌少症筛查量表（strength，assistance with walking，rise from a chair，climb stairs，and falls，SARC-F）和快速认知筛查量表（rapid cognitive screen，RCS）等快速筛查老年人的衰弱、营养不良、肌少症和认知障碍等状况。

（4）健康的生活方式：如健康饮食、适度运动、规律作息、充足睡眠、戒烟限酒、良好卫生习惯、良好口腔健康和心理健康等。

（5）个性化的营养干预：保证老年人对能量和多种营养素的合理摄入，必要时可服用营养制剂以维持老年人的营养状况。

（6）运动锻炼：推荐老年人在个性化、分期和逐步增加的原则下进行多组分运动或练习太极拳、八段锦、五禽戏等。

（7）认知训练：指导老年人参与手工活动、进行数字迷宫挑战和情景记忆训练，帮助其培养推理能力，或采用经颅磁刺激等方法进行认知训练。

（8）预防跌倒：为老年人及其家属或照护者提供跌倒预防健康教育，提升其跌倒防范意识；针对跌倒高风险老年人，应在如厕、洗澡及活动时，给予重点看护；定期评估老年人可干预的跌倒风险因素，并根据评估结果，结合其健康状况和具体需求，实施针对性干预措施。

（9）心理健康：评估老年人的心理健康状况，及时进行干预，防止其向消极情绪转变；健全老年人健康支持体系，优化养老服务设施；家属及照护者增加陪伴老年人的时间，鼓励老年人积极参与社会活动。

（10）多病共存和多重用药的管理：关注共病老年人健康状况和生活质量的连续性，充分发挥社区的综合协调作用，通过互联网和慢性疾病管理平台进行健康教育、治疗和随访；联合用药遵循“少而精”原则，减少非处方药物的使用，并参考 Beers 标准和 STOPP/START 标准对药物进行评估，根据评估结果调整用药，以降低药物相互作用的可能性；教育老年人及其家属避免随意进行自我治疗，包括使用处方药、非处方药、保健品和民间疗法，鼓励老年人定期随访以掌握其健康状况，必要时及时就医以排除药物相关的不良事件。

推荐意见 4： 营养干预是预防老年人衰弱的重要手段之一，建议老年人饮食上保证充足的能量供给并补充充足的蛋白质，必要时可联合补充营养制剂保持合理的体重指数。

推荐意见 5： 患有慢性疾病的老年人，应针对不同疾病，选择个性化的营养干预方案。

老年人的营养干预目标量的具体内容见表 5-1；不同慢性疾病老年人的个性化营养干预方案的具体内容见表 5-2。

表 5-1　老年人的营养干预目标量

营养干预类别	目标量
能量	（1）一般老年人：20.0～30.0kcal/（kg·d）
	（2）低体重老年人：按照实际体重的 120.0%计算
	（3）肥胖老年人：按照理想体重计算
营养素	（1）水：30.0ml/（kg·d）
	（2）膳食纤维：25.0～30.0g/d
	（3）碳水化合物：摄入量占总能量的 50.0%～65.0%
	（4）微量元素和维生素：在膳食摄入不足或存在某种营养素缺乏或不足时适当补充
	（5）脂肪：摄入量＜总能量的 35.0%；饱和脂肪酸的摄入量＜总能量的 10.0%；多不饱和脂肪酸摄入量占总能量的 6.0%～11.0%
	（6）蛋白质：1.0～1.5g/（kg·d）；优质蛋白质摄入量≥50.0%

续表

营养干预类别	目标量
营养制剂	有营养不良风险或存在营养不良的老年人应在饮食基础上每天补充 400～600kcal 的口服营养制剂；餐间分次口服
微生态制剂	（1）双歧杆菌三联活菌制剂：每次 420mg，3 次/天 （2）味乐舒益生菌：每次 2.0g，1～2 次/天

表 5-2　不同慢性疾病老年人的个性化营养干预方案

慢性疾病	营养干预方案
肌少症	（1）蛋白质：1.0～1.5g/（kg·d）；优质蛋白质＞50%，蛋白质总量平均分配至一日三餐中 （2）脂肪：控制总脂肪摄入量前提下，增加富含 ω-3 多不饱和脂肪酸的食物（如深海鱼油、海产品等）摄入，推荐二十碳五烯酸、二十二碳六烯酸 0.25～2.0g/d （3）维生素 D：15.0～20.0μg/d （4）营养素食物：摄入深色蔬菜、水果和豆类等 （5）营养制剂：每次锻炼后额外摄入 15.0～20.0g 富含必需氨基酸或亮氨酸的蛋白质及 200kcal 左右的能量
心血管疾病	（1）脂肪：提供能量＜总能量的 30.0% （2）烹油用量：20.0～30.0g/d （3）膳食胆固醇：＜300mg/d （4）食盐：＜6.0g/d （5）新鲜蔬菜：400～500g/d （6）水果：200～400g/d
糖尿病	（1）食物种类：选择能量密度高且富含膳食纤维、低升糖指数的食物，无须过度严格控制含蔗糖食物 （2）能量：20.0～30.0kcal/（kg·d）；能量供应以碳水化合物为主，占总能量的 45.0%～60.0% （3）蛋白质：1.0～1.3g/（kg·d），以优质蛋白质为主 （4）矿物质和维生素：对于长期营养摄入不足的老年人，每天可复合补充 （5）口服营养：应激性高血糖患者可口服糖尿病型肠内营养乳剂（total protein with fiber for diabetes，TPF-D）
恶性肿瘤	（1）总能量：稳定期肿瘤患者为 25.0～30.0kcal/（kg·d） （2）蛋白质：1.2～1.5g/（kg·d），肾功能正常者可增至 2.0g/（kg·d） （3）碳水化合物：在条件允许的情况下，尽量减少碳水化合物的供给量 （4）必要时予以补充生理需要量的维生素及微量元素 （5）口服营养：推荐使用肿瘤型肠内营养乳剂（total protein with fiber for tumor，TPF-T）

推荐意见 6： 将多元运动计划安全有效地融入老年人的生活，积极制订个性化运动计划，并鼓励老年人参与，同时对运动计划进行监督，确保运动的安全性。

（1）多元运动计划的常见运动类型：有氧运动、柔韧运动、平衡运动、抗阻运动等。运动前应充分考虑老年人的年龄、健康状况、运动水平，并评估其临床运动耐量，以制订个性化运动方案。

（2）运动禁忌：如近期心肌梗死、心电图新发异常、二度及以上房室传导阻滞、急性心力衰竭、不稳定型心绞痛、难以控制的高血压、重度主动脉瓣狭窄，以及慢性疾病急性发作期等情况。

二、《认知衰弱康复中国专家共识 2023》

（一）基本情况

1. 编制背景 认知衰弱具有潜在可逆性，通过及时评估和干预，可有效预防或延缓认知衰弱发生。由于对认知衰弱的评估和康复治疗缺乏统一的标准和规范，从而给临床实践带来了挑战。中国康复医学会联合其他学会共同编制了《认知衰弱康复中国专家共识 2023》，旨在提升相关专业人员对认知衰弱的认识，规范认知衰弱的评估和治疗流程，从而更有效地进行干预，改善认知衰弱老年人的预后和提高其生活质量。

2. 编制团体 该共识由中国康复医学会科技管理与评估委员会、中华医学会物理医学与康复学分会康复评定学组、中国抗衰老促进会康复分会、中国卒中学会血管性认知障碍分会及北京康复医学会老年康复专业委员会等权威机构联合编制。

3. 编制流程 该共识的编制遵循了严格的科学流程，通过多轮线下和线上会议，向全国 60 余位相关领域的专家征求意见，经过多次修订后形成初稿，最终由来自全国不同专业领域的多位专家共同审定，形成终稿。

4. 适用人群 该共识适用于临床医护人员、康复专业人员及相关研究人员，可为其提供关于老年人认知衰弱评估、诊断和康复治疗的指导。

（二）主要内容

该共识主要介绍老年人认知衰弱的流行病学、病理机制、影响因素、评估方法和康复治疗策略等内容，为认知衰弱的识别和管理提供了参考。

1. 认知衰弱的现状 我国认知衰弱的总体发生率为 5.0%～18.0%，不同性别、年龄、地区和居住环境的老年人认知衰弱发生率存在差异。

2. 认知衰弱的病理机制与相关影响因素 关于认知衰弱的病理机制目前尚无明确结论，但主流观点认为认知衰弱是基因和环境共同作用的结果。炎症反应、肌少症及其代谢变化、动脉粥样硬化等可能参与认知衰弱的病理生理过程。该共识指出，认知衰弱受多种因素影响。①年龄：年龄增长是认知衰弱的重要危险因素；②运动参与度：低运动参与度是老年人发生认知衰弱的独立危险因素；③营养状况：老年人的营养状况越差，其认知衰弱的发生率越高；④脑血管疾病及其危险因素：脑血管疾病（如脑栓塞、脑出血等）及其危险因素（如高血压、高血脂、高血糖等）会影响老年人认知衰弱的发生发展；⑤睡眠不足：会增加老年人认知衰弱的发生风险；⑥社会支持：是老年人认知衰弱的保护因素；⑦抑郁：抑郁老年人认知衰弱的发生风险显著高于非抑郁老年人；⑧性别：女性认知衰弱的发生率普遍高于男性；⑨文化水平：与认知衰弱存在一定相关性。

3. 认知衰弱的评估

（1）量表评估：目前最常采用的认知衰弱评估方式是躯体衰弱联合认知功能评估。具体评估量表见表 5-3。

（2）影像学评估：认知衰弱常用的影像学评估指标见表 5-4。

（3）生物标志物评估：认知衰弱评估常用的生物标志物见表 5-5。

表 5-3　认知衰弱的评估量表

内容	评估量表
躯体衰弱	常用的评估量表主要有 Fried 衰弱表型、FRAIL 量表、衰弱指数
认知功能	常用的评估量表主要有 MMSE、MoCA，还可使用神经精神调查问卷及 GDS 等对患者的行为障碍严重程度进行评估。此外，不同认知领域的评估有一定的工具差异，具体如下 （1）注意功能：可用斯特鲁普色词测验（Stroop color word test，SCWT）、字母-数字排序等评估 （2）执行功能：可用交替流畅性测验（animal-city alternating form fluency test，ACAFT）、数字符号转换测验（digit symbol substitution test，DSST）、交替连线测验等评估 （3）记忆功能：可用 Rey 复杂图形测验（Rey complex figure test and recognition trial，RCFT）、韦氏记忆量表（Wechsler memory scale，WMS）等评估 （4）语言功能：可用词语流畅性测验（verbal fluency test，VFT）、波士顿命名测验（Boston naming test，BNT）等评估

注：MMSE. 简易智力状态检查量表；MoCA. 蒙特利尔认知评估量表；GDS. 老年抑郁量表。

表 5-4　认知衰弱的影像学评估指标

内容	影像学评估指标
躯体衰弱	脑白质高信号是躯体衰弱的影像学指标之一，可引发步态障碍和认知能力下降，对认知衰弱具有预测作用
认知能力下降	灰质区域缩减、基底神经节损伤会对记忆力、定向力等认知功能产生影响。同时，海马亚区体积减少也与认知衰弱存在显著的正相关性

表 5-5　认知衰弱的生物标志物评估

生物标志物	具体内容
脑脊液神经颗粒蛋白	脑脊液神经颗粒蛋白相关的突触功能与认知能力下降显著相关
血清外泌体	血清外泌体是评估认知功能的潜在生物标志物，高水平血清外泌体与轻度认知障碍发生有关

4. 认知衰弱的康复治疗方法

（1）运动干预治疗：是老年人认知衰弱常用的非药物康复治疗方法。通过抗阻运动、太极拳及八段锦等运动方式可有效改善老年人的注意力和执行力，提升老年人的肌肉力量和质量，降低跌倒等不良健康结局的发生风险。

（2）营养干预治疗：蛋白质和能量摄入会影响老年人认知衰弱的发生和发展，尽早采取营养干预治疗不仅能有效缓解老年人的躯体衰弱状况，同时也能显著改善其认知功能。

（3）认知训练干预治疗：是老年人认知衰弱的重要康复治疗方式，通过对老年人的记忆力、注意力等认知功能领域进行认知训练，不仅能够提升所训练的认知功能领域，还能够改善其他认知功能领域的功能。

（4）双重任务训练干预治疗：认知-运动双重任务训练是目前改善老年人认知衰弱的有效联合干预方式，可产生运动训练和认知训练的协同效应，从而改善老年人的认知衰弱水平。

（5）神经调控技术干预治疗：认知训练联合经颅磁刺激、经颅电刺激等神经调控技术可显著提升老年人的整体认知功能。

（6）高压氧干预治疗：是增强老年人认知功能的康复手段之一。通过高压氧干预治疗可改善记忆力丧失老年人的认知功能。

三、《老年衰弱的运动康复干预专家共识》

（一）基本情况

1. 编制背景　运动、营养和药物干预是逆转老年人衰弱状态的有效方法，其中，运动干预是最有效的干预方式之一。中国人民解放军总医院第二医学中心康复医学科联合国内专家编制了《老年衰弱的运动康复干预专家共识》，旨在通过运动康复的方式，对衰弱老年人进行科学干预，改善其身体健康状况和提高其生活质量。

2. 编制团体及流程　该共识由中国人民解放军总医院第二医学中心康复医学科、中国人民解放军总医院国家老年疾病临床医学研究中心牵头，联合国内相关领域专家共同制定。该共识的编制流程如下：①系统检索老年衰弱人群运动干预相关文献，并形成条目；②邀请国内相关领域的专家成员组织会议进行交流和讨论，形成“推荐意见”；③进一步征求专家意见，并进行同行评议与修订，确定内容。

3. 适用人群　该共识主要面向从事老年健康管理的医疗专业人员，包括医生、护理人员及康复治疗师等，指导其开展老年人运动康复干预，预防衰弱。此外，政策制定者和公共卫生规划者也可以根据该共识中的建议，设计和实施针对衰弱老年人群的健康促进计划和干预措施。

（二）主要内容

该共识主要从衰弱的概述和老年衰弱的运动康复干预措施两个方面提出推荐意见，有助于医疗专业人员根据老年人的个体情况，选择适合的衰弱运动干预方案，为相关人员设计和实施针对衰弱老年人群的健康促进措施提供依据。

1. 衰弱的概述　衰弱是一个复杂的、多维度的综合征，影响老年人的躯体、认知、社会和心理功能，理解衰弱的多维度特性对制订有效的治疗计划至关重要。躯体衰弱需要物理治疗和营养支持；认知衰弱需要认知训练和药物治疗；社会衰弱需要增强社会支持和社会参与度；心理功能衰弱需要心理治疗或药物治疗解决抑郁和焦虑问题。衰弱的多维度特性强调了综合干预的重要性。

推荐意见 1： 衰弱是多维度的，不仅包括躯体衰弱，还需要关注认知、社会和心理功能衰弱。

推荐意见 2： 衰弱发生率随增龄升高，女性衰弱发生率高于男性，养老机构衰弱发生率高于社区和医院人群。

衰弱的发生率受多种因素影响，其范围为 4.0%～59.0%。通常情况下，男性衰弱发生率低于女性。此外，教育程度较低、经济状况较差及少数民族群体的衰弱发生率通常更高。我国养老机构老年人的衰弱发生率为 44.3%，而医院和社区老年人的衰弱发生率均为 22.6%。

推荐意见 3： 老年慢性疾病患者合并衰弱会增加并发症、重症率和死亡等不良健康结局的发生。因此，对于衰弱患者，进行药物治疗、手术与各种检查等决策时需要格外慎重。

衰弱可导致多种不良健康结局，包括跌倒、尿失禁、认知功能减退、住院、失能及死亡等，影响老年患者手术预后和慢性疾病的治疗效果。衰弱还被视为老年心血管疾病和慢性阻塞性肺疾病患者死亡风险的有效预测指标。因此，在临床实践中，建议将衰弱纳入老年患者的常规评估，以减少并发症和不良健康结局。

推荐意见 4： 衰弱的发病机制尚未明确，目前认为主要包括慢性低度炎症、免疫失调、内分泌改变、合成代谢抵抗、线粒体功能障碍和肠道菌群失调等。

衰弱的发病机制见图 5-1。

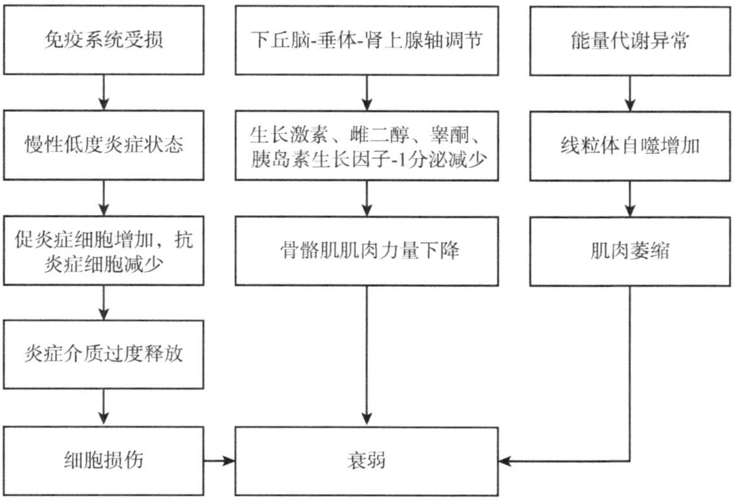

图 5-1　衰弱的发病机制

推荐意见 5：（1）在具备测试设备、场地的条件下，推荐使用 Fried 衰弱表型进行评估。
（2）基层单位和社区推荐使用问卷式 FRAIL 量表。
（3）对于卧床患者，推荐使用临床衰弱量表，该量表对临床结局预测效果好。

目前应用最多的衰弱评估工具是 Fired 衰弱表型和衰弱指数，衰弱筛查工具主要有 FRAIL 量表、临床衰弱量表、埃德蒙顿衰弱量表等。在临床实践中应根据具体需求和条件选择不同的衰弱筛查工具和评估工具，以确保评估的准确性。老年衰弱的常用评估和筛查工具见表 5-6。

表 5-6　老年衰弱的常用评估和筛查工具

工具	评估条目	评判标准	优缺点
衰弱指数	涵盖了疾病的症状、体征、认知、情绪、营养和生活能力等 70 项指标	无衰弱：<0.12 衰弱前期：0.12～0.24 衰弱期：≥0.25	评估范围全面，但内容复杂，耗时久

续表

工具	评估条目	评判标准	优缺点
Fried 衰弱表型	（1）不明原因体重下降 （2）疲乏 （3）握力下降 （4）行走速度减慢 （5）体力活动下降	无衰弱：0分 衰弱前期：1～2分 衰弱期：≥3分	测量准确，但需要客观工具，人群异质性较大
FRAIL 量表	（1）疲劳感 （2）阻力感 （3）自由活动下降 （4）多种共存（≥5个） （5）体重下降	无衰弱：0分 衰弱前期：1～2分 衰弱期：≥3分	用于筛查，耗时短，便于操作
临床衰弱量表	综合判断共病、认知能力和日常活动能力的评估，依据衰弱程度将患者由高到低分为9个等级	健康：1～3级 衰弱中期：4～5级 衰弱：6级及以上	用于筛查，耗时短，评判有一定主观性
埃德蒙顿衰弱量表	（1）认知（画钟） （2）一般健康状况 （3）功能独立性 （4）社会支持 （5）多重用药 （6）营养 （7）情绪 （8）失禁 （9）功能（计时起立-行走测试）	无衰弱：0～4分 衰弱：≥5分	简单易评，未培训人员可以使用

2. 老年衰弱的运动康复干预措施 规律运动是预防慢性疾病和功能障碍的关键措施之一。针对衰弱或衰弱前期老年人建议开展包括抗阻运动、有氧运动、平衡运动和柔韧运动在内的多模式运动方案，可改善老年人认知功能、躯体状况和心理健康。多模式运动方案在国内外的应用效果见表5-7。

推荐意见6： 目前运动康复被认为是衰弱最有效的干预方式之一，主张多模式运动康复方案，包括抗阻运动、有氧运动、平衡运动和柔韧运动。

表5-7 衰弱老年人多模式运动方案

	运动方案	运动人群	运动效果
国内	包括抗阻运动、有氧运动、平衡运动、柔韧运动、中医穴位拍打循环训练的中等强度运动方案	衰弱前期老年人	衰弱绝对风险比下降
	八段锦/太极拳	衰弱老年人	下肢肌力增加、平衡功能改善
国外	抗阻训练、平衡训练、柔韧训练、步态训练	社区/医院衰弱老年人	认知衰弱、抑郁改善，肌肉力量增加
	平衡训练、抗阻训练、下肢肌力训练	有跌倒风险的老年人	认知衰弱、躯体功能和心理健康改善，跌倒风险降低
	有氧训练、抗阻训练、柔韧训练	衰弱老年人	躯体及认知功能改善，焦虑、抑郁情绪缓解

推荐意见 7： 运动方案的制订应包括运动方式、运动强度、运动时间、运动频次，并应遵循总量控制、循序渐进和个体化等原则。

根据美国运动医学学院《ACSM 运动测试与运动处方指南》的基本原则，运动处方的制订依据 FITT-VP 原则。具体内容见表 5-8。

表 5-8　运动处方的制订依据（FITT-VP 原则）

FITT-VP 原则	描述
F（frequency）	每周锻炼的频率
I（intensity）	运动的强度，如心率百分比、速度等
T（time）	每轮运动持续的时间
T（type）	运动方式，包括抗阻运动、有氧运动、平衡运动及柔韧运动等
V（volume）	每周的运动总量
P（progression）	运动的递增量，指随时间推移逐渐增加的强度或时长

注：运动强度和运动进阶必须根据个人躯体功能、训练目标和运动后反应适时进行调整。

推荐意见 8： 建议进行上肢和下肢的大肌群抗阻训练，初次练习、体弱的老年人建议使用弹力带，坐姿训练是较为安全的方式。

抗阻训练主要针对肱二头肌、肱三头肌、胸大肌和股四头肌等大肌群。老年人可根据自身情况选择合适的抗阻运动方案，对于力量较差的衰弱老年人，选择弹力带作为抗阻训练方式是较为安全的。抗阻运动方案见表 5-9。

表 5-9　衰弱老年人抗阻运动方案

训练要素	具体内容
运动方式	自身重力的抗阻运动：坐-站训练、蹲起训练、俯卧撑等，也可应用弹力带、哑铃、沙袋等进行屈臂、推胸、直腿抬高等
适用人群	（1）弹力带：力量较差的老年人
	（2）站姿训练：肌力 3 级及以上、能独立行走、不需要辅具者
	（3）坐姿训练：衰弱、失能或需要辅具行走的老年人
运动强度	（1）初始强度：20%～30% 1RM
	（2）目标强度：逐渐增至 80% 1RM
	（3）1RM 测量：哑铃、弹力带、卧推或其他专业工具
时间及频率	（1）每周至少 2 次
	（2）每次 1～3 组，每组重复 8～12 次，组间间隔 30 秒到 1 分钟
	（3）可根据负荷重量适当调整重复次数
训练建议	（1）功能受损的衰弱老年人：坐-站训练
	（2）衰弱老年人：人工监督下进行或选择坐式抗阻训练

推荐意见 9：（1）长期规律的中等强度有氧运动可以增加心肺耐力，改善线粒体功能。运动方式可根据个人喜好和运动能力选择行走、踏步、慢跑、健身操和太极拳等。

（2）衰弱老年人每周可进行有氧运动 5～7 次，每次从 5～10 分钟开始，逐渐增至 15～30 分钟。

老年人可根据个人喜好、认知水平和基础疾病选择合适的有氧运动方案，具体有氧运动方案见表 5-10。

表 5-10　衰弱老年人有氧运动方案

适合人群	运动方式	运动时间及频率	运动强度
能独立行走衰弱前期	踏步、快走、慢跑、游泳、健身操、八段锦、太极拳或广场舞	每周 5～7 次，运动时间从 5～10 分钟逐渐增至 15～30 分钟	（1）从 30%～40%最大心率逐渐增加至 70%～75%最大心率 （2）Borg 主观疲劳程度量表：11～13 级，表现为身体微微出汗、与周围人说话连续
需要辅助行走者	坐位踏步、蹬车或手摇车		

推荐意见 10： 平衡运动能降低跌倒的发生风险，衰弱老年人应在有人监督的情况下进行练习。

随着年龄增加，衰弱老年人的肌肉、骨骼、关节及神经心理等系统功能退化，跌倒的风险增加。平衡功能训练和柔韧性训练可以提升关节和韧带的活动范围，降低运动伤害的可能性，并增强身体的灵活性。建议采用平衡功能训练和柔韧性训练相结合的多模式锻炼计划。运动总量由运动时间、运动频率和运动强度决定，建议衰弱老年人进行每周 3～5 次中强度训练，每次 30～45 分钟，衰弱前期老年人每次 45～60 分钟。平衡运动及柔韧运动方案见表 5-11。

表 5-11　衰弱老年人平衡运动及柔韧运动方案

运动类型	运动方式	运动时间及频率	运动注意事项
平衡运动	（1）八段锦、太极拳、单腿站立、足跟或足尖点地和直线行走等 （2）部分动作可通过闭眼锻炼本体感觉或改善认知	每周 3 次，至少 2 次，在监督下进行	避免跌倒，建议在安全环境下由照护人员陪同练习
柔韧运动	（1）直腿抬高 （2）根据自身力量选择弹力带、沙袋、哑铃等进行屈臂、推胸等	每天进行多次训练，每次 10～15 分钟	避免受伤，以伸展至感到紧绷或轻微不适为宜

推荐意见 11： 运动要循序渐进，量力而行。结合自身实际情况，调整运动方式、运动强度和运动时间。

在运动初期，对于没有规律运动习惯的年长或体弱的老年人，通常推荐采取“低强度起始，逐步提升”的方法，缓慢增加运动负荷，有助于提高老年人对运动的适应性和持续性，同时减少运动相关的心血管疾病风险。运动注意事项见表 5-12。

表 5-12　衰弱老年人运动注意事项

运动节点	注意事项
运动前	（1）评估老年人基础疾病、生理状态、运动功能等 （2）康复治疗师评估关节功能、运动姿势和运动模式，评估运动对疾病的影响 （3）对于衰弱老年人，特别是有慢性疾病或其他健康问题的人群，应在专业人士指导下运动

续表

运动节点	注意事项
运动中	（1）循序渐进，避免受伤
	（2）保持呼吸通畅，避免憋气；呼气时用力，吸气时放松
	（3）适量饮水，若出汗过多，可适量补充电解质
	（4）注意监测健康状况，一旦出现不良事件，应立即停止运动，并及时处理
运动后	（1）坚持规律运动，养成良好运动习惯
	（2）连续监测运动效果，及时根据个体情况调整运动方案

推荐意见 12： 智能化可穿戴设备可作为干预辅助措施，用于老年人运动健康评估和监测。

使用智能化可穿戴设备如平衡评估仪和三轴运动记录器等评估和监测衰弱老年人的运动情况，以保证运动干预的有效性。目前，智能化可穿戴设备已逐渐应用于辅助衰弱的筛查、治疗和管理工作，我国也加大了对穿戴式健康监测技术的研究力度，以促进这些设备在衰弱老年人运动健康领域的应用。

四、《老年心血管疾病合并衰弱评估与管理中国专家共识》

（一）基本情况

1. 编制背景 心血管疾病（cardiovascular disease，CVD）是老年人最常见的慢性疾病之一。衰弱会增加老年 CVD 患者不良健康结局的发生风险，加重家庭和社会的经济负担。由于缺乏老年 CVD 患者衰弱综合评估和管理的标准，国家老年疾病临床医学研究中心、中华医学会心血管病学分会老年学组及相关学科的多位专家共同编制了《老年心血管疾病合并衰弱评估与管理中国专家共识》，旨在促进老年 CVD 患者的衰弱识别、评估和管理。

2. 编制团体及流程 该共识的编写委员会包括国家老年疾病临床医学研究中心、中华医学会心血管病学分会老年学组及相关学科多位专家。该共识的编制流程如下：专家组进行文献检索及质量评价，汇总国内外临床证据，总结专家临床实践经验，经过多轮讨论和修改，确定内容。

3. 适用人群 该共识主要适用于从事老年 CVD 患者健康管理的医务工作者，包括心血管科医生及护士、老年科医生及护士和康复治疗师等。此外，该共识还可为老年 CVD 患者特别是合并衰弱症状的老年 CVD 患者提供参考。

（二）主要内容

该共识主要从 CVD 合并衰弱的流行病学、发病机制、预后、评估方法及流程、临床管理等方面进行总结，提出推荐意见。医务人员需要重视老年 CVD 患者衰弱的筛查和评估，并将衰弱评估结果纳入老年 CVD 危险分层，以维护老年人机体功能，改善预后。

推荐意见 1： 对老年 CVD 患者常规进行衰弱筛查，以便及早发现与管理。

由于衰弱评估方法不同，老年 CVD 患者衰弱的发生率差异较大。CVD 老年人更易发生衰弱，衰弱也会促进 CVD 发展，两者相互影响，形成恶性循环。因此，需要重视老年 CVD 患者的常规衰弱筛查。

推荐意见 2：（1）对于老年 CVD 门诊或医院患者，推荐首先使用 FRAIL 量表进行快速衰弱筛查。
（2）需要结合患者的个体化特点，选择合适的衰弱评估工具。
（3）推荐对老年 CVD 合并衰弱的患者进行老年综合评估并制订针对性干预计划。

现有衰弱评估工具较多，最常用于老年 CVD 合并衰弱患者的评估工具有 Fried 衰弱表型（具体内容详见第三章第一节）、FRAIL 量表（具体内容详见第三章第一节）、衰弱指数（具体内容详见第三章第五节）和基本衰弱工具集（essential frailty toolset，EFT）等。EFT 的评估方法见表 5-13。

表 5-13　基本衰弱工具集（EFT）

评估内容	评估方法
衰弱评分	0 分无衰弱，5 分最衰弱
	（1）5 次起坐试验＞15 秒（1 分）或不能完成（2 分）
	（2）简易智力状态评估量表（mini-cognitive assessment，Mini-Cog）≤2 分（1 分）
	（3）血红蛋白＜13.0g/L（男性）或 12.0g/L（女性）（1 分）
	（4）血清白蛋白＜3.5g/L（1 分）
营养不良筛查	半年内是否意外性体重下降，食欲减退、摄入减少
抑郁筛查	（1）是否经常感觉情绪低落、抑郁或绝望
	（2）是否做任何事情都提不起兴趣或感到愉快
失能筛查	是否能独立完成洗澡、穿衣、进食、如厕及转移

推荐意见 3：（1）推荐对老年 CVD 患者进行健康教育以提高其对衰弱的管理意识和能力，进行营养、运动、心理干预以延缓衰弱的发生和发展。
（2）对合并衰弱的 CVD 患者进行运动干预时，推荐采用心率储备法等评估 CVD 患者的心脏耐受情况，确定运动强度。
（3）推荐基于患者的 CVD 种类和疾病阶段，采用多组分心脏康复、居家心脏康复等心脏康复方案，改善患者衰弱状态和疾病预后。
（4）推荐建立多学科团队合作的医疗模式，进行共病及多重用药管理，为老年 CVD 合并衰弱患者提供综合性的医疗、康复和护理服务。

早期预防和干预有助于延缓或逆转老年 CVD 患者的衰弱进程。老年人衰弱预防分级详见表 5-14。衰弱主要干预措施包括运动干预、健康教育、营养干预、心理干预、共病和多重用药管理、多学科团队合作的医疗模式和心脏康复（cardiovascular rehabilitation，CR）。其中，居家心脏康复（home-based cardiac rehabilitation，HBCR）作为 CR 中的一种新模式，主要提供院外康复，可为合并衰弱的老年 CVD 患者提供目标明确的家庭心脏康复计划，改善其下肢肌力和运动耐力，改善衰弱状态。

表 5-14　老年人衰弱预防分级

预防级别	主要内容
一级预防	通过积极的运动、药物、营养和心理社会等干预，预防衰弱
二级预防	延缓衰弱前期向衰弱期进展
三级预防	针对已明确诊断衰弱的患者，改善衰弱患者生活质量及预防不良事件

推荐意见 4：（1）推荐对所有老年高血压患者进行衰弱筛查和评估。
（2）经评估确定为衰弱的老年高血压患者，收缩压控制目标为＜150mmHg，但尽量不低于 130mmHg。

老年高血压患者常合并衰弱，过于严格控制血压可能弊大于利。《中国老年高血压管理指南 2019》建议，对于合并衰弱的高血压患者，当血压达到或超过 160/90mmHg 时，应开始应用降压药物治疗。此外，收缩压的控制目标应设定在 150mmHg 以下，但应尽量避免降至 130mmHg 以下。

推荐意见 5：动脉粥样硬化性心血管疾病合并衰弱患者的降脂治疗建议从低剂量他汀类药物开始，中等剂量他汀类药物不能达标者可考虑联合胆固醇吸收抑制剂或 PCSK 9 抑制剂，同时密切监测不良反应。

动脉粥样硬化性心血管疾病（atherosclerotic cardiovascular disease，ASCVD）患者可通过降脂治疗减少主要心血管不良事件发生。常见降脂药物包括他汀类药物和非他汀类药物。其中，非他汀类药物以胆固醇吸收抑制剂或前蛋白转化酶枯草杆菌蛋白酶/Kexin 9 型（proprotein convertase subtilisin/Kexin type 9，PCSK 9）抑制剂为主。《中国血脂管理指南（2023 年）》建议合并衰弱的 ASCVD 患者根据个体情况调整降脂药物剂量，从较小剂量开始，以延长健康寿命，实现长期益处。

推荐意见 6：（1）合并衰弱的老年冠心病患者，应谨慎选择血运重建治疗。
（2）如确实需要进行血运重建治疗，需要多学科团队综合评估，术前优化衰弱管理，术后严密监测。
（3）合并衰弱的冠心病患者，需要综合评估缺血和出血风险，谨慎选择抗血小板治疗方案。

衰弱可显著增加冠心病患者血运重建术后并发症发生率和院内死亡率。2019 年，欧洲心脏病学会发布的《慢性冠状动脉综合征的诊断和管理指南》指出，合并衰弱的冠心病患者存在较高的出血风险，需要谨慎进行抗血小板药物治疗，建议予以短期双联抗血小板治疗，首选氯吡格雷联合阿司匹林。

推荐意见 7：（1）推荐对老年心房颤动患者进行衰弱筛查与评估。
（2）推荐在“心房颤动结构化管理 ABC 路径”基础上，选择适宜的节律控制或心率控制方案。
（3）对合并衰弱的非瓣膜性心房颤动患者，优先选用非维生素 K 拮抗的口服抗凝药(non-vitamin K antagonist oral anticoagulant, NOAC) 抗栓治疗，并严密随访与监测，观察治疗效果，动态评估血栓与出血风险。

（4）合并衰弱的心房颤动患者，选择射频消融治疗时，需要更加谨慎。

合并衰弱的心房颤动（atrial fibrillation，AF）患者，血栓和出血风险显著增高，且射频消融对其疗效尚不明确。现有证据表明，与传统的华法林相比，NOAC 在预防卒中和出血风险方面更有效，但需要定期监测。此外，"心房颤动结构化 ABC 管理"策略能有效降低 AF 合并衰弱患者的卒中风险、大出血事件发生及相关的医疗开支。"心房颤动结构化 ABC 管理"内容见表 5-15。

表 5-15　心房颤动结构化 ABC 管理

缩写	全称	具体内容
A	抗凝/避免卒中（anticoagulation/avoid stroke）	除低风险患者外，其余患者均应接受抗凝治疗
B	症状管理（better symptom management）	采用以患者为中心的、以症状为导向的临床决策控制心率或节律
C	心血管危险因素和合并症的管理（comorbidities/cardiovascular risk factor management）	管理合并症/危险因素，包括糖尿病、高血压、心肌缺血、心力衰竭、睡眠呼吸暂停等疾病的管理；改善生活方式，包括规律运动、减肥、减少饮酒或使用兴奋剂、预防心理疾病等

推荐意见 8：（1）对拟行手术的老年瓣膜病患者，推荐术前常规进行衰弱评估。

（2）推荐结合衰弱评估结果指导主动脉瓣狭窄患者手术方式选择；严重衰弱的患者，优先考虑经导管主动脉瓣置换术治疗。

衰弱显著影响老年瓣膜性心脏病患者的治疗和预后，尤其主动脉瓣狭窄（aortic stenosis，AS）患者，衰弱评估对其手术方式的选择至关重要。2021 年欧洲心脏病学会（European Society of Cardiology，ESC）和欧洲心胸外科学会（European Association for Cardio-Thoracic Surgery，EACTS）发布了《2021 ESC/EACTS 心脏瓣膜病管理指南》，推荐使用 Katz 指数和 EFT 评分评估老年瓣膜性心脏病患者的衰弱程度。若患者 Katz 评分条目中有超过 2 项无法独立完成，即代表存在严重衰弱，可采用经导管主动脉瓣置换术（transcatheter aortic valve replacement，TAVR）进行治疗。

推荐意见 9：（1）推荐对老年心力衰竭患者进行衰弱筛查与评估。

（2）推荐对合并衰弱的老年心力衰竭患者进行个体化管理，督促患者接受规范的心力衰竭治疗方案。

（3）推荐血管升压素 V_2 受体拮抗剂用于合并衰弱的心力衰竭患者的利尿治疗。

（4）推荐钠-葡萄糖协同转运蛋白 2 抑制剂、血管紧张素受体脑啡肽酶抑制剂用于合并衰弱的射血分数保留的心力衰竭（heart failure with preserved ejection fraction，HFpEF）患者。

衰弱可增加心力衰竭患者并发症发生率、再住院率和死亡率。因此，针对该类患者，需要进行个体化管理。对于老年射血分数减低的心力衰竭（heart failure with reduced ejection fraction，HFrEF）患者，应从低剂量β受体阻滞剂、钠-葡萄糖协同转运蛋白2（sodium-dependent glucose transporters 2，SGLT 2）抑制剂等药物开始，并逐渐增至目标剂量。对于合并衰弱的HFpEF患者，使用SGLT 2抑制剂能显著降低患者的心力衰竭住院率和心血管死亡率。对于有液体潴留的心力衰竭患者，利尿剂可缓解其症状，但传统袢利尿剂可能加重肌少症。相比之下，血管升压素V_2受体拮抗剂可增加患者的肌肉指数，改善生存率。

五、《老年衰弱患者围术期管理专家意见》

（一）基本情况

1. 编制背景　随着我国人口老龄化加剧及外科和麻醉技术发展，老年围术期患者衰弱发生率逐年递增。衰弱可导致老年围术期患者术后并发症发生率增高、住院时间延长和死亡风险增加。早期识别老年围术期患者衰弱状态并进行干预可提高老年患者对抗手术的应激能力。中国老年医学学会麻醉学分会组织相关领域的专家共同编制了《老年衰弱患者围术期管理专家意见》，以期为老年衰弱患者围术期管理提供更好的指导和规范。

2. 编制团体及流程　该意见的编制由中国老年医学学会麻醉学分会牵头，由郑州大学第一附属医院麻醉与围术期医学科、中南大学湘雅三医院麻醉科及重庆医科大学附属第一医院麻醉科负责。此外，还有多个医疗机构的专家参与了该意见的编写和审校工作。该意见的编制流程如下：①回顾国内外老年衰弱患者围术期管理的相关文献；②专家团队对老年衰弱的定义、评估、风险因素和围术期管理策略进行讨论并修改，形成初稿；③根据同行评审意见对初稿进行修订；④形成终稿并由中国老年医学学会麻醉学分会发布。

3. 适用人群　该意见主要面向参与老年衰弱患者围术期管理的医疗人员，包括麻醉科医师、外科医生、老年科医生、护理人员和康复治疗师，为老年围术期患者的衰弱早期筛查及管理提供指导和建议。

（二）主要内容

该意见涵盖了老年围术期患者衰弱的发生率、危险因素、不良健康结局、术前评估与优化、术中麻醉管理及术后管理等方面，可指导医务人员在临床实践中根据这些意见制订切实可行的老年衰弱患者围术期管理方案。

1. 老年围术期患者衰弱发生率　由于年龄划分、衰弱的定义、衰弱评估工具及手术对机体影响程度不同，老年围术期患者衰弱的发生率存在较大差异，其总体发生率为41.8%～50.3%。非心脏手术老年患者衰弱的发生率为2.0%～45.0%，心脏手术老年患者衰弱的发生率为26.0%～68.0%。

2. 老年围术期患者衰弱的危险因素　①年龄：随着年龄增长，老年人器官功能退化、肌肉质量和力量下降，衰弱发生风险增加；②营养状态：不良营养状态与衰弱相互影响，营养不良可能增加衰弱发生风险；③性别：女性因绝经后雌激素水平下降，可能面临更高的衰弱风险；④共病与药物：共病会增加衰弱的发生风险，特定药物如抗胆碱能药物和抗精神病药物等可能促使衰弱发生；⑤心理健康状况：存在焦虑及抑郁的老年人更易出现衰弱；⑥其他因素：如疼痛、炎症及内环境紊乱等也是衰弱的潜在风险因素。

3. 老年衰弱与术后不良健康结局

（1）近期不良健康结局：衰弱可显著增加择期手术老年患者发生术后谵妄的风险，并导致其住院时间延长、术后 30 天死亡率增加。行胃癌根治术的老年衰弱患者术后 30 天肺部感染发生率可增加 14.7%；急诊术后老年衰弱患者出院后 30 天再入院风险和死亡风险分别增加 36%和 99%。

（2）远期不良健康结局：衰弱是主动脉瓣置换术患者术后 1 年死亡率增加的独立危险因素。与无衰弱老年患者相比，衰弱老年患者急诊术后 90 天死亡率可增加 80.0%，术后 1 年生活质量显著降低。

4. 老年衰弱患者术前评估和优化

（1）术前评估：临床上衰弱评估量表主要有 Fired 衰弱表型、FRAIL 量表、临床衰弱量表等。其中，临床衰弱量表因易操作、耗时短、有效性高等优势被推荐用于老年患者术前衰弱的评估与筛查。

（2）术前优化：术前对老年衰弱患者进行营养优化、康复运动、共病治疗与合理用药、心理与认知功能优化，有助于术后康复，减少不良健康结局发生。具体优化项目及措施见表 5-16。

表 5-16　术前衰弱患者优化项目及措施

优化项目	具体措施
营养优化	（1）进行营养筛查和评估
	（2）结合老年人饮食与所患疾病特点控制能量和蛋白质摄入
	（3）补充维生素与微量元素，如维生素 A、维生素 B、硒等
	（4）个体化纠正贫血，以保证患者术前血红蛋白达到正常水平
康复运动	（1）进行多模式运动锻炼：推荐采用抗阻运动和平衡运动等多种运动方式
	（2）改善老年衰弱患者的下肢肌力和平衡能力，如散步、太极拳、八段锦等
	（3）进行主动深呼吸训练和咳嗽锻炼，以降低术后肺部并发症的发生率
共病治疗合理用药	（1）积极治疗老年衰弱患者的共病，尤其重视处理可逆转的疾病
	（2）建议根据 Beers 标准和 STOPP/START 标准评估老年衰弱患者的用药情况，及时纠正不合理用药
心理认知功能优化	（1）术前老年衰弱患者普遍存在焦虑和抑郁情绪，导致术后住院时间延长、慢性疼痛和长期使用阿片类药物的风险增加，需要家庭、专业医疗卫生机构和社会共同参与，改善其心理健康水平
	（2）术前应对老年衰弱高危患者进行认知障碍筛查，常用筛查量表包括 Mini-Cog 和 MMSE，必要时行神经心理测试、实验室及影像学检查，以改善其认知功能

注：Mini-Cog. 简易智力状态评估量表；MMSE. 简易智力状态检查量表；STOPP. 老年人潜在不适当处方筛查工具；START. 老年人处方遗漏筛查工具。

5. 老年衰弱患者术中麻醉管理　老年衰弱患者麻醉管理包括麻醉方式与药物选择，具体内容见表 5-17。

表 5-17 老年衰弱患者麻醉方式与药物选择

麻醉管理	具体内容
麻醉方式	（1）建议根据患者的具体情况、手术部位和手术类型，充分考虑全身麻醉和区域神经阻滞的利弊，采用对生理功能影响较小的个体化麻醉方式
	（2）在满足外科手术的条件下，优先选择区域神经阻滞，如外周神经阻滞、椎管内麻醉等，以缩短住院时间、减少术后并发症
	（3）若选择全身麻醉，应尽量复合区域神经阻滞或切口局部麻醉，以减少全身麻醉药物的用量，加速术后康复
药物选择	（1）局部麻醉中，应适当减少药物的浓度和用量，预防局部麻醉药中毒
	（2）全身麻醉中，推荐选择对循环系统影响较小、起效迅速、作用时间较短的药物，如丙泊酚、瑞马唑仑、依托咪酯等，同时需要根据患者的具体情况适当调整剂量
	（3）建议使用肌松监测技术，以指导肌松药物和拮抗剂的合理应用，从而降低由肌松药物残留引起的不良健康结局

6. 循环系统监测与管理

（1）监测内容：对于老年衰弱患者的麻醉管理，建议采取持续且动态的监测方法，并特别注意组织的灌注情况。常规监测应涵盖心电图、无创血压监测、心率、体温和尿量等，必要时可以监测连续有创血压、中心静脉压、每搏量变异度、脉搏压变异率、心脏指数和无创心输出量。此外，可利用床旁经胸或经食管超声心动图评估老年衰弱患者的血容量状态、血管阻力和心功能，实现目标导向的循环管理。对于大型手术的老年衰弱患者，可定期检测血清中的肌钙蛋白 T、肌钙蛋白 I 和 B 型脑利尿钠肽前体水平，动态监测心功能变化。

（2）循环管理：建议采用小剂量、缓慢、泵注法给药的方式进行麻醉诱导，以减少麻醉药物对老年衰弱患者血流动力学的影响。还应结合老年衰弱患者术前基础情况合理使用血管活性药物，以优化其血管张力；同时，血压应维持在基础血压的 90.0%～110.0%，心率应维持在术前基线水平的 80.0%～120.0%。此外，推荐个体化目标导向液体管理策略联合预防性缩血管药物使用，以减少老年衰弱患者围术期器官功能并发症的发生，改善其术后转归。

7. 术中功能监测与保护策略 老年衰弱患者术后发生谵妄、肺部并发症、急性肾损伤等风险增加，建议术中对脑功能、呼吸功能、肾功能进行监测与保护，具体内容见表 5-18。

8. 低体温与压疮预防 老年衰弱患者术中极易发生低体温，应加强围术期的体温管理。若手术时间大于 30 分钟，建议监测患者核心体温，并采用充气式加温系统、预热式输液等保温和加温措施维持术中正常体温。此外，由于老年衰弱患者的皮肤弹性下降、肌肉萎缩、关节僵硬及骨骼突出和畸形，建议根据患者情况摆放合适体位，在骨突出处进行适当填充，恢复患者体位和取下敷料时小心轻柔，以防关节损伤和皮肤撕脱伤。

表 5-18 老年衰弱患者脑功能、呼吸功能及肾功能术中监测与保护策略

功能	监测内容	保护策略
脑功能	脑电监测、近红外光谱脑氧饱和度与经颅超声多普勒监测	（1）术中通过控制应激、预防麻醉及手术导致的脑低灌注，有效管控全身过度炎症反应引发的神经炎症，以便术后尽早恢复患者的脑功能状态
		（2）避免使用增加老年衰弱患者术后认知并发症的药物，如抗胆碱类药物、苯二氮䓬类药物等

续表

功能	监测内容	保护策略
呼吸功能	监测气道压力、SpO_2、$PetCO_2$、呼吸波形、血气分析及肌松状态	（1）设定呼吸机参数时，应根据患者的理想体重计算潮气量，推荐范围为6～8ml/kg；为每名患者定制个性化PEEP水平，一般建议5～8cmH$_2$O，并实施肺复张策略；在行肺复张操作时，要特别注意患者的血容量不足、严重肺气肿、慢性阻塞性肺疾病等病理状态，以预防低血压和气胸等潜在并发症 （2）控制FiO_2＜0.6以防止发生吸收性肺不张，同时保持SpO_2＞94%，高FiO_2仅用于低氧血症时的紧急处理 （3）调节吸呼比1：（2.0～12.5） （4）若衰弱患者在术前存在气道高反应性，除了常规的解痉、平喘、抗感染和氧疗措施外，在麻醉诱导前可考虑预防性使用药物，以预防支气管痉挛 （5）若老年衰弱患者在术前存在严重的心肌收缩功能障碍（EF＜50%），应采取措施预防急性心源性肺水肿发生，避免肺通气/血流比值失调、肺静脉淤血和肺氧合功能下降 （6）合理使用肌松药及肌松拮抗药，以减少肌松药物残留导致的清醒延迟、术后呼吸机使用时间延长，减少反流误吸、再次气管插管等术后呼吸系统并发症
肾功能	监测液体平衡	（1）维持围术期良好肾灌注压，保持患者体液平衡 （2）积极诊断并治疗高钾血症、酸中毒、肺水肿等 （3）避免使用肾毒性药物 （4）优化老年衰弱患者心排血量和肾血流量

注：SpO_2. 血氧饱和度；$PetCO_2$. 呼气末二氧化碳分压；PEEP. 呼气末正压；FiO_2. 吸入氧浓度；EF. 射血分数。

9. 老年衰弱患者术后管理

（1）苏醒期管理：良好的术前医患沟通、宣教，超前的术中镇痛和精细的液体管理，减轻气管带管反应，减轻导尿管刺激，以及必要时给予小剂量静脉镇静药等，均有益于促进老年衰弱患者的麻醉恢复，预防术后躁动等并发症发生。此外，还应重视患者的体位调整，如在条件允许时采取半卧位，以便于呼吸管理，增加患者的舒适感和满意度。

（2）术后症状管理与防治：老年衰弱患者术后易出现多种不良症状，相关症状及其管理防治方法见表5-19。

表5-19　老年衰弱患者术后症状管理与防治方法

术后症状	管理与防治方法
疼痛	（1）疼痛评估 1）一般老年衰弱患者：可采用视觉模拟评分法、数字分级评分法和Wong-Baker面部表情疼痛量表 2）合并认知障碍的老年衰弱患者：可采用疼痛行为评估量表和客观疼痛评估方法（如瞳孔直径变异系数等） （2）药物镇痛 1）应采取个体化多模式低阿片镇痛方案；有效镇痛的同时需要降低镇痛药物、镇痛方式对机体造成的不良影响，对疼痛及治疗进行动态管理 2）使用快速透过血脑屏障抑制中枢敏化的药物，如选择性环氧合酶-2抑制剂等 3）术后镇痛强调分次给药，剂量准确，不能影响术后认知功能和日常活动 4）静脉镇痛泵给药建议使用无背景/低背景量镇痛药量（全身性镇痛药物）的自控给药方式。硬膜外镇痛、超声引导的区域神经阻滞镇痛、切口局部麻醉药浸润、预防性给予X受体激动剂、局部冷敷、经皮穴位电刺激等其他非药物治疗，有益于老年衰弱患者的疼痛管理

续表

术后症状	管理与防治方法
恶心呕吐	（1）预防术后恶心呕吐可选用5-羟色胺受体拮抗剂、氟哌利多、糖皮质激素
	（2）对低中危患者可选用5-羟色胺受体拮抗剂预防，对高危患者可选用2种或3种药物联合预防
	（3）如果预防失败发生在初始剂量后6小时内，建议使用另一类止吐药物
	（4）如果在上述3种药物联合用药预防后患者仍发生术后恶心呕吐，则在用药6小时内不应重复使用这3种药物，应换用其他止吐药
	（5）应分次给药；当使用氟哌利多时，应警惕发生低血压、锥体外系反应
	（6）除药物防治措施外，还可联合应用经皮穴位电针刺激等非药物治疗方式
认知功能	（1）通过术中选用合适的麻醉方式及药物、完善围术期镇痛、避免术中长时间低血压、体温管理、术中脑功能监测，以保证合适麻醉深度，降低围术期认知功能并发症发生率
	（2）首选非药物手段，对于影响患者自身或他人安全的躁动型术后谵妄，可静脉泵注右美托咪定
睡眠障碍	（1）首选非药物治疗，如家人陪伴、改善睡眠环境、减少干扰睡眠的因素等
	（2）必要时可结合药物治疗，右美托咪定和褪黑素对改善睡眠、预防术后认知障碍有一定作用

10. 术后快速康复　培养老年衰弱患者良好的生活习惯，加强术后营养管理，尽早恢复正常饮食；短期内不能正常进食者应加强肠内-肠外营养补充。此外，应结合患者合并疾病情况、围术期用药情况和手术方式，评估患者术后静脉血栓形成和出血的风险，选择适宜的预防措施。同时需要加强日常生活护理，尤其是防跌倒和防坠床护理。还可增加家属陪伴时间，鼓励患者尽早下床活动，坚持康复训练。

六、《老年人衰弱筛查与干预中西医结合专家共识》

（一）基本情况

1. 编制背景　中医强调整体观和个体化治疗观，越来越多的衰弱老年人寻求中西医结合方式治疗衰弱。基于此，国家老年疾病临床医学研究中心、上海市老年学学会老年医学与老年保健专业委员会和上海市老年医学临床重点实验室组织相关专家，共同编制了《老年人衰弱筛查与干预中西医结合专家共识》，旨在构建老年人衰弱防治的中西医结合模式，提高老年人的整体健康水平。

2. 编制团体及流程　该共识的编写委员会包括国家老年疾病临床医学研究中心、上海市老年学学会老年医学与老年保健专业委员会、上海市老年医学临床重点实验室及多位相关学科专家。该共识的编制流程如下：专家组系统检索国内外衰弱临床指南与共识，整合相关循证证据，结合临床实践经验，经过同行讨论修改，确定内容。

3. 适用人群　该共识主要适用于参与老年衰弱管理的医务工作者，包括临床医生、护理人员和康复治疗师等，可为老年衰弱的预防与治疗提供中西医结合思路。此外，该共识还可为有中西医结合治疗需求的衰弱老年人及其家属提供参考。

（二）主要内容

该共识主要从中西医结合的角度对衰弱的定义、发病机制、筛查与评估、干预等方面进行总结，强调了中西医结合治疗在老年人衰弱防治中的重要性。医务人员可基于中医视角，对老年人进行衰弱预防和干预，提高老年人的生活质量及其整体健康水平。

1. 衰弱的概述　中医将衰弱归属于“虚劳”范畴。虚劳是多种慢性衰弱症候的总称，以脏腑虚损和气血阴阳亏虚为主要临床表现。虚损多从肾虚开始，肾主骨，肾虚骨骼退化发生骨质疏松。脾主肌肉，脾虚气血生化乏源，肌肉减少，进一步促进衰弱发生和发展。而气血阴阳亏虚与血瘀密切相关。血瘀既是老年人衰弱的病理产物，也是老年人衰弱的致疾因素，可形成因淤致虚、因虚致瘀的恶性循环。

2. 中医治未病　为预防衰弱发生，老年人应保持必要的活动和适量的运动：①根据自身体能，选择合适的功法锻炼（如太极拳、导引、站桩等）和户外活动（如散步、游泳等）；②积极参与社会活动，尤其是独居老年人，需要加强社交互动；③保持乐观心态，积极参与娱乐活动；④根据自身体质，选择中药代饮茶、艾灸、热敷或穴位按揉等方法进行养生保健。

3. 老年人衰弱的筛查与评估　早期筛查有助于延缓衰弱的进程。该共识建议根据老年人群的个体化特点，选择合适的衰弱评估工具，如中国改良版衰弱表型（Chinese modified frailty phenotype，CMFP）。CMFP 的具体内容见表 5-20。

表 5-20　中国改良版衰弱表型

条目	评估内容
体重下降	过去 1 年内，非有意体重减轻＞5kg
自觉疲惫	使用 CES-D 中的 2 个问题进行评估
	（1）过去 1 周内，多数时间（≥3 天）感觉做任何事都需要经过努力
	（2）过去 1 周内，多数时间（≥3 天）无法继续生活
握力下降	采用电子握力器多次测试左、右手握力，取最大值，判断是否存在握力下降
	男性＜28kg、女性＜18kg 判定为握力下降
步速减慢	首选 6m 步速，步速＜1.0m/s 为评估指标
	场地受限时可使用 5 次起坐试验≥12 秒作为替代指标，4m 步速≤0.8m/s 可作为候选评估方案
躯体活动量降低	采用中文版国际体力活动问卷中的 1 个问题进行评估
	每天有无连续行走至少 10 分钟，回答“否”判定为躯体活动量降低

注：CES-D. 流调用抑郁自评量表。

4. 老年人衰弱的干预　针对衰弱的主要危险因素实施综合干预，有助于延缓老年人的衰弱进程。该共识建议应在规范、系统评估的基础上，综合应用运动锻炼、营养支持、药物治疗、心理社会干预和综合医疗护理等方法，对衰弱老年人进行全程管理和中西医结合干预。衰弱老年人的中西医结合干预措施见表 5-21。

表 5-21　衰弱老年人的中西医结合干预措施

干预方法	具体内容
运动锻炼	（1）制订个性化运动计划，包括抗阻运动、有氧运动和平衡运动等
	（2）运动前后均需要进行热身和放松，每周≥3 次，每次持续时间为 20～30 分钟，强度为中等
	（3）可选择五禽戏、易筋经、八段锦和太极拳等功法锻炼

续表

干预方法	具体内容
营养支持	（1）保证充足的蛋白质、能量摄入和适当的维生素、微量元素补充
	（2）推荐蛋白质摄入量为 1.0～1.2g/（kg·d），能量摄入量为 25～30kcal/（kg·d）
	（3）应避免高脂、高糖或高盐等不良饮食习惯，保持水分平衡
药膳推荐	（1）脾肾阳虚者：姜枣茶、当归生姜羊肉汤或山药瘦肉枸杞粥
	（2）肾精亏虚者：桑椹枸杞茶、天麻百合炖老鸭或黑芝麻糊
	（3）气血亏虚者：参芪麦冬茶、人参桂圆煲乳鸽或黄芪粥
	（4）脾虚痰湿者：陈皮山楂茶、山药冬瓜鲤鱼汤或荷叶粥
	（5）气虚血瘀者：藏红花参茶、当归黄芪炖鸡或丹参红花水煮粥
药物治疗	（1）脾肾阳虚证：金匮肾气丸
	（2）肾精亏虚证：龟鹿二仙膏
	（3）气血亏虚证：八珍汤加减
	（4）脾虚痰湿证：参苓白术散
	（5）气虚血瘀证：补阳还五汤
心理社会干预	（1）通过心理咨询、认知行为疗法和音乐疗法等方式，改善老年人的情绪状态
	（2）鼓励老年人参与社会活动，增加交流互动，提高生活满意度和幸福感
综合医疗护理	（1）对老年人的共病和多重用药情况采用多学科团队合作的医疗护理方式
	（2）减少对老年人的医疗伤害

（蒋　玮　王小琳　夏　瑾　李冬雪）

第二节　国外老年人衰弱管理临床实践指南

一、《亚太区老年衰弱管理临床实践指南》

（一）基本情况

1. 编制背景　亚太地区老年人口比例不断增加，导致了一系列公共卫生问题，其中老年人衰弱问题尤为突出。如何将现有的衰弱科学研究证据转化为临床实践指南，指导亚太地区医疗保健专业人员进行有效的衰弱管理，是一个迫切需要解决的问题。2017 年，澳大利亚昆士兰大学医学院老年医学研究中心联合亚太地区的多位专家学者制定了《亚太区老年衰弱管理临床实践指南》，以期为亚太地区的相关专业人员识别、评估和管理老年人衰弱提供科学依据和实践指导。2020 年，四川大学华西医院国家老年疾病临床医学研究中心的学者对该指南进行了解读，旨在更好地帮助国内相关专业人员认识和管理衰弱。

2. 编制团体　该指南由澳大利亚、中国、日本、韩国及新加坡等亚太国家的多位专家学者联合编制而成，这些专家在老年医学、康复医学、营养学、药学等领域具有丰富的实践知识和临床经验。

3. 编制流程　该指南的编制过程遵循循证医学方法。采用推荐意见分级的评估、制订及评价（grading of recommendations，assessment，development and evaluations，GRADE）对现有衰弱管理相关证据进行详细评估，形成推荐意见；由来自不同国家的多学科专家组成的评审小组对该指南中的推荐意见强度进行排序，经反复修改后形成终稿。

4. 适用人群　该指南旨在为亚太地区的医疗卫生专业人员提供指导，如老年科医生、初级保健医生、老年科护士、康复治疗师等。此外，该指南也可帮助衰弱老年人及其家庭照护者更好地理解和认识衰弱。

（二）主要内容

该指南主要从衰弱的评估、衰弱相关危险因素识别、衰弱的干预和管理等方面展开介绍，并从临床实践的角度提出了实施该指南建议的方法和策略，为亚太地区的医疗保健专业人员提供了识别和管理衰弱老年人的科学依据和实践指导。需要注意，该指南的具体实施应结合不同地区的实际情况进行针对性调整。

推荐意见 1：推荐使用有效的衰弱测量工具（强烈推荐）。

准确识别衰弱是管理衰弱的第一步。目前应用最为广泛的衰弱测量工具是 Fried 衰弱表型和衰弱指数，其余大多由这 2 种工具衍生而来。该指南提到了多种衰弱筛查和评估工具，具体内容详见表 5-22。选择衰弱测量工具时，不仅要考虑其是否能有效识别衰弱，还应考虑工具的准确性和可靠性、使用便利性、具体应用环境、资源可及性等。同时需要注意，Fried 衰弱表型中的握力、步速客观指标需要根据不同地区人群的异质性选用合适的截断值。

表 5-22　衰弱筛查和评估工具

测量工具	具体内容
筛查量表	（1）快速筛查量表
	1）FRAIL 量表
	2）PRISMA-7（program of research to integrate services for the maintenance of autonomy）
	3）蒂尔堡衰弱量表（Tilburg frailty indicator，TFI）
	4）老年人衰弱调查问卷-13（vulnerable elders survey-13，VES-13）
	5）肿瘤患者 G8 问卷（geriatric-8，G8）
	6）自评健康缺陷指数（self-rated health deficits index，HDI）
	7）Sherbrooke 邮寄问卷（Sherbrooke postal questionnaire，SPQ）
	8）骨质疏松性骨折指数（study of osteoporotic fracture index，SOF）
	9）老年人风险识别问卷（identification of seniors at risk，ISAR）
	（2）详细筛查量表
	1）Fried 衰弱表型（Fried frailty phenotype，FFP）
	2）格罗宁根衰弱指标（Groningen frailty indicator，GFI）
	3）衰弱特质量表（frailty trait scale，FTS）

续表

测量工具	具体内容
评估量表	（1）快速评估量表
	1）快速老年评估（rapid geriatric assessment，RGA）
	2）埃德蒙顿衰弱量表（Edmonton frailty scale，EFS）
	（2）综合评估量表
	1）老年综合评估（comprehensive geriatric assessment，CGA）
	2）简易护理问卷（easy-care）
	3）临床衰弱量表（clinical frailty scale，CFS）
	4）Gerontopole 衰弱筛查工具（Gerontopole frailty screening tool，GFST）
	（3）计算度量评估量表
	1）衰弱指数（frailty index，FI）
	2）Kihon 清单（Kihon checklist，KCL）
	3）多维预后指数（multidimensional prognostic index，MPI）
	4）衰弱风险评分（frailty risk score，FRS）

推荐意见 2：为衰弱老年人制订包含抗阻运动的渐进性、个性化运动计划（强烈推荐）。

运动锻炼是维持和提高衰弱老年人躯体功能和活动能力的重要方式。该指南建议：①运动锻炼计划应以抗阻运动为基础，并制订针对性、个性化的运动方案；②衰弱老年人的锻炼计划应遵循渐进性原则，初始阶段应进行多关节阻力训练（如深蹲、硬拉等），并逐渐过渡到更单一的关节集中练习（如哑铃弯举或腿举），以增强特定肌肉群的力量和耐力；③衰弱老年人应进行模仿日常活动的运动练习，如抓握和释放练习、起床和坐下练习等，并逐渐增加训练强度。

推荐意见 3：通过减少或停用不适当/多余的药物以解决多重用药问题（强烈推荐）。

研究表明，衰弱与多重用药有关。该指南建议：①定期检查衰弱老年人的药物处方，及时取消无须继续使用的药物，并根据老年人肾功能状况调整药物剂量；②应在医疗专业人员的监督下停用不适当的药物，同时应遵循专门的药物停用指南，如 STOPP 标准、START 标准等；③老年人及其照护者应共同参与讨论药物停用的预期益处与潜在风险。

推荐意见 4：对衰弱老年人进行疲劳原因筛查（有条件推荐）。

疲劳是使用 Fried 衰弱表型和 FRAIL 量表筛查的一个关键指标。该指南建议：①对老年人进行疲劳原因系统筛查，以识别和管理可逆的疲劳原因，包括睡眠呼吸暂停、低血压、贫血、甲状腺功能减退症、维生素 B_{12} 缺乏和抑郁等；②筛查原因后，应针对性进行干预。需要合理考量和使用临床试验证明有效的治疗方法，如可通过治疗 OSAHS 和抑郁减轻衰弱老年人的疲劳状况，但对于其他可逆原因，仍需要更多高质量的临床试验进一步验证。

推荐意见 5：对表现为非自愿体重减轻的衰弱老年人进行可逆原因筛查，并考虑食物强化和蛋白质/热量补充（有条件推荐）。

体重减轻是老年人衰弱的另一关键特征，应通过筛查和解决可逆原因管理。该指南建议：①对非自愿体重减轻的衰弱老年人进行筛查，使用如微型营养评价等公认的营养筛查工具，或通过“Meals on Wheels”记忆法筛查非自愿体重减轻的原因（表 5-23）；②应首先进行食物强化，然后添加蛋白质和能量等营养补充剂。虽然已经有临床试验表明包括营养干预在内的多元化干预对衰弱管理有益，但仍需要增加衰弱老年人蛋白质和能量补充的循证依据。

表 5-23 非自愿体重减轻的“Meals on Wheels”记忆法

英文	中文
Medications	药物
Emotional（such as depression）	情绪（如抑郁）
Alcoholism，anorexia tardive，abuse	酗酒、迟发性厌食症、虐待
Late life paranoia	晚年偏执狂
Swallowing problems	吞咽障碍
Oral problems	口腔问题
Nosocomial infections，poverty	院内感染，贫穷
Wandering/dementia	流浪/痴呆
Hyperthyroidism，hypercalcemia，hypoadrenalism	甲状腺功能亢进症、高钙血症、肾上腺功能减退
Enteric problems（such as malabsorption）	肠道问题（如吸收不良）
Eating problems（such as tremor）	进食障碍（如震颤）
Low salt，low cholesterol diet	低盐、低胆固醇饮食
Shopping and meal preparation problems，cholecystitis	购物和烹饪问题，胆囊炎

推荐意见 6：为维生素 D 缺乏的衰弱老年人补充维生素 D（有条件推荐）。

维生素 D 是维持肌肉和骨骼功能的关键，与老年人衰弱、跌倒密切相关。该指南建议：①为维生素 D 缺乏的衰弱老年人补充维生素 D，并注意老年人的个体情况，如饮食和晒太阳习惯等；②如需要开具补充维生素 D 的处方，建议剂量为 800～1000U/d，同时考虑老年人的既往病史等情况，注意高剂量维生素 D 补充可能带来的风险，如维生素 D 中毒症状。

推荐意见 7：对衰弱老年人提供个性化支持和教育计划（无推荐）。

目前关于为衰弱老年人及其照护者提供个性化支持和教育计划的证据有限，需要开展大规模、高质量的随机对照试验进一步验证其效果。因此，在缺乏充分证据的情况下，医疗保健专业人员应充分考虑衰弱老年人的实际依从性，并结合地区的资源供给和政策支持情况，决定是否提供个性化支持和教育计划。

二、《初级保健机构中衰弱筛查和管理：国际衰弱和肌肉减少症研究会议工作组指南》

（一）基本情况

1. 编制背景 在初级保健机构中，由于老年专科医生相对不足及医务人员工作负荷大，快速、准确识别老年人衰弱并给予个体化管理面临挑战。因此，2020 年国际衰弱和肌肉减少症研究会议（International Conference of Frailty and Sarcopenia Research，ICFSR）工作组编写了《初级保健机构中衰弱筛查和管理：国际衰弱和肌肉减少症研究会议工作组指南》，提出了 7 种适用于初级保健机构的快速衰弱筛查工具和 2 种衰弱管理方法，旨在为初级保健机构提供衰弱筛查和管理的实用策略，以改善老年人健康状态。

2. 编制团体　该指南由 ICFSR 工作组编制，团队成员包括临床执业医生、初级保健医生、肌肉骨骼生理学家、老年病学家及方法论专家。

3. 适用人群　该指南的主要适用人群为初级保健机构中的相关专业人员，为其在初级保健机构中快速筛查和管理老年人衰弱提供参考。

（二）主要内容

该指南主要从衰弱筛查和衰弱管理两个方面进行介绍，为初级保健机构老年人的健康管理提供参考。在实践中可根据老年人的实际情况选择合适的筛查工具、制订个性化衰弱管理措施，以延缓衰弱进程、减少不良健康结局发生。

1. 衰弱筛查　由于初级保健机构人员的日常工作量大，导致就诊老年人平均问诊时间较短，难以准确识别老年综合征并进行个体化管理。因此，ICFSR 工作组建议初级保健机构使用 FRAIL 量表、临床衰弱量表（clinical frailty scale，CFS）、老年人衰弱调查问卷-13（vulnerable elders survey-13，VES-13）、Kihon 清单（Kihon checklist，KCL）、老年人综合照护（integrated care for older people，ICOPE）、骨质疏松性骨折指数（study of osteoporotic fracture index，SOF）、电子衰弱指数（electronic frailty index，eFI）等工具进行老年人衰弱筛查，以便初级保健机构中的医护人员能够快速、有效识别衰弱老年人。

（1）FRAIL 量表：是该指南首推的初级保健机构中老年人的衰弱筛查工具，其可快速对老年人进行衰弱筛查，并有效预测老年人的失能和死亡风险。中文版 FRAIL 量表在国内社区老年人群中有较好的适用性，但尚未纳入社区老年人的常规筛查条目。量表具体内容详见第三章第一节。

（2）CFS：是该指南推荐的另一种常用的衰弱筛查方法，由专业人员进行评估，适合在临床使用，可有效预测医院老年人的死亡率，但其准确性易受评估者主观判断影响。量表具体内容详见第三章第一节。

（3）VES-13：该问卷可有效预测老年人失能和死亡风险，可用于初级保健机构进行快速衰弱筛查。但该问卷易受老年人情绪状态和疾病状况等因素影响。问卷具体内容详见第三章第一节。

（4）KCL：对老年人死亡率具有预测作用，可有效识别初级保健机构老年人的衰弱状况。由于 KCL 包含基础性日常生活活动（BADL）能力和工具性日常生活活动（IADL）能力等的评估，所以临床医生使用该量表在区分衰弱和失能老年人时存在一定难度。清单具体内容详见第三章第五节。

（5）ICOPE：最初用于筛查老年人的内在能力下降，后用于筛查老年人的衰弱状况，包括认知功能、活动能力、营养不良、视力障碍、听力障碍和抑郁 6 个方面的评估内容。ICOPE 可由专业人员进行评估，也可由患者使用移动应用程序（APP）或互联网对话机器人进行自评。但 ICOPE 诊断衰弱的界值还有待进一步确定。

（6）SOF：简单易操作，适用于初级保健机构中老年人的衰弱筛查，可有效预测老年人的不良预后，并有助于识别需要转诊进行老年综合评估的老年人。量表具体内容详见第三章第一节。

（7）eFI：该指南推荐初级保健机构使用由电子健康档案等自动生成的衰弱指数识别衰弱患者。eFI 纳入了躯体、功能、心理及社会等多个维度的健康变量。eFI 评估过程简便快捷、省时省力，在风险预测方面具有更高的准确性。但其识别衰弱和预测风险的能力目前仅在人群水平得到验证，在个体水平上的评估和预测效果有待进一步研究。

2. 衰弱管理　该指南推荐使用三级预防对初级保健机构中的衰弱老年人进行衰弱管理，具体内容详见表 5-24。然而，由于在三级预防中的老年综合评估（CGA）存在评估过程复杂、耗时等问题，因此该指南推荐了快速老年评估和 ICOPE 对初级保健机构的老年人进行衰弱管理。

（1）快速老年评估（rapid geriatric assessment，RGA）：是美国圣路易斯大学针对不同衰弱状态设计的管理方案。RGA 由 FRAIL 量表、营养评价问卷简表、肌少症筛查量表和快速认知筛查量表整合而成，适用于老年人衰弱、肌少症、厌食症和认知障碍的筛查和管理，可由初级保健机构相关专业人员完成。RGA 能够发现影响老年人健康的潜在问题，完成时间不超过 5 分钟，并且能够根据问题给出专业的建议和指导。对于难以完成抗阻运动/阻力运动和有氧运动的老年人，可以推荐其参加改善肌少症的多成分运动。

（2）ICOPE：适用于衰弱前期和衰弱的老年人，旨在早期干预逆转老年人的衰弱状态或预防衰弱进展。由初级保健机构相关专业人员每 4 个月对老年人进行 1 次包含个体化干预计划的老年评估，后续可通过远程医疗进行再评估。ICOPE 包括 5 个步骤：第 1 步，评估有无 1 个以上内在能力异常；第 2 步，评估内在能力异常发生的原因；第 3～5 步，制订个体化干预措施。老年人也可通过学习如何使用自我管理工具、APP 或对话机器人进行 ICOPE 自评。数字、电子和远程医疗技术为医疗团队监测老年人 ICOPE 功能变化提供了有效的方式，便于发现异常时给予及时干预。

表 5-24　初级保健机构中的衰弱管理

等级	管理内容
一级预防	1. 通过电视、报纸、社交媒体等提供定期有氧运动和抗阻运动的社区教育
	2. 要定期强调锻炼的重要性
	3. 举办关于锻炼重要性的社区讲座
	4. 每年进行 1 次快速衰弱筛查（FRAIL 量表或 ICOPE 筛查工具）
二级预防	如果筛查为衰弱
	1. 按照 ICOPE 检查和治疗可能存在的可逆原因
	2. 实施锻炼计划
	3. 建议摄入足够的蛋白质（富含亮氨酸）
	4. 建议握力、4m 步速和简易体能测试量表测试

续表

等级	管理内容
三级预防	1. 评估 ADL 和 IADL 能力 2. 建议老年综合评估 3. 建议物理和职业疗法 4. 优化家庭环境 5. 提供长期锻炼计划

注：ICOPE. 老年人综合照护；ADL. 日常生活活动；IADL. 工具性日常生活活动。

（三）对我国初级保健机构中衰弱老年人筛查及管理的启示

1. 初级保健机构中衰弱老年人的筛查是促进健康老龄化的重要措施 初级保健机构作为基层老年群体接触健康保健服务的首要渠道，在衰弱管理中起着至关重要的作用。因此，初级保健机构人员应加强对老年人衰弱的关注，运用合适的衰弱筛查方法，并采取有效的指导和干预措施，延缓和逆转衰弱，减少由衰弱导致的不良健康结局，推进国家健康老龄化发展。

2. 简单有效的衰弱筛查工具是实现基层初级卫生保健高效管理的前提 由于我国老年人口众多，从而初级保健机构人员的工作量较大。因此，简单、高效的衰弱筛查工具对提高衰弱老年人的检出率，实现基层初级卫生保健的高效管理至关重要。

3. 积极采取干预措施是预防、延缓、逆转老年人衰弱的重要保障 衰弱增加老年人跌倒、骨折、再入院、残疾、失能及死亡等不良事件的发生风险，降低老年人的生活质量。因此，需要及早对衰弱老年人进行干预，采取科学有效的衰弱管理措施，以有效防止和延缓老年人衰弱甚至失能失智发生。

三、《加拿大衰弱老年人营养与体育锻炼临床实践指南》

（一）基本情况

1. 编制背景 营养干预与体育锻炼是目前衰弱管理的重要方式，有助于降低衰弱老年人不良健康结局的发生风险。由于缺乏专门针对衰弱老年人营养干预和体育锻炼相关证据的系统、全面整理，加拿大皇后大学的 Lorbergs 等学者组建研究小组，编制了《衰弱老年人营养与体育锻炼临床实践指南》，旨在为医疗保健专业人员开展科学的衰弱营养和运动干预提供参考。

2. 编制团体 该指南的编制过程受专门的临床实践指南指导委员会的监督和指导，该委员会由来自加拿大不同地区的跨学科专家组成，这些专家在衰弱、老年医学、营养和体育锻炼等领域拥有丰富的临床经验和专业知识。

3. 编制流程 该指南的编制流程遵循了系统化原则，以确保其科学性和实用性。编制流程如下：①指导委员会明确研究问题，并通过系统评价评估营养和体育锻炼干预对衰弱老年人的影响，并在此基础上制定建议；②使用 GRADE 系统对证据进行分级；③通过证据决策表（evidence to decision，EtD）总结关键证据结果，确定建议的方向和强度；④公开披露利益冲突，形成终稿并进行发布。

4. 适用人群 该指南主要适用于医疗保健专业人员，可为其提供关于衰弱老年人营养与体育锻炼干预的指导。

（二）主要内容

该指南主要从营养策略和运动干预两个方面提出了 8 项具体的衰弱管理临床实践意见，其中 6 项为强烈推荐、2 项为弱推荐，为相关专业人员开展衰弱老年人营养与体育锻炼的干预和管理提供了参考。

1. 营养策略 该指南建议为衰弱或衰弱前期老年人补充维生素 D、配方饮食及提高营养密度，以改善该人群的机体功能和衰弱状态。维生素 D 能调节肌肉的钙代谢、促进肌细胞分化、增加肌肉力量，延缓老年人的衰弱进程。配方饮食能为衰弱或衰弱前期老年人提供全面的营养支持，包括能量、蛋白质、维生素和矿物质等，以改善衰弱老年人的机体功能。提高营养密度是指在有限的食物摄入量中增加能量、蛋白质和其他必需营养素的含量，有助于改善衰弱老年人的营养状况。

推荐意见 1： 在衰弱或衰弱前期老年人中采用营养策略，优化日常营养摄入（强烈推荐、证据级别低）。

推荐意见 2： 衰弱或衰弱前期老年人食用高蛋白食物/蛋白补充剂（弱推荐、证据级别低）。

该指南提出，可为衰弱或衰弱前期老年人补充高蛋白食物或蛋白补充剂。随着年龄增长，衰弱或衰弱前期老年人的肌肉质量和功能发生退行性改变。补充高蛋白食物或蛋白补充剂，尤其是富含亮氨酸等必需氨基酸的蛋白质，可刺激肌肉蛋白合成，抑制肌肉蛋白分解，从而维持肌肉的质量和功能，延缓老年人的衰弱进程。

2. 体育锻炼 定期体育锻炼可有效改善老年人的衰弱状态。该指南建议应指导衰弱或衰弱前期老年人进行体育锻炼，如有氧运动、抗阻运动和多组分运动等，以增强肌肉耐力，提高平衡能力，预防跌倒。需要注意，在运动开始前，应了解衰弱老年人的健康状况，制订针对性训练计划。此外，体育锻炼需遵循循序渐进原则，初期可选择单一的运动方式，在安全耐受的基础上再逐渐增加运动强度。

推荐意见 3： 衰弱或衰弱前期老年人进行体育锻炼（强烈推荐、证据级别中）。

推荐意见 4： 衰弱或衰弱前期老年人进行肌肉力量训练（强烈推荐、证据级别中）。

该指南强调，肌肉力量训练对维持衰弱或衰弱前期老年人的肌肉质量、减少疲乏感及预防骨质疏松症具有积极作用。老年人在进行力量训练时，可以利用弹力带、哑铃等工具，但需要在专业人员指导下进行，以确保训练的安全性和有效性，避免过度训练，降低受伤风险。训练应从低负重或自重训练开始，以复合动作为主，逐渐增加训练强度，以渐进性增强肌肉力量，保持训练的有效性和持续性。

推荐意见 5： 衰弱或衰弱前期老年人进行活动或康复锻炼（强烈推荐、证据级别中）。

该指南提出，活动或康复锻炼有助于改善衰弱或衰弱前期老年人的运动能力和日常生活活动能力。推荐衰弱或衰弱前期老年人选择平衡运动、柔韧运动等低强度锻炼方式。锻炼之前需要对老年人进行运动锻炼的要点培训，以保证运动安全。密切关注活动或康复锻炼过程中可能出现的不良事件，如心绞痛、胸痛、跌倒等。

推荐意见6： 衰弱或衰弱前期老年人进行多组分体育锻炼（如有氧运动、抗阻运动、平衡运动、柔韧运动结合）（强烈推荐、证据级别中）。

多组分体育锻炼可以改善衰弱或衰弱前期老年人的运动能力和认知功能，降低其衰弱严重程度，提高老年人的生活质量。此外，在实施多组分体育锻炼前，应充分评估老年人是否存在影响体育锻炼的身体状况，如关节炎、骨折等。密切关注运动锻炼中可能出现的不良事件，并针对性调整锻炼计划。

推荐意见7： 衰弱或衰弱前期老年人进行有氧运动（弱推荐、证据级别中）。

该指南强调，有氧运动对提升衰弱或衰弱前期老年人的身体活动能力具有显著效果，能有效减轻疲劳和行动迟缓等衰弱症状，同时提高身体的摄氧能力，改善代谢功能。老年人在进行有氧运动时，应根据自己的喜好和健康状况选择适宜的运动类型，如踏步、快走、慢跑、游泳、登山、跳健身操等。在运动过程中，老年人需要进行自我监控，密切关注心率变化，以确保运动强度适宜，避免过度疲劳和意外运动伤害。

3. 营养联合体育锻炼　该指南推荐对衰弱或衰弱前期老年人实施体育锻炼与营养干预相结合的策略，旨在发挥两者的协同效应，增强老年人的机体功能，优化营养的吸收和利用，从而更有效延缓衰弱进展。例如，可采用抗阻运动结合蛋白补充剂，以改善老年人的握力、膝关节伸展力量、腿举力量和去脂体质量。需要注意，在开始任何锻炼和营养计划之前，需要对老年人的健康状况、功能状态和共病情况进行综合评估，以确定个体化的营养干预目标值和运动计划。

推荐意见8： 衰弱或衰弱前期老年人采用体育锻炼与营养干预相结合的策略（强烈推荐、证据级别低）。

（陈欣欣）

参考文献

陈诚，石泽亚，宁春莎，等，2020. 加速康复外科理念下衰弱患者围术期管理现状及启示[J]. 护士进修杂志，35（3）：242-247.

公维军，张玉梅，2023. 认知衰弱康复中国专家共识 2023[J]. 中国医刊，58（9）：949-953.

纪木火，刘学胜，2023. 老年衰弱患者围术期管理专家意见[J]. 临床麻醉学杂志，39（9）：991-997.

贾淑利，董碧蓉，2020.《亚太区老年衰弱管理临床实践指南》解读[J]. 中国康复医学杂志，35（5）：609-612.

李晓珺，刘盼，马丽娜，2024. 加拿大衰弱老年人营养与体育锻炼临床实践指南解读[J]. 中华老年医学杂志，43（6）：675-680.

李跃华，陈川，陈洁，等，2024. 老年人衰弱筛查与干预中西医结合专家共识[J]. 老年医学与保健，30（1）：1-5.

刘盼，李耘，马丽娜，2021.《初级保健机构中衰弱筛查和管理：国际衰弱和肌肉减少症研究会议工作组指南》解读[J]. 中国全科医学，24（25）：3141-3147.

彭楠，陈洁，保志军，等，2024. 老年衰弱的运动康复干预专家共识[J]. 老年医学与保健，30（4）：909-914.

盛莉，王晓娜，肖文凯，等，2023. 老年心血管疾病合并衰弱评估与管理中国专家共识[J]. 中华老年多器官疾病杂志，22（7）：481-491.

袁弯，张玉莲，张慧瑛，等，2021. 2020 版 ICFSR 老年衰弱指南解读[J]. 中华现代护理杂志，27（35）：4770-4773.

中华医学会老年医学分会，《中华老年医学杂志》编辑委员会，2022. 老年人衰弱预防中国专家共识（2022）[J]. 中华老年医学杂志，41（5）：503-511.

Dent E，Lien C，Lim WS，et al.，2017. The Asia-Pacific Clinical Practice Guidelines for the Management of Frailty[J]. J Am Med Dir Assoc，18（7）：564-575.

Lorbergs A L，Prorok J C，Holroyd-Leduc J，et al.，2022. Nutrition and physical activity clinical practice guidelines for older adults living with frailty[J]. J Frailty Aging，11（1）：3-11.

Ruiz JG，Dent E，Morley JE，et al.，2020. Screening for and managing the person with frailty in primary care: ICFSR consensus guidelines[J]. J Nutr Health Aging，24（9）：920-927.

Van der Elst M C J，Schoenmakers B，Op het Veld L P M，et al.，2019. Concordances and differences between a unidimensional and multidimensional assessment of frailty：a cross-sectional study[J]. BMC Geriatr，19（1）：346.